Rita Rothmaler
Kurs Naturheilverfahren: Phytotherapie

Willst du ein Schiff bauen, so rufe
nicht die Menschen zusammen,
um Pläne zu machen,
Arbeit zu verteilen,
Werkzeuge zu holen und
Holz zu schlagen, sondern
lehre sie die Sehnsucht nach
dem großen endlosen Meer.

(Antoine de Saint-Exupéry)

Für Katja und Franz

# Kurs Naturheilverfahren:

# Phytotherapie

Dr. med. Rita Rothmaler

Vorwort von
Prof. Dr. med. Dipl. Chem. Lucius Maiwald

8 Tabellen

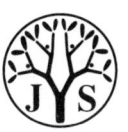 **Sonntag Verlag Stuttgart**

Die Deutsche Bibliothek – CIP-Einheitsaufnahme

**Rothmaler, Rita:**
Phytotherapie : 8 Tabellen / Rita Rothmaler. Vorw. von Lucius
Maiwald. – Stuttgart : Sonntag, 1994
  (Kurs Naturheilverfahren)
  ISBN 3-87758-092-0

Anschrift der Verfasserin:
Dr. med.
Rita Rothmaler
Friedrich-Lamp-Str. 3
24306 Plön

ISBN 3-87758-092-0

Printed in Germany 1994
Satz und Druck: Pustet, Regensburg
Grundschrift: 9,5/10,5 Times (System Linotype-Hell)

# Inhaltsverzeichnis

| I. | Einführung |
|---|---|

| II. | Praxis der Phytotherapie |
|---|---|

# Geleitwort

Versucht man die geschichtliche Entwicklung pflanzlicher Substanzen zu überschauen, die auch als Arzneistoffe genutzt werden, wird man sicherlich zunächst die Vielzahl dieser Verbindungen zur Kenntnis nehmen müssen. Naturstoffe, die in der Arzneimitteltherapie Verwendung finden, stammen hauptsächlich aus dem Pflanzenbereich, dem Tierreich und von Mikroorganismen. Bis zum Beginn des 20. Jahrhunderts war es die Natur, welche den größten Teil der Arzneimittel lieferte, z. B. Arzneidrogenextrakte oder Reinstoffe aus dem Pflanzenreich.

Die großen Fortschritte in der Arzneimittelsynthese während der ersten Hälfte unseres Jahrhunderts haben vielfach dazu geführt, daß Arzneipflanzen und Arzneistoffe aus der Natur in den Hintergrund gedrängt wurden. Erschwerend war besonders die Tatsache, daß Naturprodukte sehr unterschiedlich in der Zusammensetzung und damit in der Wirkung waren. Aber aus verschiedenen Untersuchungen geht klar hervor, daß sie auch heute noch eine weltweit größere Bedeutung haben als man dies erwarten würde.

Betrachtet man etwa die Rolle der biogenen Arzneistoffe in einem weiteren Zusammenhang, so ist festzustellen, daß wichtige Gruppen rein synthetischer Arzneistoffe ihre Existenz einem biogenen Arzneistoff verdanken, der bei der Synthese als Modell diente.

Das Pflanzenreich scheint eine praktisch noch nicht ausgeschöpfte Quelle für potentielle Arzneistoffe zu sein. Man schätzt, daß weniger als 5–10 % aller Pflanzenarten chemisch oder auf ihre pharmakologische Aktivität einigermaßen untersucht sind. Aber zu Tausenden haben sie im Laufe der Jahrhunderte in der traditionellen Medizin Verwendung gefunden.

Unter den als Heilmittel verwendeten Heilpflanzen, als »*Drogen*« bezeichnet, verstehen wir im deutschen pharmazeutischen Sprachgebrauch getrocknete bzw. aufbereitete Pflanzenteile, die zur Herstellung von Arzneizubereitungen verwendet werden.

Charakteristisch ist für alle Drogen ihre *biogene Herkunft*. Unter **Drogeninhaltsstoffen** versteht man *die Summe der für eine Droge charakteristischen chemischen Bestandteile*, die therapeutisch wirksamen ebenso wie die therapeutisch nicht wirksamen Begleit- oder Ballaststoffe.

Als **Reinstoffe** werden *therapeutisch wirksame Einzelsubstanzen* einer Droge definiert, die durch Isolierung aus ihr gewonnen wurden.

Der Gesetzgeber (§ 3, Abs. 2, AMG 1976 BRD) definiert *pflanzliche Arzneimittel* als Pflanzen oder Pflanzenteile, in bearbeitetem oder unbearbeitetem Zustand, die dazu bestimmt sind, Krankheiten, Leiden, Körperschäden und krankhafte Beschwerden zu heilen, zu lindern, zu verhüten oder zu erkennen.

Vom Stoffbegriff her hat der Gesetzgeber somit das *Phytopharmakon nicht anders behandelt* als Substanzen chemisch-synthetischer oder mikrobieller Herkunft.

13

Mit der Herausarbeitung des Begriffes **Phytotherapie** muß aber ein wesentlicher Schritt getan werden, um von der alten, noch größtenteils in historischen und volkstümlichen Anschauungen befangenen Kräuterheilkunde zu einer exakten Wissenschaft zu gelangen. Phytotherapie ist derjenige Teil der Medizin, der sich mit der Anwendung pflanzlicher Heilmittel beim Menschen beschäftigt und umfaßt demgemäß alle Pflanzen, von den schwach wirksamen bis zu den stark wirksamen.

Sowohl für leichtere akute Krankheitszustände als auch für viele, recht unangenehme chronische Krankheiten finden Heilpflanzen durch den phytotherapeutisch Erfahrenen Verwendung.

Hinsichtlich der wissenschaftlichen Anerkennung bestehen unverändert noch Schwierigkeiten, doch scheint sich in manchem eine Synthese anzubahnen. Von dem endgültig angenommenen **Arzneimittelgesetz**, das am *1. Januar 1978* in Kraft trat, wurde die *Existenz der pflanzlichen Arzneimittel anerkannt und gesichert.* Es wurde anerkannt, daß das Verschwinden vor allem der in der Praxis bewährten großen Gruppe der »mite-Phytotherapeutika« geradezu absurd wäre.

Unter dem Aspekt der Erfahrung und der weiten Verbreitung einer gesicherten Erkenntnis müssen Arzneimittel, deren Wirkungen und Nebenwirkungen bereits erkannt sind, erhalten bleiben.

Vielmehr gehört es zu den Aufgaben der modernen Wissenschaften, den teilweise durch Aberglauben und mystische Vorstellungen verdeckten Schatz, der in den pflanzlichen Arzneimitteln enthalten ist, zu heben und richtig zu beurteilen.

Diese Aufgabe steht auch im direkten *Auftrag des Arztes*, der jede ihm gegebene Möglichkeit nutzen muß, *leidenden Menschen mit einfachen Mitteln zu helfen.*

Die Phytotherapie kann sich heute auf erkenntnistheoretische Grundlagen aus mehreren Bereichen stützen. Entsprechend steht sie an einem Wendepunkt und an einem Neubeginn. Nach R. F. WEISS kann man geradezu von einer »Renaissance« der Behandlungsmöglichkeiten mit Heilpflanzen sprechen. Die Heilpflanze wird nicht nur ihren Platz in der heutigen Medizin behaupten, sie wird ihn – aller Voraussicht nach – noch weiter ausbauen.

Hierzu kann dieses Buch eine ausgezeichnete Hilfe bieten, sowohl für den in der Phytotherapie schon erfahrenen Arzt als auch für jenen, der diese Erfahrung erst sammeln will.

**Prof. Dr. med. Dipl. Chem. Lucius Maiwald**

# Vorwort

Die Idee zu diesem Buch entstand in Gesprächen mit Kolleginnen und Kollegen bei Seminaren und Kongressen zur Weiterbildung in Naturheilverfahren und aus deren Wunsch nach einem praxisnahen Leitfaden für die Phytotherapie.

Mein Dank gilt zuerst Dr. KLAUS G. WEBER, ärztlicher Leiter der Gesellschaft »Naturheilverfahren in der Medizin« (NIDM), dessen Tatkraft diese Idee Wirklichkeit werden ließ.

Herrn Professor Dr. Lucius Maiwald danke ich für die freundliche Unterstützung und dem Sonntag Verlag – namentlich Frau und Herrn Lückenhaus – für die gute Zusammenarbeit bei der Realisierung des Projekts.

Dank an meinen Mann Valentin und unsere Kinder Christian und Johannes.

Plön, im Mai 1993                                    *Dr. med. Rita Rothmaler*

# I.
# Einführung

# 1. Grundbegriffe und Grundlagen der Phytotherapie

## 1.1 Geschichtliche Entwicklung

Die Behandlung mit Pflanzen gehört zu den ältesten Behandlungsformen und ist wohl so alt wie die Menschheit. Wie Blütenstaubanalysen eines Grabfundes aus der Zeit von 60 000 vor Christus bei Shadimii im Irak zeigten, waren bereits damals *Eibisch, Schafgarbe, Großer Wegerich* und *Tausendgüldenkraut* als Heilpflanzen bekannt.

Schriften über Heilpflanzen und deren Anwendung finden sich etwa im 3. Jahrtausend vor Christus in Ägypten, Indien und China.

Der berühmteste Arzt der Antike, HIPPOKRATES II (460–370 v. Chr.), noch heute »Vater der Heilkunde« genannt, beschrieb (neben Ernährungsvorschriften, ausleitenden Verfahren, Bewegungstherapien und operativen Methoden) eine ganze Anzahl von Heilpflanzen und Drogen.

Zu seiner Zeit entstand auch die sog. **Signaturenlehre**, die davon ausgeht, daß die Pflanze oder das Pflanzenteil mit ihrer Gestalt auf die Krankheit hinweisen und sie heilen (z. B. Verwendung der Walnuß bei Erkrankungen des Kopfes und Gehirns).

CLAUDIUS GALENUS (129–201 n. Chr.) aus Kleinasien, der bedeutendste Arzt seiner Zeit und Leibarzt KAISER MARC AURELS, kannte viele Heilpflanzen und bereitete daraus Arzneien. Er ist der Begründer der **Galenik**, der Lehre von Heilsubstanzen und der Arzneimittelbereitung. Durch galenische Zubereitung entsteht aus einer Rohdroge ein Arzneimittel.

AVICENNA (ABU ALI IBN SINA, 980–1035 n. Chr.) war der bekannteste arabische Arzt. Er nannte in seinem Lehrbuch »Kanon der Medizin« 811 Heilmittel (Pflanzen und Mineralien).

Durch das Abschreiben von Handschriften entstand im Mittelalter in Europa die »*Klostermedizin*«. Neben Aufzeichnungen über Kräuter und Pflanzen und deren Heilwirkung züchteten und kultivierten Mönche in den Klostergärten die heilkräftigen Pflanzen.

Im 12. Jahrhundert schrieb die Äbtissin HILDEGARD VON BINGEN (1098–1179) ihre berühmten Werke »*Physica*« und »*Causae et Curae*«, die das gesamte Wissen der frühmittelalterlichen Medizin umfassen.

Unter FRIEDRICH II. VON HOHENSTAUFEN kam es 1231 zur Trennung des Ärzte- und Apothekerstandes, was in Deutschland zahlreiche Apothekengründungen nach sich zog.

Die Erfindung der Buchdruckerkunst um 1450 durch JOHANNES GUTEN-BERG und der Import überseeischer Heilpflanzen nach der Entdeckung Amerikas 1492 und des Seewegs nach Indien 1498 führten zur umfassenden Verbreitung der Kenntnisse über Heilpflanzen.

Ende des 14., Anfang des 15. Jahrhunderts wandelte sich das Interesse von Pflanzen als reine Heilpflanze zur botanischen systematischen Beschreibung und detailgetreuen Abbildung. Das wohl berühmteste **Herbarium** stammt von dem italienischen Arzt PIERRE ANDREA MATTHIOLI (1501–1577).

Im 17. Jahrhundert untersuchten Apotheker die Heilpflanzen auf Inhaltsstoffe, es gab Arzneibücher mit Vorschriften über Qualität, Verunreinigungen, Verfälschungen. Kranke Menschen behandelte man fast ausschließlich mit Pflanzen und deren Zubereitungsformen wie *Pulver, Extrakte, Tinkturen, Destillate.*

Das Verdienst des englischen Arztes NICHOLAS CULPEPER (1616–1654) war die Beschreibung fast aller zu seiner Zeit therapeutisch verwendeten Heilkräuter in seinem Werk »Complete Herbal«.

Im 18. Jahrhundert lebten zahlreiche bedeutende Pflanzenkenner wie die Ärzte SAMUEL HAHNEMANN (1755–1843), der Begründer der Homöopathie und CHRISTOPH WILHELM HUFELAND (1762–1836), bedeutender Naturheilarzt, der auch GOETHE und SCHILLER zu seinen Patienten zählte. Zudem gab es Apotheker, die sich besonders der Alkaloidforschung widmeten wie FRIEDRICH WILHELM SETÜRNER (1783–1841), der das Morphium fand und KARL FRIEDRICH WILHELM MEISSNER (1792–1855), auf den die Bezeichnung »Alkaloid« zurückgeht.

Der schwedische Naturforscher und Arzt CARL V. LINNÉ (1707–1778) führte die binäre Nomenklatur in die Pflanzensystematik ein, nach der jede Art außer dem Artnamen noch einen vorangestellten Gattungsnamen erhielt, wodurch ihr Platz im System genau erkennbar wurde. Sein Autorenkürzel »L.« steht auch heute noch hinter den meisten wissenschaftlichen Pflanzennamen.

Die im 19. Jahrhundert therapeutisch benutzten Pflanzen mußten von den Apothekern nach Vorschriften bestimmter amtlicher Drogenbücher auf Reinheit und Verfälschungen untersucht werden.

Um 1830 setzte sich in der Schulmedizin das bis heute anhaltende Bestreben, aus Pflanzen Reinsubstanzen zu isolieren und sie synthetisch billig herzustellen, immer mehr durch. Auch wenn sich schon damals Ärzte, wie MENZEL und RADEMACHER, dem Trend, weg von dem Wirkstoffkomplex der Gesamtpflanze, widersetzten, ging das Wissen über Heilpflanzen immer mehr verloren und war nur noch Bestandteil der Volksmedizin.

SEBASTIAN KNEIPP (1821–1898), Pfarrer und Heilkundiger in Wörishofen belebte auch das Wissen und die Anwendung der Heilpflanzen von neuem.

Im 20. Jahrhundert führte man in Europa und Amerika die **Standardisierung** von Heilkräuterzubereitungen ein, um eine gleichbleibende Qualität der Arzneipflanzen und deren Zubereitungen zu garantieren, d. h., daß z. B. die Konzentration einer Belladonnatinktur in Deutschland, Italien oder Amerika dieselbe ist.

## 1.2 »Mite-forte«-Phytotherapeutika

Der Begriff **Phytotherapie** wurde von HENRI LECLERC (1870–1955) geprägt und meint die *Anwendung pflanzlicher Heilmittel am kranken Menschen.*

Im allgemeinen versteht man darunter Pflanzen mit *milder Wirkung,* d. h., man kann sie ohne Schaden über längere Zeit einnehmen, weil sie *keine wesentliche Toxizität* aufweisen.

R. F. WEISS prägte dafür den Begriff der »**Mite-Phytotherapeutika**«. Er setzte sie in Gegensatz zu den »**Forte-Phytotherapeutika**«, d. h. zu solchen Pflanzen, die eine *starke Heilwirkung,* geringe therapeutische Breite und *starke Toxizität* haben.

Viele Wirkstoffe solcher Pflanzen sind heute als isolierte Substanz im Handel, mit genau bestimmbarem Dosis-Wirkungsverhältnis. Die Anwendung *isolierter Pflanzenwirkstoffe* wird von vielen Behandlern nicht mehr als Phytotherapie im engeren Sinn gesehen. Zwischen diesen beiden Extremen mite – forte liegt das breite Feld der meisten Heilpflanzen. Manche Autoren verstehen diese Trennung *nur noch historisch,* da die Bezeichnung »mite« die falsche Meinung von der Unschädlichkeit pflanzlicher Mittel unterstützt. Es gibt letztlich *keine schadlosen Heilpflanzen,* entscheidend für die Toxizität ist die Dosis und die Anwendungsdauer.

Unterschiedliche Interpretationen gibt es für die Begriffe **Phytopharmaka** und **Phytotherapeutika**. Während nach einer Definition von 1991 die Begriffe als identisch gesehen werden, ist die Handhabung in praxi doch unterschiedlich:

- Die Gruppe der Pharmazeuten, Pharmakologen oder rein wissenschaftlich tätigen Ärzte, die sich an der Reinsubstanz, Dosis-Wirkung und schulmedizinischer Überprüfbarkeit orientieren.
- Die Gruppe vorwiegend praktischer Ärzte, die durch ärztliche Beobachtung und praktische Erfahrung zu ihren Erkenntnissen gelangten (Erfahrungsheilkunde). Hier wird die Gesamtpflanze als Wirkstoffkomplex aufgefaßt.

Im Rahmen dieser praktischen Orientierung zählen nicht nur die Haupt-inhaltsstoffe, sondern auch die Begleitstoffe als bedeutsam für die Heil-wirkung, im Sinne einer

- Wirkungsverstärkung
- Verbesserung der Verträglichkeit
- Erhöhung der Resorption.

Speziell die Vertreter dieser Gruppe sind es, die aufgrund ihrer Erfah-rung im Praxisalltag einen fließenden Übergang zwischen Phytotherapie und Homöopathie in niederen Potenzen befürworten.

## 1.3 Darreichungsformen

**Aufguß – Infus** (Infusum)

> Für den Aufguß übergießt man die vorgeschriebene Menge der Droge* (zarte Pflanzenteile wie Blüten, Blätter, Samen; dies gilt all-gemein für alle Drogen, die ätherische Öle enthalten) mit kochendem Wasser und läßt sie eine bestimmte Zeit zugedeckt (um ein Verflüchtigen der ätherischen Öle zu verhindern) ziehen. In der Regel übergießt man dabei 1–2 Teelöffel** mit 150–200 ml (1 Tasse) kochendem Wasser, deckt mit der Untertasse ab und läßt 10–15 Minuten ziehen. Den Tee durch ein Sieb gießen und warm schluck-weise trinken.

Teeaufgüsse eignen sich auch für **Inhalationen, Umschläge** und **Bäder.**

**Abkochung – Dekokt** (Decoctum)

> Die **Droge** (meist härtere Pflanzenteile, Wurzeln, Rinden) wird mit der entsprechenden Menge Wasser eine bestimmte Zeit lang (in der Regel 10–15 Minuten) gekocht. Dabei kann man die Droge ent-weder mit kaltem Wasser aufsetzen, zum Kochen bringen und kochen lassen, oder man gießt mit kochendem Wasser auf und läßt dann die vorgeschriebene Zeit weiterkochen.

* **Drogen** sind durch Trocknen und spezielle Aufbereitungsarten (wie Schälen, Schneiden, Mahlen) behandelte Pflanzen oder Pflanzenteile mit medizinischer Heilwirkung.
** Wegen der relativen Ungiftigkeit der für medizinische Tees verwendeten »Mite-Therapeutika«, ist eine genauere Mengenangabe nicht notwendig.

**Kaltauszug – Mazerat** (Maceratio)
Beim Kaltauszug wird die Droge mit einer kalten Flüssigkeit (meist *Wasser*, aber auch *Alkohol, Wein, Öl*) übergossen und für längere Zeit (Stunden oder Tage) beiseite gestellt. Wässrige Auszüge können vor dem Trinken erwärmt werden.

**Kombinationen**
Bei komplizierten Teerezepturen kommen auch Kombinationen der drei genannten Verfahren in Frage, z. B.
● **Infus-Mazerat** oder
● **Mazerations-Dekokt.**

**Aromatisches Wasser** (Aqua aromatica)
Gewinnung durch *Wasserdampfdestillation* von Pflanzen, die ätherische Öle enthalten. Sie sind schwächer wirksam und duftend als die ätherischen Öle.

**Extrakt** (Extractum)
Pflanzen-Auszug.

**Fluid-Extrakt** (Extractum fluidum)
Bei diesen flüssigen Extrakten löst man die Wirkstoffe getrockneter Pflanzen in *Alkohol* heraus, bei konstantem Gewichtsverhältnis von Droge und Alkohol.

**Instant-Tee**
Auf Trägersubstanzen aufgezogene *Drogentrockenextrakte*. Von unterschiedlicher Qualität, da die Füllmenge 50–92 % betragen kann, d. h. der Extraktgehalt liegt bei 8–50 %. Granulierte Instant-Tees können bis zu 97 % aus Zucker bestehen.

**Trockenextrakt** (Extractum siccum)
Durch Sprühtrocknung völlig eingedickte, flüssige Auszüge.

**Medizinalwein** (Vinum medicatum)
Eine bestimmte Menge getrockneter oder frischer Pflanzen wird mit Weiß- (diuretisch) oder Rotwein (adstringierend) angesetzt und mehrere Tage stehen gelassen. Der filtrierte, fertige Wein wird *löffel- oder gläschenweise* eingenommen.

**Medizinischer Sirup** (Sirupus)
Zu einer *Siruplösung* aus einem bestimmten Verhältnis von Zucker und Wasser gibt man pflanzliche Wirksubstanzen in Form von *Auszügen, Abkochungen oder Säften.*

**Pulver** (Pulvis)

*Getrocknete Pflanzenteile* werden im Mörser sehr fein zerstoßen und dann fein gesiebt. Anwendungsmöglichkeiten: **innerlich** in etwas Flüssigkeit aufgelöst oder **äußerlich** wie Puder.

**Saft** (Succus)

Säfte gewinnt man durch *Auspressen* frischer Pflanzenteile mit der Zentrifuge oder indem man die vorher zerkleinerten Pflanzen durch ein Tuch preßt. Sie sind *nur kurz haltbar.*

**Tinkturen/Urtinkturen** (Tinctura/θ)

Unter **Tinkturen** versteht man den Auszug einer bestimmten Menge Droge in einem Lösungsmittel, wie Alkohol, Wein, Essig. Phytotherapeutische Tinkturen sind in der Regel Alkoholauszüge und werden tropfenweise eingenommen.
**Urtinkturen** (θ) sind aus Frischpflanzen gewonnene Ausgangsverdünnungen der Homöopathie, deren Heilprinzip dasjenige der Wirkstoffdynamisation ist (die Phytotherapie arbeitet mit Wirkstoffdosen). Da von vielen Pflanzen keine Tinkturen, wohl aber Urtinkturen erhältlich sind, kann man auch in der Phytotherapie darauf zurückgreifen; man therapiert hierbei im»stofflichen«Wirkungsbereich. Gleiches gilt für die niedrigen Verdünnungen **(Dezimalpotenzen)** von **D 1 bis D 4.**

**Bad**

Für Bäder bereitet man einen Infus oder Dekokt, die man dem Badewasser beimengt. Ebenso geeignet sind Tinkturen, wässrige Auszüge oder emulgierte ätherische Öle.
Mögliche Bäder sind Arm-, Fuß-, Sitz- oder Vollbäder.

**Kompressen**

Mullkompressen werden mit Teeaufguß (heiß, warm oder kalt) getränkt und auf die betroffenen Körperstellen gelegt.

**Umschlag**

- Anwendung der frischen, zerkleinerten Pflanze mittels eines Mullläppchens auf die betroffene Körperstelle.
- Ein mehrfach zusammengelegtes Tuch wird in einem Teeaufguß eingeweicht, ausgedrückt und warm als Umschlag verwendet (feuchter Umschlag).
- In Säckchen gefüllte Kräuter werden trocken erhitzt (z. B. auf dem Deckel eines Kochtopfes) und aufgelegt (trocken-heißer Umschlag).

## 1.4 Rezeptieranleitungen

### 1.4.1 Medizinische Tees (species)

Ein medizinischer Tee besteht aus einer *Monodroge* oder einer *Mischung* mehrerer Drogen, deren Zusammenstellung nach strengen *Regeln* aufgebaut ist:

A. Hauptbestandteil eines Teerezepts ist das **Basismittel = Remedium cardinale.**
Verwendet wird möglichst nur eines, nicht mehr als 2–3 Basismittel.

B. Hinzugefügt werden als **Begleitmittel = Adjuvans**
1–2 Stoffe, die das Basismittel in ihrer Wirkung unterstützen.

C. Als **Geschmacksverbesserer = Korrigens** dienen Drogen mit gleichwertiger Wirkung wie das Basismittel, wie z. B. Fruct. Anisi, Fruct. Foeniculi, Fol. menth. pip.

D. **Schmuck-** oder **Fülldrogen = Konstituens**, die dem Teegemisch ein gefälligeres Aussehen und Volumen geben sollen, wählt man ebenfalls in Wirkungsrichtung des Basismittels (z. B. Flores Stoechados: gelb, Flores Cyanae: blau, Malvenblüten, Hagebutten). Bei Gemischen ist das Basismittel entscheidend.

E. Hinzugefügt werden muß immer die genaue **Zubereitungsvorschrift = Subscriptio.**

F. Anzugeben sind ferner genaue **Dosierungen, Einnahmezeiten** und **-modi** sowie die **Einnahmedauer = Signatura.**

Zur Verdeutlichung ein **Rezepturbeispiel** nach R. F. WEISS für einen leicht abführenden Tee bei chronischen Gallenleiden:

| | |
|---|---|
| Rp. Herb. Absinthii | = Remedium cardinale |
| Cort. Frangulae | = Adjuvans |
| Fol. Menth. pip. | = Korrigens |
| Flor. Stoechados | = Konstituens |
| M. f. species | = Subscriptio |

D. S. 1 Teelöffel voll mit 1 Glas kochendem Wasser übergießen, 10 Minuten zugedeckt ziehen lassen, dann durch ein Sieb gießen und warm trinken.
Morgens nüchtern und abends vor dem Schlafengehen je 1 Tasse, 3 Wochen lang.　　　　= Signatura

## 1.4.2 Abkürzungen

Eine Teerezeptur wird üblicherweise in lateinischer Sprache abgefaßt. Die Benennungen der Drogen, die Aufbereitungsform, Dosierung und Darreichungsform werden folgendermaßen abgekürzt:

**Pflanzenteile**

| Kürzel | Lateinisch | Deutsch |
|---|---|---|
| Bacc. | Baccae | Beeren |
| Bulb. | Bulbus | Zwiebel |
| Cort. | Cortex | Rinde |
| Flor. | Flores | Blüten |
| Fol. | Folia, Folium | Blätter, Blatt |
| Gem. | Gemmae | Knospen |
| Gland. | Glandulae | Drüsen |
| Herb. | Herba | Kraut |
| Lich. | Lichen | Flechte |
| Lign. | Lignum | Holz |
| Pericarp. | Pericarpium | Fruchtschale |
| Rad. | Radix | Wurzel |
| Rhiz. | Rhizoma | Wurzelstock |
| Sem. | Semen, Semina | Samen |
| Stip. | Stipides | Stengel |
| Sum. | Summitates | Zweigspitzen |
| Tub. | Tubera | Knollen |
| Tur. | Turiones | Sprossen |

**Aufbereitung**

| Kürzel | Lateinisch | Deutsch |
|---|---|---|
| conc. | concisa | geschnitten |
| cont. | contusa | zerquetscht |
| dep. | depurata | gereinigt |
| excortic. | excorticata | geschält |
| expulp. | expulpata | von Innenschicht befreit |
| incort. | incorticata | ungeschält |
| mund. | mundata | geschält |
| nat. | naturalis | natürlich |
| pulv. | pulvis | pulverisiert |
| pulv. subt. | pulvis subtilis | fein pulverisiert |
| tot. | tota | ganz |

## Darreichungsform

| Kürzel | Lateinisch | Deutsch |
|---|---|---|
| Aqu. | Aqua | Wasser |
| aquos. | aquosa | wässrig |
| Dil. | Dilutio | Verdünnung |
| Elect. | Electuarium | Mus |
| Extract. | Extractum | Extrakt, Auszug |
| Extr. fluid. | Extractum fluidum | Fluid-Extrakt |
| Glob. | Globuli | Streukügelchen |
| Ol. | Oleum | Öl |
| Ol. aeth. | Oleum aetheroleum | ätherisches Öl |
| Sirup. | Sirupus | Sirup |
| Spec. | Species | Teemischung |
| Succ. | Succus | Saft |
| Tinct. | Tinctura | Tinktur |

## Dosierung und Einnahme

| Kürzel | Lateinisch | Deutsch |
|---|---|---|
| a̅a̅ | ana partes | zu gleichen Teilen |
| a̅a̅ ad | ana partes ad | zu gleichen Teilen bis zu |
| aequ. | aequalis | gleich |
| caps. amyl. | capsula amylacea | Oblatenkapsel |
| D. | Da | Gib! |
| D. S. | Da Signa | Verabfolge mit der Signatur |
| D. tal. dos. Nr. ... | Da tales doses Nr. | Gib Menge (Dosen) |
| dil. | dilutus | verdünnt |
| gut. | gutta | Tropfen |
| mixt. | mixtura | Mixtur, Mischung |
| M. D. S. | Misce, da, signa | Mische und verabfolge mit der Signatur |
| M. f. | Misce fiat (fiant) | Mische, sodaß entstehe(n) |
| S. | Signa | Signatur |
| ung. | unguentum | Salbe |

## Sonstige

DAB    = Deutsches Arzneibuch (z. B. DAB 8: 1979, DAB 9: 1986)
DRF    = Deutsche Rezeptformeln
           (Sammlung phytotherapeutischer Rezepturen)
NRF    = Neue Rezeptformeln
Ph. Eur. = Pharmacopoea Europea (Europäisches Arzneibuch)

### 1.4.3 Nomenklatur

Bei der Erstellung eines Teerezepts steht der lateinische Name des Pflanzenteils oder derjenige der Pflanzenzubereitung an erster Stelle. Es folgt der wissenschaftliche botanische Pflanzenname im Genitiv. Danach folgen die Mengenangaben in Gramm.

Beispiel:

> Flores (Flor.) Arnicae  10.0

**Neuregelungen im Rahmen der EG:**

Seit Inkrafttreten des Europäischen Arzneibuchs (Ph. Eur.) und der 8. Ausgabe des Deutschen Arzneibuches (DAB 8) 1979, erfolgte eine *grundlegende Änderung* der bisherigen Nomenklatur.

Danach steht an erster Stelle der deutsche Pflanzenname, anschließend der Pflanzenname im Genitiv, gefolgt vom Namen des verwendeten Pflanzenteils (im Singular):

Beispiel:

> Arnikablüten DAB 8, Arnicae flos  10.0

Da diese neue Nomenklatur selbst in Fachkreisen Akzeptanzschwierigkeiten hat, und in der neuesten Ausgabe des Lehrbuchs der Phytotherapie von R. F. WEISS die alte Nomenklatur beibehalten wurde, wird sie auch in diesem Buch benutzt (zumal die neue Nomenklatur nicht zwingend ist). Die neue Bezeichnung ist jeweils in Klammern dahinter vermerkt.

Es ist auch möglich, Rezepte für medizinische Tees in deutscher Sprache abzufassen; da Volksnamen aber in verschiedenen Gegenden unterschiedlich benutzt werden, und sich nicht immer mit dem wissenschaftlichen botanischen Namen decken, sind hier Verwechslungen möglich.

In der Gegenüberstellung der drei Schreibweisen sieht ein Rezept für einen Tee bei dyspeptischen Beschwerden dann jeweils so aus:

*Herkömmliche Schreibweise:*

> Rp. Folia Menthae piperitae
>     Fructus Anisi
>     Rhizoma Calami       $\overline{aa}$ 20.0

*Neue Nomenklatur:*

```
Rp. Menthae piperitae folium
    Anisi fructus
    Calami rhizoma          aa 20.0
```

*Deutsche Rezeptur:*

```
Rp. Pfefferminzblätter        20 g
    Anisfrüchte               20 g
    Kalmuswurzelstock         20 g
```

## 1.5 Wichtige Inhaltsstoffe und Wirkprinzipien

### Alkaloide
Alkaloide sind Stickstoffverbindungen, meist mit starker physiologischer Wirkung, wie z. B.:
Atropin, Chinin, Morphin.

### Bitterstoffe (Amara)
Unter Amara versteht man Pflanzendrogen mit verdauungsfördernder und appetitanregender Wirkung.

### Anthrachinonderivate
Anthrachinondrogen sind *Anthrazen-Abkömmlinge* und in Abführdrogen enthalten: z. B. Aloe, Sennesblätter.

### Antiphlogistika
Pflanzen mit *antiphlogistischer* Wirkung befördern die Wundheilung: z. B. die Kamille oder die Ringelblume.

### Ätherische Öle
Ätherische Öle sind leicht *flüchtige*, stark *duftende* Stoffe, die aus Blüten, Blättern, Früchten, Wurzeln und Nadeln gewonnen werden. Sie wirken verdauungsfördernd, krampflösend und durchblutungsanregend für die Haut.

28

## Flavone und Flavonoide

Sie kommen in vielen Arzneipflanzen vor, wie z. B. Weißdorn, Ginkgo, und haben mannigfaltige Wirkungen auf *Gefäßwände, Herz* und *Kreislauf* oder die *Diurese.*

## Gerbstoffe (Adstringentia)

Adstringentia wirken *zusammenziehend* auf Haut und Schleimhaut. Beispiele sind Eichenrinde, Heidelbeere, Salbei.

## Glykoside

Glykoside sind *zusammengesetzte Verbindungen* aus einem Zuckeranteil und dem wirkstoffhaltigen Aglykon. Beispiele sind die Digitalisglykoside aus dem roten oder wolligen Fingerhut.

## Phytonzide

Phytonzide sind *antibiotische* Stoffe höherer Pflanzen, wie z. B. der Kapuzinerkresse.

## Phytohormone

Pflanzenhormone, die in *Stoffwechsel* und *Wachstum* eingreifen; kommen z. B. im Hopfen vor.

## Saponine

Saponine wirken über eine *Schleimhautreizung*, die auch leicht zu unerwünschten Nebenwirkungen führen kann, schleimverflüssigend. Beispiele sind Efeublätter oder Primelwurzeln.

## Schleimdrogen

Pflanzenschleime bilden auf *Schleimhäuten* eine schützende Schicht und wirken damit reizlindernd bei Husten. Sie kommen z. B. vor in der Eibischwurzel oder im Spitzwegerichkraut.

# II.
# Praxis der
# Phytotherapie

# 2. Krankheiten der Verdauungsorgane

Krankheiten des Verdauungstraktes sind von jeher eine Domäne der Phytotherapie. Bei *akuten* Zuständen ist die Behandlung eher *symptomatisch*, während bei *chronischen* Erkrankungen die Anwendung der Heilpflanzen über einen längeren Zeitraum erfolgen muß, um die volle Wirkung zu erhalten.

## 2.1 Magenerkrankungen

### 2.1.1 Pflanzen zur Behandlung akuter Magenkrankheiten

Phytotherapeutisch gut beeinflußbar sind akute Magenkrankheiten der verschiedensten Ursachen, wie:

- Übelkeit
- Erbrechen
- Akute Gastritis mit spastischen Zuständen und psychosomatischen Komponenten.

**A.   Echte Kamille – Chamomilla recutita** RAUSCH.
**(Matricaria chamomilla L.)**

**Beschreibung:**
Die 15–50 cm hoch werdende, einjährige Kamille gehört zur Familie der Korbblütler (Compositae) und kommt in ganz Europa wild vor. Sie wächst an Feld- und Wegrändern, Getreidefeldern, Schuttplätzen und trägt von Mai bis August Blüten mit gelbem Blütenboden und weißen Blütenblättern.
Die Kamille ist Bestandteil zahlreicher Magen-Darm-Mittel, Spasmolytika, Dermatika usw.

**Droge:** Flores Chamomillae (Matricariae flos), *Kamillenblüten*, von kräftig aromatischem Geruch und leicht bitterem Geschmack.

**Zubereitungsformen:**
- Flores Chamomillae (Matricariae flos)
- Tinctura Chamomillae (Matricariae tinct.)
- Extractum Chamomillae fluidum (Matricariae extr. fluid.)
- Oleum Chamomillae (Matricariae aetherol.)
- Aqua Chamomillae (Matricariae aqu.)

Für *medizinische Bäder* verwendet man die wegen ihrer geringeren Qualität billigeren Flores Chamomillae **pro baleno.**

**Wirkungen:** Vom gesamten Wirkstoffkomplex der Kamillenblüten vor allem durch das azurblaue ätherische Öl, das *Azulen*, und das Flavon *Apigenin* antiphlogistisch, spasmolytisch, karminativ sowie antipeptisch und ulcoprotectiv.

**Indikationen:**

▷ Akute Magen-Darm-Beschwerden mit Blähungen, Krämpfen.
▷ Entzündungszustände wie Übelkeit, Erbrechen, Magenkoliken, akute Gastritis.
▷ Ulkuskrankheit; Anwendung als sog. **Rollkur** (s. S. 50)
▷ Bei Oberbauchbeschwerden, insbesondere bei Säuglingen und Kleinkindern, auch *äußere* Anwendung des Kamillenöls.

Weitere äußere Anwendungsmöglichkeiten siehe Kapitel 6.5, S. 184.

**Kontraindikationen:**

◀ Allergie gegen Korbblütler.

**Nebenwirkungen:**

Der *Teeaufguß* darf *im Augenbereich* wegen möglicher Reizwirkungen *nicht* angewendet werden.

**Rezepturen:** | Nr. 1, 4, 5, 22, 27, 28, 40, 43, 45, 46 |

**Fertigpräparate:**
Monopräparate, innerlich und äußerlich:

| Bezeichnung | Darreichung |
|---|---|
| **Kamillosan** Lsg. | 30 Tropfen auf 1 Tasse warmes Wasser, Säuglinge und Kleinkinder bis zu 4 × 10 Tropfen. |
| **Perkamillon** Liqu. | 30 Tropfen auf 1 Tasse warmes Wasser. |
| **Kamille Spitzner** Lsg. | 20 Tropfen auf 1 Tasse warmes Wasser. |
| **Chamomilla Flos. Öl Weleda** | Mehrmals täglich einreiben. |

**Bemerkungen:**
Die echte Kamille bietet Verwechslungsmöglichkeiten mit der **Hundskamille (Anthemis cotula L.).** Einfachstes Unterscheidungsmerkmal:

Der Blütenboden der echten Kamille wölbt sich kegelförmig in die Höhe und ist innen hohl, während bei der Hundskamille der Boden kaum vorgewölbt und die Mitte markig ist. Allergische Reaktionen auf Kamillenzubereitungen beruhen meist auf Verunreinigungen der Teedroge mit der Hundskamille, was häufig bei Supermarktware der Fall sein kann. Die **Römische Kamille – Anthemis nobilis** L. wird wegen ihres gefälligeren Aussehens gerne als *Schmuckdroge* verwendet. Da Inhaltsstoffe und Wirkung der echten Kamille entsprechen, wenngleich etwas schwächer, empfiehlt sich bei einer Mischung ein Verhältnis von Flores Chamomillae zu Flores Chamomillae romanae von 2 : 1.

**B.    Pfefferminze – Mentha x piperita L. var. piperita**

**Beschreibung:**
Die Pfefferminze ist wahrscheinlich in Ostasien beheimatet und gehört zur Familie der Lippenblütler (Lamiaceae). Sie ist eine ausdauernde, 30–60 cm hohe Pflanze mit rosa-lila Blüten und liebt warme, feuchte Lagen.

**Droge:** Folia Menthae piperitae (Menthae piperitae folium), *Pfefferminzblätter*; Geruch balsamisch-aromatisch, Geschmack erst brennend, scharf, dann angenehm kühlend.

**Zubereitungsformen:**
● Folia Menthae piperitae (Menth. pip. fol.)
● Aqua Menthae piperitae (Menth. pip. aqu.)
● Oleum Menthae piperitae (Menth. pip. aetherol.)
● Sirupus Menthae piperitae (Menth. pip. sirup.)
● Tinctura Menthae piperitae (Menth. pip. tinct.)

**Wirkung:** Antiemetisch durch leichte Schleimhautanästhesie, cholagog und choleretisch sowie spasmolytisch, karminativ und mild gärungswidrig durch desinfizierende Komponente.
Hauptwirkstoff des ätherischen Öls ist *Menthol*.

**Indikationen:**
▷ Akute Magen-Darm-Beschwerden
   auf der Basis einer Gallenblasenstörung
▷ Blähungen
▷ Durchfall
▷ Krämpfe
▷ Schluckauf
▷ Völlegefühl.

Wegen der fehlenden antiphlogistischen Komponente *nicht geeignet bei Entzündungszuständen* des Magens.
Äußere Anwendung in Form von Pfefferminzöl siehe Kapitel 4.1.2.

**Kontraindikationen:**

◀ Gastritis  ◀ Ösophagusvarizen
◀ Ileus  ◀ Ulkusleiden
◀ Bei *Säuglingen* und *Kleinkindern* bis 3 Jahre ist die *äußere Anwendung* wegen des Gehalts an Menthol *nicht* geeignet. Es besteht Gefahr von Dyspnoe, Krämpfen, Laryngospasmus.

**Nebenwirkungen:**
Bei Überdosierung Magenreizung, Nervosität, Benommenheit.

**Rezepturen:** | Nr. 2, 3, 5, 8, 10, 12, 17, 20, 27, 28, 37, 40, 41, 42, 50, 51, 52, 53, 54, 55, 56

**Fertigpräparate:**

| Bezeichnung | Darreichung |
| --- | --- |
| **JHP Rödler Jap. Heilpflanzenöl** (Monopräparat) | 1–2 Tropfen in 1 Glas Fruchtsaft, Tee oder Wasser. |
| Als Bestandteil enthalten in zahlreichen Stomachika, Cholagoga, Karminativa oder Laxantia: | |
| **Aspasmon N** Tr. (Pfefferminz-, Anis-, Kümmelöl) | 25 Tropfen in Wasser, Kinder entsprechend weniger |
| **Heumann Magentee Solu-Vetan NG** Pulver (Pfefferminzkraut, Pfefferminzöl, Süßholzwurzel) | 1 Teelöffel auf 1 Tasse warmes Wasser |
| **Gastricholan- N** Tr. (Pfefferminzblätter, Kamillenblüten, Wermutkraut, Fenchel) | 2–3 × 10–20 Tropfen vor dem Essen |

**Bemerkungen:** Die Pfefferminze kann ihre Wirkung nur bei ausreichend hoher Dosierung entfalten. In vielen Fertigpräparaten ist sie nur im Sinne eines Geruchs- und Geschmackskorrigens enthalten.

## C.  Melisse – Melissa officinalis L.

**Beschreibung:**

Die ausdauernde Melisse, wegen des angenehm zitronenartigen Geruchs beim Zerreiben der Blätter, auch Zitronenmelisse genannt, wird bis zu 1 m hoch und trägt unscheinbare weiße Blüten. Sie gehört zu den Lippenblütlern (Lamiaceae) und wächst in ganz Europa auf nährstoffreichen Böden in sonniger Lage.

**Droge:** Folia Melissae (Melissae folium), *Melissenblätter*. Beim Zerreiben zitronenartiger Geruch, aromatischer, leicht bitterer Geschmack.

**Zubereitungsformen:**

- Folia Melissae (Melissae fol.)
- Aqua Melissae (Melissae aqu.)
- Oleum Melissae (Melissae aether.)
- Spiritus Melissae (Melissae spirit.)

**Wirkung:**

Sedierend auf Magen und Herz, schlaffördernd, leicht karminativ, spasmolytisch, choleretisch. Äußerlich virustatisch. Hauptwirkungen durch das ätherische Öl.

**Indikationen:**

▷ Bei nervösen Magen-Darm-Beschwerden und
▷ bei leichten Schlaf- und Herzbeschwerden gut geeignet.
▷ Äußerlich bei Herpes simplex I und II.

**Rezepturen:** | Nr. 3, 12, 19, 20 |

**Fertigpräparate:**

Enthalten in zahlreichen Stomachika, Karminativa, Nervina, Sedativa, Kardiaka.

| Bezeichnung | Darreichung |
|---|---|
| **Weleda Balsamischer Melissengeist** (Melissenblätter, Archangelikawurzel, Gewürznelken, Korianderfrüchte, Muskatnüsse, Zimtrinde, Zitronenöl) | Mehrmals 10–20 Tropfen auf Zucker oder in Wasser |
| **Lomaherpan Creme** | Äußerlich |

**Bemerkungen:**

Wegen des hohen Preises (7 t Pflanzen ergeben ca. 1 kg ätherisches Öl) ist *echtes Melissenöl* z. Zt. kaum im Handel. Verwendet wird meist das Öl des Citronellagrases, das in Deutschland unter dem Namen »Oleum Melissae indicum« *(indisches Melissenöl)* angeboten wird. Es hat gleichartige Wirkung, der Duft der echten Melisse wird allerdings nicht annähernd erreicht. Hoher Verlust an ätherischem Öl durch lange Lagerung der Droge. Gut geeignet für Teezubereitung aus frischen Blättern. Als *»Pflanze der letzten Stunde«* ist sie ein zuverlässiger Begleiter.

## 2.1.2 Amara

Die Bitterstoffe bewirken durch reflektorische Beeinflussung des N. vagus eine Erhöhung der Speichel- und Magensekretion während der vagalen Phase einerseits, während der gastralen Phase durch Aufnahme der Bitterstoffe im Magen direkt eine Beeinflussung der Gastrinsekretion und damit der Steuerung der enteralen Magensekretion andererseits. Sie sind daher geeignet bei allen *chronisch dyspeptischen Magenkrankheiten.* Da über das Gastrin auch der Tonus des gastroösophagealen Verschlusses beeinflußt wird, ergibt sich eine günstige Wirkung bei *Refluxösophagitis.*

Darüberhinaus entfalten die Bitterstoffe eine tonische Allgemeinwirkung über eine spezifische Erregbarkeitssteigerung des Sympathikus. Somit sind *Appetitlosigkeiten* verschiedenster Arten das zweite wichtige Indikationsgebiet für Amara.

**Kontraindikationen:**

◀ Bei Hyperacidität und Magen-Darm-Ulcera

Da viele Amara neben dem Bitterstoff noch andere Wirkstoffe enthalten, werden sie aufgrund dieser Begleitstoffe unterteilt:

| Amara | Anmerkungen |
|---|---|
| *Amara tonica* | Auch Amara pura, Stomachika, Aperitiva: Reine Bitterstoffe z. B. Tausendgüldenkraut, Enzian |
| *Amara aromatica* | Bitterstoffe, die ätherische Öle enthalten, z. B. Beifuß, Engelwurz |
| *Amara mucilaginosa* | Bitterstoffe, die gleichzeitig Schleimstoffe beinhalten, z. B. Isländisch Moos |
| *Amara acria* | Enthalten Scharfstoffe, z. B. Ingwer |

### 2.1.2.1 Amara tonica

**A.    Tausendgüldenkraut – Centaurium minus** MOENCH.

**Beschreibung:**

Das im Volksmund auch *Fieberkraut* oder *Gottesgnadenkraut* genannte Tausendgüldenkraut gehört zur Familie der Enziangewächse (Gentiana-ceae), ist einjährig, wird 10–30 cm hoch und trägt von Juli bis August rosarote doldige Blütenstände. Es kommt in ganz Europa vor und liebt kalkreichen, lehmigen Boden.

**Droge:** Herba Centaurii (Centaurii herba), das getrocknete, ober-irdische, blühende *Kraut*. Schmeckt stark bitter (Bitterwert mindestens 2000).

> Ein Bitterwert von 2000 gibt an, daß eine Droge noch in einer Verdünnung von 1 : 2000 bitter wirkt.

**Zubereitungsformen:**
- Herba Centaurii (Centaurii herba)
- Extractum Centaurii (Centaurii extr.)
- Tinctura Centaurii (Centaurii tinct.)
- Extractum Centaurii fluidum (Centaurii extr. fluid.)
- **Tinctura amara** = Tausendgüldenkraut, Enzianwurzel, Pomeranzen-schale, Zitwerwurzel:
  30 Tropfen vor den Mahlzeiten.

**Wirkung:**
Steigerung der Speichel- und Magensaftsekretion; appetitanregend.

**Indikationen:**
▷ Anorexie bei Kindern
▷ Gastroduodenitis
▷ Magen-Darm-Spasmen
▷ Postinfektiöse achylische Zustände

**Rezepturen:** | Nr. 6, 8, 11, 12 |

38

**Fertigpräparate:**

| Bezeichnung | Darreichung |
|---|---|
| **Gastroplant** Tr. (Tausendgüldenkraut D 1, Ignatia D 4) | 3 × 5–15 Tropfen vor dem Essen, bei Kindern die Hälfte |

**Bemerkung:**

Da sich die volle tonisierende Magen- und Allgemeinwirkung erst nach längerer Einnahmedauer zeigt, muß das Tausendgüldenkraut entsprechend über einen *längeren Zeitraum* verabreicht werden.

**B.    Gelber Enzian – Gentiana lutea L.**

Einbezogen sind die Enzianarten: *Gentiana pannonica, Gentiana purpurea, Gentiana punctata.*

**Beschreibung:**

Der zu den Enziangewächsen (Gentianaceae) gehörende, mehrjährige, 50–200 cm hohe gelbe Enzian wächst in ganz Europa auf Bergwiesen und Flachmooren wild. Die ersten der goldgelben Blüten erscheinen nach ca. 10 Jahren.

**Droge:** Radix Gentianae (Gentianae radix), *Enzianwurzel.* Riecht aromatisch, schmeckt erst süßlich, dann stark bitter.

**Zubereitungsformen:**

- Radix Gentianae (Gentianae radix)
- Extractum Gentianae (Gentianae extr.)
- Tinctura Gentianae (Gentianae tinct.)

**Wirkung:**

Der Enzian besitzt den *höchsten Bitterwert* und wirkt noch in einer Verdünnung von 1 : 20 000 bitter. Wirkt anregend auf Sekretion, Motilität und Tonus des Magens; sekretolytisch.

**Indikation:**

▷ Magenbeschwerden durch mangelnde Magensaftproduktion
▷ Appetitlosigkeit

**Kontraindikation:**

◀ Hyperacidität
◀ Magen-Darm-Ulcera

**Fertigpräparate:**

| Bezeichnung | Darreichung |
|---|---|
| **Amara-Tropfen-Pascoe S**<br>(Tinkturen aus Enzianwurzel,<br>Chinarinde, Wermutkraut, Zimtrinde) | Ein- bis dreimal tgl. 15–25 Tropfen<br>auf $^1/_4$ Glas warmes Wasser,<br>vor den Mahlzeiten |
| **Digestivum-Hetterich N**<br>Tropfen<br>(Enzianwurzel, Kardobenediktenkraut,<br>Wermutkraut, Schafgarbenkraut) | $^1/_2$ Stunde vor den Mahlzeiten<br>20 Tropfen in Flüssigkeit;<br>Kinder – je nach Lebensalter –<br>5–10 Tropfen |
| **Schwedentrunk, der echte**<br>(Enzianwurzel, Sennesblätter,<br>Manna, Myrrhe, Angelikawurzel,<br>Eberwurz, Rhabarberwurzelstock,<br>Zitwerwurzelstock, Safran, Theriak,<br>Aloeextrakt, Kampher, Vitamin C) | Morgens und abends 1 Kaffee-<br>bis 1 Eßlöffel voll |
| **Sinupret Drg./Tr.** | 3 × 2 Drg./3 × 50 Tr.,<br>sekretolytisch bei Sinusitis,<br>siehe Kapitel 4.1.1 |

**Bemerkung:** Das Rezept für den »Schwedentrunk« (volkstümlich allerdings auch Synonym für eine spezielle Foltermethode) oder »Schwedenbitter« kam während des 30jährigen Krieges mit den schwedischen Truppen nach Deutschland.

**Rezepturen:** Nr. 7, 9, 11, 13, 14, 17, 18, 21

**C.     Fieberklee – Menyanthes trifoliata L.**

**Droge:** Folia Trifolii fibrini (Trifolii fibrini folium), *Fieberkleeblätter.*
Bitterwert 1500.

**Wirkung:**
Amarum, regt Magensaftsekretion an.

**Indikationen:**
▷ Appetitlosigkeit
▷ Dyspepsien
▷ Subazidität

**Fertigpräparate:**
Bestandteil einiger Cholagoga, Geriatrika, Tonika.

40

**D.    Chinarindenbaum – Cinchona pubescens** VAHL (**C. succirubra**)

Bei Stoffen des Chinarindenbaums hat man zu unterscheiden zwischen der **Droge** (Chinchonae cortex, *Chinarinde*) und deren galenischen Zubereitungen, sowie den Reinalkaloiden, wie Chinin oder Chinidin. Erstere sind **reine Bittermittel** und haben als **Indikationsgebiet**:
▷ Dyspepsien und subazide Gastritiden.

**Galenika:**
- Vinum Chinae
- Tinctura Chinae
- **Tinctura Chinae composita** = Chinarinde, Enzianwurzel, Pomeranzenschale, Zimt:
  3 × ½ Teelöffel
- Extr. Chinae fluid. (20 Tropfen vor dem Essen in Wasser)

**Kontraindikationen:**
◀ Schwangerschaft

**Fertigpräparate:**

| Bezeichnung | Darreichung |
|---|---|
| **Marvina** Lsg. (Chinarinde, Arnikawurzel, Condurangorinde, Pomeranzenschale, Zitronenschale, Enzianwurzel, Kalmuswurzel, Calcium) | 3 × 1 Eßlöffel vor dem Essen |
| **Amara Tropfen Pascoe S** | Wie vorher s. S. 40 |

### 2.1.2.2 Amara aromatica

Die Wirkung der Amara aromatica ist eine Kombination aus tonischer Wirkung der Bitterstoffe mit einer spasmolytischen, karminativen oder cholagogen der ätherischen Öle.

**A.    Kalmus – Acorus calamus** L.

**Beschreibung:**

Der Kalmus, zu den Aronstabgewächsen (Araceae) gehörig, ist eine ausdauernde Pflanze von 90–160 cm Höhe. Heimisch in Asien, ist er heute verbreitet in Nordamerika und Europa und kommt in Deutschland an Teichrändern und feuchten Bachufern wild vor.

**Droge:** Rhizoma Calami (Calami rhiz.), geschälter *Kalmuswurzelstock*; Geruch würzig, Geschmack würzig und zugleich bitter.

**Zubereitungsformen:**

- Rhizoma Calami (Calami rhiz.)
- Extractum Calami (Calami extr.)
- Tinctura Calami (Calami tinct., 3 × 20 Tropfen)
- Oleum Calami (Calami aetherol.)
- Spiritus Calami (Calami spirit.).

**Wirkung:**

Appetitanregend; äußerlich hyperämisierend.

**Indikationen:**

▷ Appetitlosigkeit verschiedenster Ursache, besonders bei Kindern
▷ Nabelkoliken neuropathischer Kinder
▷ Äußerlich: Ol. Calami und Spir. Calami für Ein- und Abreibungen mit erfrischender, anregender Wirkung bei
▷ Überanstrengung der Beine und variköser Symptomenkomplex
▷ rheumatischen Beschwerden s. S. 219.

Allgemein: Auch für *Kinder geeignet*, da Kalmus nicht ganz so bitter, dafür aromatisch schmeckt. Für *Bäder* nimmt man die billigere, ungeschälte Droge: Rhiz. Cal. **non decorticatum.**

**Rezepturen:** Nr. 9, 15, 20

**Fertigpräparate:**

| Bezeichnung | Darreichung |
| --- | --- |
| **Gastroflorin N** Tr. (Kalmus, Pfefferminze, Wermut, Fenchel, Koriander, Enzian) | 3 × tgl. 15–20 Tr. (wenn möglich, in heißem Pfefferminztee) einnehmen. |
| **Kalmus-Extrakt Spitzner** | Als Badezusatz äußerlich |

**Bemerkungen:** *Raucherentwöhnung* durch Kauen eines Stückchens des Wurzelstocks (Anregung der Speichelsekretion, Übelkeit beim Rauchen).
Kalmuswurzelstock wird für $^1/_2$ Stunde kalt angesetzt, dann kurz aufgekocht.

## B.  Engelwurz – Angelica archangelica L.

**Beschreibung:**

Das auch *Angelika* und *Brustwurz* genannte, bis zu 2 m hohe Doldengewächs (Apiaceae) kommt in Deutschland vorwiegend im Erzgebirge
und in Franken vor und ist relativ selten. Zu verwechseln ist es mit dem
häufigen *Waldengelwurz* (Angelica silvestris), dem der intensive aroma-
tische Geruch fehlt.

**Droge:** Getrocknete *Wurzeln* und Wurzelstöcke, Radix Angelicae
(Angelicae radix). Geruch stark aromatisch, Geschmack anfangs süßlich, dann brennend würzig, bitter.

**Zubereitungsformen:**
- Radix Angelicae (Angelicae radix)
- Tinctura Angelicae (Angelicae tinct.)
- Oleum Angelicae (Angelicae ol.)

**Wirkungen:**
Vorwiegend durch das ätherische Öl appetitanregend; äußerlich leicht
hyperämisierend.

**Indikationen:**
▷ Blähungen
▷ Leichte krampfartige Magen-Darm-Beschwerden
▷ Völlegefühl
  Äußerlich: Das Öl für Einreibungen, ebenso wie der Spiritus
  Angelicae compositus (enthält zusätzlich Kampfer) bei
▷ rheumatischen Beschwerden (siehe S. 219)

**Kontraindikationen:**
◀ Ulcusleiden

**Nebenwirkungen:**
Photosensibilisierung möglich.

**Rezeptur:** | Nr. 14 |

**Fertigpräparate:**

| Bezeichnung | Darreichung |
|---|---|
| **Pascovegeton 100** Tr. (Tinktur aus Angelikawurzel) | 3 × 10–25 Tropfen in Wasser, Tee oder Saft |
| **Iberogast** Tropfen (Angelikawurzel, Schleifenblume, Kamillenblüten, Pfefferminzblätter, Schöllkraut, Mariendistelfrüchte, Melissenblätter, Kümmelfrüchte, Süßholzwurzel) | 3 × 20 Tropfen, Kinder 3 × 10 Tropfen, vor oder zu den Mahlzeiten in etwas Flüssigkeit |

**Bemerkungen:** Bestandteil zahlreicher Magenliköre, wie des *»Benediktiners«* und des *»Chantreux«*.

## C.  Benediktenkraut – Cnicus benedictus L. (Carduus benedictus)

**Beschreibung:**

Die auch *Kardobenediktenkraut* genannte, 30–80 cm hohe, distelartige Pflanze gehört zu den Korbblütlern (Asteraceae) und trägt von Mai bis September zahlreiche blaßgelbe Röhrenblüten. Sie ist im Orient und Mittelmeergebiet heimisch und wird für die Drogenherstellung in Mitteleuropa kultiviert.

**Droge:** Herba Cardui benedicti (Cardui/Cnici benedicti herba), das während der Blüte gesammelte *Kraut*; es riecht schwach aromatisch, schmeckt bitter.

**Zubereitungsformen:**

- Herba Cardui benedicti (Cardui benedicti herba)
- Extractum Cardui benedicti (Cardui benedicti extr.)

**Wirkung:**

Neben der tonischen Wirkung des Bitterstoffes leicht choleretisch und cholagog.

**Indikationen:**

▷ Appetitlosigkeit
▷ Verdauungsbeschwerden durch zu geringe Magensaftbildung

**Nebenwirkungen:**

Brechreiz bei Überdosierung; Allergien.

**Rezepturen:** Nr. 16, 19

**Fertigpräparate:**

| Bezeichnung | Darreichung |
|---|---|
| **Gastritol »Dr. Klein«** Tr. (Benediktenkraut, Angelika, Gänsefingerkraut, Wermut, Süßholz, Kamille, Johanniskraut) | 3 × tgl. 20–30 Tropfen in etwas Flüssigkeit vor dem Essen |


## D.  Pomeranzenschalen – Pericarpium Aurantii

Zu den *Amara aromatica* zählen die vom weißen Parenchym befreiten Fruchtschalen, *Pericarpium Aurantii* (Aurantii pericarpium) der bitteren Früchte des Pomeranzenbaums **Citrus aurantium** L. ssp. **aurantium.** Als Droge verwendet werden auch die unreifen Früchte, *Fructus Aurantii immaturi* (Aurantii immat. fruct.), Pomeranzenblüten, *Flores Aurantii* (Aurantii flos), Pomeranzenblätter, *Folia Aurantii* (Aurantii folium). Sie enthalten Bitterstoffe und ätherisches Öl und dienen als *appetitanregendes* Mittel bei Gastralgien und als *Geschmackskorrigens* in leicht sedierenden Mischungen.

**Rezepturen:** Nr. 9, 13, 18

**Fertigpräparate:**

| Bezeichnung | Darreichung |
|---|---|
| **Carminativum Hetterich N** Tr. (Pomeranzenschalen, Kamillenblüten, Pfefferminzblätter, Fenchel, Kümmel) | Sgl.: 5–10 Tr. pro Flasche Kinder: 15–20 Tr. Erwachsene: 3 × 30 Tr. täglich in Flüssigkeit, während des Essens |


## E.    Wermut – Artemisia absinthium L.

**Beschreibung:**

Die ausdauernde, 50–120 cm hoch werdende, zu den Korbblütlern (Asteraceae) gehörige Pflanze, kommt wild und kultiviert in fast ganz Europa vor. Sie wächst in felsigem, steinigem Boden und liebt die Sonne.

**Droge:** Die benutzte Droge, das *Wermutkraut*, Herba Absinthii (Absinthii herba), besteht aus den zur Blütezeit gesammelten oberen Sproßteilen und Laubblättern oder/und den getrockneten basalen Laubblättern; sie riecht würzig und durchdringend und schmeckt bitter.

**Zubereitungsformen:**

● Herba Absinthii (Absinthii herba)
● Extractum Absinthii (Absinthii extr.)
● Extractum Absinthii fluidum (Absinthii extr. fluid.)
● Oleum Absinthii (Absinthii ol.)
● **Tinctura Absinthii** (Absinthii tinct.):
   10–20 Tropfen in 1 Glas Wasser, schluckweise vor dem Essen.

**Wirkung:**
Reflektorische Anregung der Magensaftsekretion; karminativ; choleretisch.

**Indikationen:**
▷ Appetitlosigkeit
▷ Krampfartige Magen-Darm- und Gallestörungen
▷ Subazide Gastritis

**Kontraindikationen:**
◀ Magen-Darm-Geschwüre
◀ Schwangerschaft
◀ Stillzeit

**Nebenwirkungen:**
In hohen Dosen *Vergiftungserscheinungen* wie Erbrechen, Durchfälle, Harnverhaltung, Benommenheit, Krämpfe.

**Rezepturen:** | Nr. 13, 17, 19, 21 |

**Fertigpräparate:**

| Bezeichnung | Darreichung |
|---|---|
| **Abdomilon** Liqu. (Wermutkraut, Kalmuswurzel, Rhabarberwurzel, Enzianwurzel, Faulbaumrinde, Melissenblätter, Angelikawurzel) | $1/2$ Stunde vor dem Essen 3 × 1 Eßlöffel, Kinder 3 × 1 Teelöffel |
| **Gastricholan** | siehe Seite 35 |

**Bemerkungen:**

Das *giftige Thujon* des ätherischen Öls wird in Mittelmeerländern zur Herstellung des *Absinths* verwendet. Absinth-Herstellung ist in Deutschland verboten.

**Anwendung:**

Als Bittermittel **vor**, als Cholagogum **nach** dem Essen.

### 2.1.2.3 Amara acria

**A.    Ingwer – Zingiber officinale** ROSCOE.

Die Pflanze zählt zu den scharf schmeckenden Bittermitteln.

**Wirkung:**

Ingwer erzeugt im Magen ein Brennen und Hitzegefühl, steigert den Speichelfluß und fördert die Peristaltik.

**Droge:** Rhizoma Zingiberis (Zingiberis rhiz.), *Ingwerwurzel.*

**Zubereitungsform:**

● **Tinctura Zingiberis** (Zingiberis tinct.):
  10–20 Tropfen in Wasser zu den Mahlzeiten.

**Rezeptur:** | Nr. 13 |

**Bemerkung:**

Gepulverte Ingwerwurzel findet auch als Antiemetikum bei ▷ **Reisekrankheiten** (◀ nicht bei Schwangerschaftserbrechen) Verwendung: *Zingiber D 1 Tabl.* (Bei Bedarf 1 Tabl.).

**Fertigpräparat:**

| Bezeichnung | Darreichung |
|---|---|
| **Zintona** Kapseln | Erwachsene und Kinder über 6 Jahre: 2 Kapseln $1/2$ Stunde vor Reisebeginn, dann 2 Kps. alle 4 Std. |

### 2.1.2.4 Amara mucilaginosa

Die Amara mucilaginosa enthalten einerseits Schleimstoffe ▷ (Hauptanwendung bei *Erkrankungen der oberen Luftwege*, s. Kap. 4) andererseits schmecken sie bitter. Vertreter dieser Wirkgruppe ist die Flechte **Isländisch Moos – Cetraria islandica** (L.) ACH, die **Droge** heißt *Lichen islandicus.*
Auch **Leinsamen – Semen lini** (s. Kap. 2.2.3.2) ist ein schleimhaltiges Bittermittel. Bei *Magenerkrankungen* trinkt man dazu einen Tee aus Leinsamen, die man am Abend vorher in Wasser einweicht und über Nacht *mazerieren* läßt (zur Verdauungsförderung läßt man den Leinsamen vorher nicht quellen!).

**Rezeptur:** | Nr. 24 |

### 2.1.3 Pflanzen zur Behandlung von Magen- und Zwölffingerdarmgeschwüren

**A.   Tollkirsche – Atropa belladonna L.**

**Beschreibung:**

Die Tollkirsche, die zur Familie der Nachschattengewächse (Solanaceae) gehört, ist eine 1–2 m hoch werdende Staude, die in ganz Europa an Waldrändern und auf Kahlschlägen wild vorkommt. Sie hat im Sommer gleichzeitig unscheinbare violettbraune Blüten, unreife grüne und auffallende glänzend schwarze, kirschgroße, süß schmeckende Beeren. Die ganze **Pflanze** – besonders die Beeren – **ist giftig.**

> Tödliche Dosis für Kinder: 3–4 Beeren.
> Für Erwachsene: Mehr als 10 Beeren.

**Droge:** Phytotherapeutisch verwendet werden die *Blätter*, Folia Belladonnae (Belladonnae folium).
Der Hauptwirkstoff *Atropin* wird arzneilich vorwiegend als Reinsubstanz verwendet.

**Zubereitungsformen:**
- Extractum Belladonnae (Belladonnae extr.)
- Tinctura Belladonnae (Belladonnae tinct.)

48

**Wirkung:**

Sekretionsmindernd auf Speichel- u. Hautdrüsen; spasmolytisch auf Verdauungstrakt u. Harnblase; am Auge mydriatisch; antiemetisch; positiv chronotrop auf das Herz; erregend auf das ZNS.

**Indikationen:**

▷ Dyskinesie der Gallenwege
▷ Gastritis
▷ Magen-Darm-Spasmen
▷ Spastische Obstipation
▷ Ulcusleiden

**Kontraindikationen:**

◀ Akutes Lungenödem
◀ Blasenentleerungsstörungen mit Restharnbildung
◀ Mechanische Stenosen im Magen-Darm-Bereich
◀ Megakolon
◀ Engwinkelglaukom
◀ Schwangerschaft
◀ Stillzeit
◀ Tachyarrhythmie.

**Nebenwirkungen:**

Mundtrockenheit, Hautrötung, Wärmestau, Akkomodationsstörungen, Glaukomauslösung, Tachykardie, Miktionsbeschwerden, Halluzinationen und Krämpfe, vor allem bei Überdosierung.

**Rezepturen:** | Nr. 21, 23 |

**Fertigpräparate:**

| Bezeichnung | Darreichung |
| --- | --- |
| **Belladonnysat Bürger** Tr./Saft (Auszug aus frischen Belladonnablättern) | 3 × 5–10–20 Tropfen $^1/_4$–1 Meßl. 3 × tgl. $^1/_2$ Std. vor den Mahlzeiten |
| **Belladonna spag. Krauß** Streukügelchen (Belladonna spag.) | Akut: Alle $^1/_2$–1 Std. 5 Streukügelchen Chronisch: 3 × 5 Streukügelchen Kinder: 10 Streukügelchen in 1 Glas Wasser lösen und tagsüber schluckweise trinken lassen |

49

**Bemerkungen:** Da die Tollkirsche zu den *hoch giftigen* Pflanzen zählt (Dosis letalis 0.1 g), müssen – wie bei allen Forte-Therapeutika – die Dosierungsvorschriften genau eingehalten werden. Es werden daher auch *keine Belladonnablätter* zur Teezubereitung verwendet, sondern die Tinktur oder der Extrakt.

Die Anwendung der reinen Alkaloide ist keine Phytotherapie im engeren Sinne mehr.

**B.    Echte Kamille – Chamomilla recutita** (L.) RAUSCHERT (s. S. 32)

Die Wirkung der Kamille beim frischen Ulcus ist krampflösend, entzündungshemmend, der Geschwürsbildung vorbeugend. Wichtig für den Erfolg ist dabei, daß sie lange genug und in genügender Menge angewendet wird. Dies geschieht am besten in Form der **Rollkur:**

> Man trinkt dazu morgens nüchtern noch im Bett 30 Tropfen eines Kamillenextraktes auf 1 Glas warmes Wasser. Dann legt man sich jeweils 5–10 Minuten auf den Rücken, die linke Seite, den Bauch und die rechte Seite. Dies nochmals zwischen den Mahlzeiten auf leeren Magen wiederholen, ca. 1 Stunde vor dem Mittagessen, am Spätnachmittag und zuletzt vor dem Schlafengehen.

**Rezeptur:**    | Nr. 22 |

**Fertigpräparate für die Rollkur:**

| Bezeichnung | Darreichung |
|---|---|
| **Kamillosan** Lsg. | Siehe S. 34 |
| **Perkamillon** Liqu. | Siehe S. 34 |
| **Kamille Spitzner** | Siehe S. 34 |

**C.    Süßholz – Glycyrrhiza glabra** L.

Succus Liquiritiae (Liquiritiae succ.), der Saft aus der *Süßholzwurzel*, Radix Liquiritiae (Liquiritiae radix), wird außer als Expectorans wegen seiner antiphlogistischen Komponente beim Ulcusleiden verwendet. Wegen seiner mineralocorticoiden Nebenwirkungen (Natrium- und Wasserretention, Kaliumverluste, mit den Folgen Hochdruck, Ödem, Hypokaliämie) *mit Vorsicht anzuwenden*.

50

**Fertigpräparate:**

| Bezeichnung | Darreichung |
|---|---|
| **Ulgastrin Neu** Tabletten (Süßholzwurzel) | Erwachsene und Jugendliche: 3 × 1–2 Tabletten zerkauen und mit etwas Flüssigkeit schlucken oder Tbl. lutschen |
| **Suczulen mono** Kapseln (Süßholzextrakt) | 3 × 1–2 Kapseln vor den Mahlzeiten unzerkaut bzw. morgens 1–2 Kaps. oder vor dem Schlafengehen 2 Kapseln zur »Nachtkur« einnehmen |

**Bittermittel**

Bestehen bei Magenulcera subacide Säurewerte, so sind die tonischen und tonisch-aromatischen Bittermittel wegen ihrer drüsenanregenden und allgemeinen tonisierenden Wirkung einzusetzen. In Frage kommen dabei das **Tausendgüldenkraut** (s. S. 38), der **Wermut** (s. S. 45), das **Benediktenkraut** (s. S. 44).

## 2.2 Darmerkrankungen

### 2.2.1 Karminativa

Da Patienten mit Magenfunktionsstörungen häufig auch unter Aufstoßen und vermehrter Ansammlung von Darmgasen leiden, werden Bitterstoffe gern mit *blähungsdämpfenden Mitteln*, den *Karminativa*, kombiniert. Sie können aufgrund ihres besonderen Geruches bereits reflektorisch die Magensaftsekretion anregen. Daneben fördern sie durch örtliche Einwirkung die *Sekretion* und die *Resorption*. *Spasmolytische* und *antiseptische* Wirkungskomponenten können sich günstig auf die Gasentleerung und bei infektiösen Darmerkrankungen und Gärungsdyspepsien auf die Durchfälle auswirken.

Viele Karminativa zeichnen sich durch ihren Gehalt an ätherischen Ölen aus, einige gehören zur Gruppe der *Magenmittel*, wie:

- Angelika (siehe S. 43)
- Kamille (siehe S. 32)
- Melisse (siehe S. 36)
- Pfefferminze (siehe S. 34),

andere zählen zu den *Gallemitteln* (siehe Kapitel 2.3).

Zu den Karminativa im engeren Sinn werden gerechnet:

51

## A. Kümmel – Carum carvi L.

**Beschreibung:**

Der echte Kümmel ist ein bis zu 1 m hoch werdendes Doldengewächs (Apiaceae), mit weißen oder rötlichen Blüten. Überall an Wegrändern, Gräben, Wiesen wächst er wild, für die Droge stammt er aber fast ausschließlich aus Kulturanbau.

**Droge:** Fructus Carvi (Carvi fructus), die *Kümmelfrüchte*; sie riechen würzig, aromatisch und schmecken würzig und schwach brennend.

**Zubereitungsformen:**

- Fructus Carvi (Carvi fruct.)
- Oleum Carvi (Carvi ol.)
- **Tinctura carminativa** = Kümmel, Zitwer und Kalmus
  Einzeldosis 40 Tropfen

**Wirkung:** Stark karminativ, gering expektorierend, vorwiegend durch das ätherische Öl.

**Indikationen:**

▷ Leichte kolikartige Magen-Darm-Störungen
▷ Nervöse Herz-Magen-Beschwerden
▷ Verdauungsbeschwerden bei Säuglingen

**Rezepturen:** Nr. 4, 5, 11, 26, 27, 28, 29, 30, 31, 41, 53

**Fertigpräparate:**

| Bezeichnung | Darreichung |
|---|---|
| **Aspasmon N** Tr. (Kümmelöl, Anisöl, Pfefferminzöl) | Mehrmals tgl. 25 Tr. in Wasser oder auf Zucker, Kinder entsprechend weniger |
| **Echtroferment-Tee** (Kümmel, Anis, Fenchel, Gänsefingerkraut, Kalmus) | 1 Teelöffel mit 1 Tasse kochendem Wasser überbrühen und 10 Minuten ziehen lassen. Morgens u. abends je 2 Tassen |
| **Carminativum-Hetterich N** Tr. | siehe Seite 45 |

**Bemerkungen:**

Bekannt ist die Anwendung des Kümmels als Gewürz bei blähenden Speisen; analog werden daher kümmelhaltige Schnäpse zum Essen gereicht.

## B. Fenchel – Foeniculum vulgare MILL. var. vulgare

**Beschreibung:**

Dieser 1–2 m hohe Doldenblütler (Apiaceae) mit gelben Blüten von Juli bis Oktober stammt aus Südeuropa und wird bei uns in Kultur angebaut.

**Droge:** Fructus Foeniculi (Foeniculi fructus), *Fenchelfrüchte*. Geruch würzig, aromatisch, Geschmack süßlich, schwach brennend.

**Zubereitungsformen:**

- Fructus Foeniculi (Foeniculi fruct.)
- Oleum Foeniculi (Foeniculi ol.)
- Extractum Foeniculi (Foenic. extr.)
- Aqua Foeniculi (Foenic. aqu.)
- Mel Foeniculi (Foenic. mel)
- Tinctura Foeniculi composita
- **Sirupus Foeniculi** (Foenic. sirup.): 2 Teelöffel als Einzeldosis, besonders für Kinder geeignet.

**Wirkung:**

Karminativ, mildes Expectorans.

**Indikationen:**

▷ Blähungen
▷ Leichte Verdauungsbeschwerden, speziell bei Säuglingen
▷ Leichte Verschleimung der oberen Luftwege

**Rezepturen:** | Nr. 4, 5, 11, 20, 25, 26, 27, 30, 40, 41, 42, 43, 46, 53

**Fertigpräparate:**

| Bezeichnung | Darreichung |
| --- | --- |
| **Kneipp Flatuol** Tbl. (Kümmelfrüchte, Fenchelfrüchte, Pfefferminzblätter, Enzianwurzel) | Nach jeder Mahlzeit 1–2 Tabletten |
| **Sidroga Fenchel** Tee (Filterbeutel) | 1–3 Btl. mit ca. 150 ml siedendem Wasser übergießen und 5–10 Minuten ziehen lassen |

Vergleiche auch »Kümmel«.

**Bemerkungen:** Der Fenchel ist wegen seines guten Geschmacks auch sehr gut als *Korrigens* für (ungesüßte) Tees mit karminativer Komponente geeignet. Droge vor Gebrauch zerstoßen oder quetschen.

## C.  Anis – Pimpinella anisum L.

**Beschreibung:**

Der einjährige, ca. 50 cm hoch werdende Anis gehört ebenfalls zu den Doldenblütlern (Apiaceae). Er trägt von Mai bis Juni weiße Blüten und kommt im östlichen Mittelmeergebiet, aber auch in Europa vor.

**Droge:** Fructus Anisi (Anisi fructus), die *Anisfrüchte*; riechen kräftig, würzig, schmecken aromatisch und süß.

**Zubereitungsformen:**

- Fructus Anisi (Anisi fruct.)
- Fruct. Anisi cont. (Anisi fruct. cont.)
- Fruct. Anisi pulv. (Anisi fruct. pulv.)
- Oleum Anisi (Anisi aether.)
- Tinctura Anisi (Anisi tinct.)

**Wirkung:** Mild karminativ; expektorierend; Geschmackskorrigens.

**Indikationen:**

▷ Blähungen und Spasmen im Magen-Darm-Bereich, besonders bei Säuglingen

▷ Förderung der Schleimlösung bei Erkrankungen der oberen Luftwege

**Rezepturen:**  | Nr. 26, 28 |

**Fertigpräparate:**

Siehe unter »Kümmel«.
Als Expectorans s. Kapitel 4.2.2.1.


### 2.2.2 Pflanzen zur Behandlung von Durchfallerkrankungen

### A.  Blutwurz – Potentilla erecta (L.) RAEUSCHEL

**Beschreibung:**

Das auch *Tormentill* genannte, ausdauernde Rosengewächs (Rosaceae) wird 15–30 cm hoch und gedeiht in trockenen und feuchten Laub- und Mischwäldern, Mooren, Heideböden und zeigt von Juni bis Oktober gelbe Blüten.

**Droge:** Rhizoma Tormentillae (Tormentillae rhiz.), der beim Anschnitt blutrote (daher der Name) *Wurzelstock*; ist geruchlos und schmeckt stark zusammenziehend.

**Zubereitungsformen:**

- Rhizoma Tormentillae (Tormentillae rhiz.)
- Tinctura Tormentillae (Tormentillae tinct.)
- Extractum Tormentillae (Tormentillae extr.)
- Pulvis Tormentillae (Tormentillae pulv.).

**Wirkung:** Die enthaltenen Gerbstoffe wirken kräftig *adstringierend*, der rote Farbstoff hemmend auf Bakterienwachstum.

**Indikationen:**

▷ Unspezifische Durchfallerkrankungen
▷ Äußerlich: Erkrankungen der Mund- und Rachenschleimhaut
Siehe Kapitel 4.1.3.

**Rezepturen:** | Nr. 32, 33, 37, 38 |

**Fertigpräparate:**

| Bezeichnung | Darreichung |
|---|---|
| **Veratrum Pentarkan** Tr. (Tormentilla θ, Veratrum D3, Ars. alb. D5, Merc. subl. corr. D5, Xysmal. und. D2) | 3 × tgl. 10–20 Tropfen. Bei akuten Prozessen evtl. $1/2$-stündlich bis stündlich. Bei eingetretener Besserung sollten die Gabenabstände wieder verlängert werden. |

### B. Heidelbeere – Vaccinum myrtillus L.

**Beschreibung:**

Die Heidelbeere, ein Heidekrautgewächs (Ericaceae), kommt bei uns überall in Wäldern und Mooren vor.

**Droge:** Als Antidiarrhoicum werden nur die getrockneten *Beeren*, Fructus Myrtilli (Myrtilli fruct.) verwendet.
Folia Myrtilli (Myrtilli fol.), die *Blätter*, äußerlich.

**Zubereitungsformen:**

- Fructus Myrtilli (Myrt. fruct.)
- Succus Myrtilli (Myrtilli succ.)
- Pulvis Myrtilli (Myrtilli pulv.)

**Wirkung:** Aufgrund des Gerbstoffgehalts und durch den blauen Farbstoff adstringierend, antiseptisch, adsorptiv; leicht antiemetisch.

**Indikationen:**

- Akute Diarrhöen
- Durchfallerkrankungen bei kleinen Kindern
- Säuglingsdyspepsie

**Rezeptur:** Nr. 34

**Bemerkungen:** In der Volksmedizin gelten Heidelbeerblätter noch immer als Antidiabetikum und sind enthalten in zahlreichen Fertigpräparaten. Neuere Untersuchungen dazu liegen nicht vor.

### C. Schlafmohn – Papaver somniferum L.

**Droge:** Fructus Papaveris immaturi (Papaveris immaturi fructus) – unreife *Mohnkapseln*; Opium, der eingedickte *Milchsaft*.

**Zubereitungsformen:**

- Tinctura Opii (Opii tinct.)

Die früher häufig benutzte (billige) Opiumtinktur wird heute wegen der *Betäubungsmittelpflichtigkeit* nur noch selten verordnet.

**Dosierung der Opiumtinktur:**

- antidiarrhoische Einzeldosis 8–10 Tropfen
  (entspricht 4–5 mg Morphin, 23 Tr. = 1,0 g) in Flüssigkeit
- Höchste Einzeldosis: 1,5 g Tinktur
- Höchste Tagesdosis: 5,0 g Tinktur
- Maximal an einem Tag verschreibbare Menge: 40 000 mg Opiumtinktur,

**Wirkung:** Neben der stark zentralen Wirkung *antidiarrhoisch*.

**Indikationen:** Wegen der Gewöhnungsgefahr nur bei:

▷ Schweren Diarrhöen mit schmerzhaften Spasmen, auch neurogenen Ursprungs
▷ Chronische Enterocolitis
▷ Prognostisch schlechte, zeitlich überschaubare Zustände, z. B.
▷ Neoplasien
▷ Seniler Darmatonie

**Kontraindikationen:**

◀ Säuglinge, Kleinkinder
◀ Relativ: Entzündliche Erkrankungen des Bauchraums

**Nebenwirkungen:**
Suchtgefahr, Atemdepression, Miosis.

**Rezeptur:** | Nr. 39 |

**Bemerkungen:** Btm-pflichtig; Anwendung wegen der Suchtgefahr auf 1–2 Tage beschränken.

## D. Frauenmantel – Alchemilla xanthochlora ROTHM.

**Beschreibung:**
Das ausdauernde, bis 50 cm hohe Rosengewächs (Rosaceae) wächst auf feuchten schattigen Wiesen, Bach- und Waldrändern. Von Mai bis September hat es kleine gelb-grüne Blüten.

**Droge:** Herba Alchemillae (Alchemillae herba), *Frauenmantelkraut.* Es ist geruchlos, schmeckt bitter und leicht zusammenziehend.

**Zubereitungsformen:**
- Herba Alchemillae (Alchemillae herba)
- Extractum Alchemillae fluidum (Alchemillae extr. fluid.)
- Tinctura Alchemillae (Alchemillae tinct.)

**Wirkung:** Mild *adstringierend* und *spasmolytisch.*

**Indikationen:**
▷ Akute unspezifische Durchfallerkrankungen. Bei Frauenkrankheiten siehe Kapitel 9.

**Rezeptur:** | Nr. 35 |

## E. Teestrauch – Camellia sinensis (L.) O. KUNTZE

**Droge:** Folia Theae (Theae folium), *Teeblätter.*

**Wirkung:** Mild antidiarrhoisch; ZNS-anregend.

**Indikationen:**
▷ akute unspezifische Diarrhoen

**Rezeptur:** | Nr. 36 |

**Bemerkungen:** Schwarzer und grüner Tee stammen von derselben Pflanze. *Grüner Tee* ist unfermentiert.

### 2.2.3 Pflanzliche Abführmittel

Zur besseren Verträglichkeit empfiehlt es sich, die Abführdroge mit einem Karminativum oder Spasmolyticum zu kombinieren.

#### 2.2.3.1 Stimulierend wirkende Mittel (Anthranoiddrogen)

Die Anthranoiddrogen haben eine *antiabsorptive* und *hydragoge Wirkung im Dickdarm:* Es resultiert eine Resorptionshemmung von Wasser und Elektrolyten aus dem Darmlumen und eine Förderung des Einstroms von Wasser und Ionen; dadurch kommt es zu verstärkter Darmfüllung, einem entsprechenden Dehnungsreiz auf die Darmwand, verstärkter Peristaltik und schnellerer Passage des Darminhalts. Defäkation ca. 6–10 Std. nach Einnahme.

**A.** **Sennespflanze – Cassia angustifolia** VAHL/**Cassia senna** L.

**Beschreibung:**

Die beiden, als Abführdroge verwendeten Sennessträucher sind Caesalpiniengewächse (Caesalpiniaceae) und stammen aus Vorderindien bzw. dem tropischen Afrika.

**Droge:** Folia Sennae (Sennae fol.), *Sennesblätter*; Fructus (»Folliculi«) Sennae (Sennae fruct.), Tinnevelly/Alexandrinae, *Sennesfrüchte* (»Schoten«).

**Zubereitungsformen:**
- Folia Sennae (Sennae folium)
- Fructus/Folliculi Sennae (Sennae fruct.)
- Extractum Sennae fluid. e fol. (Sennae extr. fluid. e fol.)
- Sirupus Sennae (Sennae sirup.)
- **Electuarium Sennae** (Sennae elect.) = Mild abführend, teelöffelweise einzunehmen, *besonders für Kinder geeignet*

**Wirkung:** Die Hauptinhaltsstoffe sind Hydroxyanthracenderivate und Schleimstoffe, die im Dickdarm eine abführende Wirkung haben.

**Indikationen:**

▷ Akute Obstipation
▷ Erkrankungen, bei denen eine leichte Defäkation und weicher Stuhl
  erwünscht sind, speziell:
▷ Analfissuren, Hämorrhoiden
▷ Nach rekto-analen Operationen
▷ Zur Darmentleerung vor Operationen

**Kontraindikationen:**

◀ Darmverschluß
◀ Schwangerschaft (kontraktionsfördernd)
◀ Stillzeit

**Nebenwirkungen:** Bei *Überdosierung* und *Langzeitanwendung* (»Laxantien-Abusus«) Koliken, Nausea, Erbrechen; Verlust von Wasser und Elektrolyten, insbesondere von Kalium (und dadurch bedingte Verstärkung der Obstipation); Albuminurie; Hämaturie; Melanosis coli.

**Rezepturen:** | Nr. 40, 41, 43, 45, 46, 53 |

**Fertigpräparate:**

| Bezeichnung | Darreichung |
| --- | --- |
| **Colonorm** Sirup (Alexandriner-Sennesfrüchte) | Sgl. von 3–12 Monaten 1 × täglich ¼–½ Teelöffel, Kinder von 1–6 Jahren 1 × täglich ½–1 Teelöffel; Kinder von 6–12 Jahren 1 × 1–2 Teelöffel täglich Jugendliche und Erwachsene 1 × 2–3 Teelöffel täglich |
| **Neda Früchtewürfel** (Sennesfrüchte, Sennesblätter) | Abends ½–1 Würfel Kinder ab 6 Jahren: ¼–½ Würfel, je nach Alter |
| **Depuran N** Kapseln (Sennesfrüchte) | 2 Kapseln abends vor dem Schlafengehen unzerkaut |

**Bemerkungen:**

Zur besseren Verträglichkeit die Sennesblätter kalt ansetzen als *Mazerat* oder nur heiß übergießen (kolikartige Leibschmerzen durch Kochen). Wegen der möglichen Störungen im Elektrolythaushalt *nicht bei habitueller Obstipation geeignet.*

## B.    Rhabarber – **Rheum palmatum** L. / **Rheum officinale** BAILL.

### Beschreibung:

Die beiden als *Abführdroge* gebrauchten Arten gehören zu den Knöterichgewächsen (Polygonaceae) und stammen aus den Hochgebirgen Chinas. In Deutschland werden sie überall kulturmäßig angebaut.

**Droge:** Radix/Rhizoma Rhei (Rhei rad./rhiz.), *Rhabarberwurzel/-stock*.

### Zubereitungsformen:

- Radix Rhei (Rhei rad.)
- Extractum Rhei (Rhei extract.)
- Tinctura Rhei vinosa (Rhei tinct. vin.)
- Tinctura Rhei aquosa (Rhei tinct. aqu.)
- **Sirupus Rhei** (Rhei sirup.) – abends und/oder morgens 1 Teelöffel besonders für Kinder geeignet

**Wirkung:** Durch Hydroxyanthracenderivate am *Dickdarm* angreifendes *Laxans*. In kleinen Dosen (0.1–0.2 g) *Adstringens* (stopfend) und *Tonikum Amarum*.

### Indikationen:

▷ Erkrankungen, bei denen eine leichte Defäkation mit weichem Stuhl erwünscht ist, z. B. bei Analfissuren, Hämorrhoiden,
▷ nach rekto-analen Eingriffen
▷ Habituelle Obstipation

### Kontraindikationen:

◀ Darmverschluß
◀ Schwangerschaft und Stillzeit

**Nebenwirkungen:** Bei chronischem Mißbrauch Elektrolytverluste, insbesondere Kaliummangel.

**Rezepturen:** Nr. 14, 42

### Fertigpräparate:

| Bezeichnung | Darreichung |
| --- | --- |
| **Plantoletten** Drg. (Rhabarberwurzel, Aloeextrakt) | 1–3 Dragees abends |

## C.    Aloe – Aloe ferox MILL. u. a. Arten

**Beschreibung:**
Die Pflanzen stammen aus Süd-(»Kap-Aloe«) bzw. Nordafrika und Südeuropa.

**Droge:** Im Handel erhältlich ist der eingedickte *Blattsaft*, der stark bitter schmeckt.

**Zubereitungsformen:**
● Extractum Aloe (Aloe extr.).

**Wirkung:** Anthraglykoside mit *stark abführender* Wirkung im *Dickdarm*; gering choleretisch.

**Indikationen:**
Akute Obstipation
▷ Erkrankungen, bei denen leichte Defäkation und weicher Stuhl erwünscht sind, wie Analfissuren, Hämorrhoiden,
▷ nach Operationen im ano-rektalen Bereich.

**Kontraindikationen:**
◀ Ileus
◀ Menstruation (Hyperämie der Beckenorgane) und Neigung zu
◀ Genitalblutungen
◀ Schwangerschaft und Stillzeit

**Nebenwirkungen:** Bei chronischem Gebrauch Wasser- und Elektrolytverluste, besonders von Kalium; Nierenschädigung; Melanosis coli.

**Wechselwirkungen:** Durch möglichen Kaliummangel Wirkungsverstärkung von *Herzglykosiden*.

**Fertigpräparate:**

| Bezeichnung | Darreichung |
|---|---|
| **Kneipp Wörisetten** Drg. (Kap-Aloe, Fenchel) | 1 Dragee abends mit etwas Flüssigkeit |

**Bemerkung:** Wegen der möglichen Nebenwirkungen bei Mißbrauch, *Anwendung auf kurze Zeit* (max. 4 Wochen) *beschränken!* Äußerliche Verwendung des nicht eingedickten, durch Konservierungsstoffe haltbar gemachten Saftes, als »Aloe vera« in Kosmetika.

## D.    Faulbaum – Rhamnus frangula L.

**Beschreibung:**

Der Faulbaum, ein 1–5 m hoher Strauch aus der Familie der Faulbaum-gewächse (Rhamnaceae) kommt überall in Deutschland an feuchten Wäldern und Gebüschen vor, hat kleine grünlich-weiße Blüten von Mai bis Juni und trägt kugelige Steinfrüchte, die erst rot, später schwarz sind. Er ist leicht an der braunen bis grauschwarzen Rinde mit auffallenden hellen Punkten und Streifen zu erkennen.

**Droge:** Cortex Frangulae (Frangulae cortex), *Faulbaumrinde*, die für medizinische Gebrauchsfähigkeit erst 1 Jahr gelagert werden muß, bis das brechreizerregende Frangulaglykosid durch einen Fermentations-prozeß zerstört wird.

**Zubereitungsformen:**
- Cortex Frangulae (Frangulae cortex) grob und fein gepulvert
- Extractum Frangulae fluidum (Frangulae extr. fluid.)
- Tinctura Frangulae (Frangulae tinct.)

**Wirkung:** Als Antranoiddroge *dickdarmwirksames Laxans*.

**Indikationen:**
▷ Akute Obstipation
▷ Erkrankungen, bei denen eine leichte Defäkation und weicher Stuhl erwünscht sind, wie Analfissuren, Hämorrhoiden;
▷ Nach rekto-analen Operationen
▷ Zur Darmentleerung vor Operationen

**Kontraindikationen:**
◀ Ileus
◀ Schwangerschaft und Stillzeit

**Nebenwirkungen:** Mögliche *Rotfärbung des Urins*.
Bei chronischem Gebrauch (*»Laxantien-Abusus«*) Wasser- und Elektro-lytverlust, insbesondere von Kalium (und dadurch bedingte Verstärkung der Obstipation); Melanosis coli.

**Wechselwirkungen:** Durch erhöhten Kaliumverlust Wirkungsverstär-kung von *Herzglykosiden*.

**Rezepturen:** | Nr. 43, 44, 46, 52 |

**Fertigpräparate:**

| Bezeichnung | Darreichung |
|---|---|
| **Sidroga Abführtee** (Faulbaumrinde, Sternanis, Fenchel, Süßholz, Senna, Stiefmütterchen) | 1 Teebeutel für 1 Tasse, mit siedendem Wasser aufgießen, 5 Minuten ziehen lassen, 1–3 Tassen täglich, hauptsächlich abends trinken. |

**Bemerkungen:** Wegen der möglichen Störungen im Elektrolythaushalt zur Anwendung *bei habitueller Obstipation nicht geeignet.* Einnahmedauer auf 4 Wochen beschränken.

### 2.2.3.2 Quellmittel

**A.    Lein – Linum usitatissimum** L.

**Beschreibung:**

Der Lein ist eine einjährige, bis 130 cm hohe Pflanze aus der Familie der Leingewächse (Linaceae) mit hellblauen Blüten von Juni bis August. Beheimatet in Vorderasien und Ägypten, wird er heute in allen Erdteilen kultiviert.

**Droge:** Semen Lini (Lini semen), der gelb bis rotbraue, reife *Samen.* Er ist geruchlos und schmeckt schleimig und ölig.

**Zubereitungsformen:**
● Semen Lini (Lini semen).

**Wirkung:** Das Gleit(Öl)- und Quell(Schleim)mittel regt durch den mechanischen Dehnungsreiz des vermehrten Darminhalts über einen Dehnungsreflex die Peristaltik an.

**Indikationen:**
▷ Adjuvans bei Hämorrhoidalleiden
▷ Colon irritabile
▷ Diverticulitis
▷ Habituelle Obstipation
▷ Schleimzubereitungen bei entzündlichen Magen-Darm-Erkrankungen, siehe Kapitel 2.1.2.4.

**Kontraindikationen:**
◀ Ileus.

**Fertigpräparate:**

| Bezeichnung | Darreichung |
|---|---|
| **Linusit Creola** (Monopräparat) | 2–3 × täglich 1 Eßlöffel mit je 1 Glas Flüssigkeit |

**Bemerkungen:** Das Abführmittel wird uneingeweicht (kurz vorher schroten), in genügender Menge und mit einer größeren Menge Flüssigkeit verabreicht. Es wirkt erst nach 2–3 Tagen. Gestoßenen Leinsamen (Schrot) innerhalb weniger Tage verbrauchen, da das Leinöl leicht ranzig wird und dann magenreizend wirken kann.

**B.     Flohsamenkraut – Plantago afra L./P. arenaria WALDST. et KIT.**

**Droge:** Semen Psyllii, synonym Plantago psylliium (Psyllii semen), *Flohsamen*; Plantago ovata FORSSK. (= Indischer Flohsamen); Testae Plantaginis ovatae, *Samenschalen*.

**Wirkung:** In Verbindung mit Wasser kommt es zur Zunahme an Gewicht und Volumen des Flohsamens, was auf die Darmträgheit stimulierend und dadurch abführend wirkt; keine drastische Wirkung, sondern oft erst nach längerer Einnahmedauer.

**Indikationen:**
▷ Anus praeter
▷ Adjuvans bei Morbus Crohn
▷ Atonische Obstipation
▷ Diverticulose
▷ Irritables Colon

**Kontraindikationen:**
◀ Ileus
◀ Strikturen der Speiseröhre

**Fertigpräparate:**

| Bezeichnung | Darreichung |
|---|---|
| **Agiocur** Granulat (Samen und Samenschalen von P. ovata) | Abends 2 Teelöffel, bei Bedarf zusätzlich vor dem Frühstück 1 Teelöffel, Schulkinder die Hälfte, unzerkaut mit reichlich Flüssigkeit |

| Bezeichnung | Darreichung |
|---|---|
| **Pascomucil** Pulver (Indische Flohsamenschalen) | 1–3 × 1 gehäufter Teel. Kinder ab 6 Jahren 1–3 × ¹/₂ Teelöffel vor oder nach den Mahlzeiten, mit kühler oder lauwarmer Flüssigkeit |
| **Agiolax** Granulat (Samen und Schalen von P. ovata, Tinnevelly-Sennesfrüchte) | 1 Teelöffel abends nach dem Essen, bei Bedarf auch morgens nüchtern mit reichlich Flüssigkeit |

**Bemerkungen:** Bei Einnahme auf genügende Flüssigkeitszufuhr achten *(1–2 Glas Wasser oder Tee pro Einnahme).*

### 2.2.4 Pflanzen zur Behandlung von Analerkrankungen

**Wasserpfeffer – Polygonum hydropiper** L.

**Droge:** Herba Polygoni hydropiperis, (Polygoni hydropiperis herba), das *Kraut* des Wasserpfeffers.

**Zubereitungsformen:**
● Herba Polygoni hydropiperis (Polygoni hydropiperis herba).

**Wirkung:** Blutstillend.

**Indikationen:**
▷ Hämorrhoidalblutungen;
▷ Blutungen im gynäkologischen Bereich.

**Rezeptur:** | Nr. 47 |

### Pflanzen zur äußeren Behandlung von Hämorrhoidalerkrankungen

Für Hämorrhoidalerkrankungen eignet sich die **Echte Kamille** (s. S. 32) in Form der *Suppositoria Chamomillae DRF.*
Als Droge für eine Salbe bei Analfissuren eignen sich neben der **Kamille** (antiphlogistisch) die **Tormentillwurzel** (adstringierend; s. S. 54) und die **Tollkirsche** (spasmolytisch; s. S. 48).
Als Salbe und Zäpfchen steht das **Fertigpräparat Hametum**, Zubereitungen aus der **Zaubernuß – Hamamelis virginiana** L. (s. S. 188) zur Verfügung.

Für akut entzündliche Hämorrhoiden sind *Umschläge* aus **Kamillen**-oder **Arnika**zubereitungen, sowie *Abkochungen* aus **Eichenrinde** geeignet (s. auch Kap. 6).
Bewährt hat sich auch die antiphlogistische und vasokonstriktorische Wirkung des **Mäusedorns – Ruscus aculeatus** L. in Form des **Fertigpräparates Ruscorectal** Supp. und Salbe.

**Rezepturen:** Nr. 45, 46, 48

## 2.3 Leber- und Galleerkrankungen

### 2.3.1 Pflanzen zur Behandlung von Lebererkrankungen

**A.  Mariendistel – Silybum marianum** GAERTN. **(Carduus marianus)**

**Beschreibung:**
Der bestachelte, 50–150 cm hohe Korbblütler (Asteraceae) stammt aus dem Mittelmeergebiet, wächst bei uns als Zierpflanze auf steinigem, trockenem Boden in sonniger Lage. Von Juni bis September trägt er purpurfarbene Blüten.

**Droge:** Fructus Cardui mariae (Silybi marianae fructus), *Mariendistelfrüchte.*

**Zubereitungsformen:**
- Fructus Cardui mariae (Silybi marianae fructus)
- **Tinctura Cardui mariae »Rademacher«** (Cardui marianae tinctura »Rademacher«): 3 × 20 Tr. täglich

**Wirkung:** *Silymarin*, ein Flavonoidgemisch, wirkt protektiv und kurativ auf das Leberparenchym; cholagog.

**Indikationen:**
▷ Medikamente, Alkohol
▷ Gewebegifte
▷ Knollenblätterpilzvergiftung
▷ Leberzirrhose

Leberschutz bei Belastungen wie
▷ Akute und chronisch-entzündliche Lebererkrankungen
▷ Cholelithiasis
▷ Cholezystitis
▷ Verdauungsbeschwerden

66

**Rezepturen:** Nr. 49, 50, 54, 55, 56

**Fertigpräparate:** (Monopräparate)

| Bezeichnung | Darreichung |
|---|---|
| **Ardreyhepan N** Drg. | 2 × 1–2 Dragees |
| **Silibene 140** Filmtabl. | 3 × 1 täglich |
| **Legalon 70** Drg. | Initial 3 × 2 Drg., Erhaltungsdosis 3 × 1 Drg. |
| **Legalon 140** Kapseln | Initial 3 × 1 Kps., Erhaltungsdosis 2 × 1 Kps. täglich |
| **Legalon** Susp. | Initial 4 × 1 Meßl., Erhaltungsdosis 2 × 1 Meßl. täglich Kinder: in schweren Fällen 3 × 1 Meßl. täglich, sonst 3 × $^{1}/_{2}$ Meßl. |
| **Legalon Sil** Amp. | Bei Knollenblätterpilzvergiftung siehe Spezialinformation |

**Bemerkungen:** Da das Silymarin nicht in Wasser löslich ist, sind Teeaufgüsse wenig sinnvoll.

**B.    Zuckerrübe – Beta vulgaris** L.

**Droge:** Succus Betae (Betae succus), *Zuckerrübensaft.*

**Wirkung:** Das enthaltene *Betain*, eine lebenswichtige Aminosäure, ist *hepato- und lipotrop.*

**Indikationen:**

▷ Metabolisch toxische Hepatopathien:
▷ Leberverfettung, Fettleber

**Fertigpräparate:**

| Bezeichnung | Darreichung |
|---|---|
| **Flacar** Granulat (Betain, Sorbit) | Einleitend 4 Btl. über den Tag verteilt vor oder nach den Mahlzeiten, in Wasser lösen, 2 Wochen lang. Langzeitbehandlung: 2 Btl. mindestens 3 Monate, Kinder die Hälfte |

### 2.3.2 Pflanzen zur Behandlung von Galleerkrankungen

**A. Wermut – Artemisia absinthium** L. (s. S. 45)

Außer als Bitterstoffdroge bei Magenatonie eignet sich das Wermutkraut auch für chronische *Cholezystopathien* wie Gallenblasenatonie, Gallenwegs-Dyskinesien. *Wermuttee* als Bitterstoffdroge wird **vor**, als Gallemittel **nach** dem Essen eingenommen.

**Fertigpräparate:**

| Bezeichnung | Darreichung |
|---|---|
| **Gastricholan N** | Siehe Seite 35 |
| **Aristochol N** Tr. (Wermutkraut, Schöllkraut, Schafgarbe, Löwenzahn, Ruhrkraut) | 3 × 13–20 Tropfen, vor oder nach den Mahlzeiten; kurmäßig: früh, mittags und abends 13 Tr. in Wasser |

**Bemerkungen:** Wermutweine wie *Cinzano* und *Martini* sind oft die einzigen Weine, die von Dyspeptikern und Gallekranken vertragen werden.

**Rezepturen:** Nr. 10, 12, 13, 17, 19, 21, 30, 31, 54, 55

**B. Schöllkraut – Chelidonium majus** L.

**Beschreibung:**

Das Schöll- oder Warzenkraut gehört zu den Mohngewächsen (Papaveraceae), wird bis 70 cm hoch, trägt von Mai bis Oktober gelbe Blüten und wächst bei uns an Wegrändern, Gemäuern und als Gartenunkraut wild. Alle Pflanzenteile sind *giftig, Vergiftungen* aber sehr *selten*.

**Droge:** Herba Chelidonii (Chelidonii herba), oberirdische Teile des Schöll*krauts*. Die Wirkung scheint an das *frische Kraut* gebunden zu sein.

**Zubereitungsformen:**
- Herba Chelidonii (Chelidonii herba)
- Tinctura Chelidonii »Rademacher« (Chelidonii tinct. »Rademacher«)

**Wirkung:** Die Alkaloide des gelb-orangen Milchsaftes wirken *cholekinetisch, spasmolytisch*, schwach analgetisch, zentral sedativ.

**Indikationen:**

▷ Cholezystopathien
▷ Nachbehandlung nach Hepatitiden

**Rezepturen:** Nr. 51, 56

**Fertigpräparate:**

| Bezeichnung | Darreichung |
|---|---|
| **Gallopas 100** Tbl. (Monopräparat) | 3 × 1–2 Tabletten täglich |
| **Cefachol N** Tr. (Schöllkraut, Mariendistel, Löwenzahn) | 3–4 × täglich 20 Tropfen |
| **Cholhepan N** Drg. (Schöllkraut, Mariendistel, Aloe) | 3 × 1 Dragee vor dem Essen |

**Bemerkungen:** Volkstümlich lokale Anwendungen des frischen Milchsafts gegen *Warzen.*

## C.  Gelbwurz – Curcuma xanthorrhiza Roxb./Curcuma longa L.

**Droge:** Verwendet wird der *Wurzelstock* der auf Java wild vorkommenden Pflanze, Rhizoma Curcumae (Curcumae rhiz.).

**Zubereitungsformen:**
● Rhizoma Curcumae (Curcumae rhiz.).

**Wirkung:** *choleretisch* (ätherisches Öl) und *cholekinetisch* (gelber Farbstoff); antiphlogistisch; Anregung der Magensaftsekretion.

**Indikationen:**

▷ Chronische Cholezystopathien mit und ohne Leberbeteiligung
▷ Postcholezystektomiesyndrom

**Rezeptur:** Nr. 52

**Fertigpräparate:**

| Bezeichnung | Darreichung |
|---|---|
| **Cholagogum N Nattermann** Kps. (Gelbwurz, Schöllkraut, Pfefferminzöl) | 3 × 1 bis 3 × 2 Kapseln täglich |

**Bemerkung:** Der gelbe Farbstoff des Wurzelstocks von Curcuma longa ist Hauptbestandteil des Gewürzes *Curry*.

## D. Artischocke – Cynara scolymus L.

**Beschreibung:**

Die Artischocke, ein distelähnliches Gewächs aus der Familie der Korbblütler (Asteraceae), wird bis zu 2 m hoch, stammt aus den Mittelmeerländern und hat große violette Blütenstände. Blütenboden und Teile der Blütenblätter werden als Gemüse verzehrt.

**Droge:** Folia Cynarae (Cynariae folium), *Artischockenblätter*; Radix Cynarae (Cynarae rad.), *Artischockenwurzel*.

**Zubereitungsformen:**

● Extractum Cynarae (Cynarae extr.).

**Wirkung:** Als Bittermittel tonisierend auf Magen und Darm; *choleretisch*; leberschützend; *lipidsenkend*.

**Indikationen:**

▷ Cholezystopathien
▷ Verdauungsbeschwerden
▷ Völlegefühl

**Fertigpräparate:**

| Bezeichnung | Darreichung |
|---|---|
| **Cynara** AAR Drg. (Monopräparat) | 3 × 2–3 Dragees vor oder zu den Mahlzeiten, mit etwas Flüssigkeit |
| **Cynarix N** Drg./Saft (Artischocke) | 3 × 1–2 Dragees zu den Mahlzeiten; Saft: 1/2–1 Teelöffel zu den Mahlzeiten |
| **Neurochol S** Drg./Tr. (Artischocke, Löwenzahn, Kamille, Wermut) | 2–3 × 1–2 Dragees nach dem Essen, zum Kurgebrauch 4–6 Wochen lang; 2–3 × 15–20 Tr. |

## E. Löwenzahn – Taraxacum officinale G. H. WEBER ex WIGGERS

**Beschreibung:**

Die bekannte gelbe Wiesenblume gehört zu den Zichoriengewächsen (Cichoriaceae) und hat ca. 150 Kleinarten, von 10–60 cm Höhe. Die fleischige Pfahlwurzel kann bis 1 m lang werden.

**Droge:** Radix Taraxaci cum herba (Taraxaci radix cum herba), *Löwenzahnkraut mit Wurzeln*, vor der Blüte. Der Geruch ist schwach eigenartig, etwas süßlich, der Geschmack schwach bitter.

**Zubereitungsformen:**
- Radix Taraxaci cum herba (Taraxaci rad. c. herb.)
- Tinctura Taraxaci (Taraxaci tinct.)

**Wirkung:** *Cholagog*; als Bittermittel tonisierend auf den Magen; diuretisch.

**Indikationen:**
▷ Cholezystopathien
▷ Subazide Gastritis

**Rezepturen:** Nr. 50, 51, 54

**Fertigpräparate:**

| Bezeichnung | Darreichung |
| --- | --- |
| **Kneipp Löwenzahn-Pflanzensaft** | 3 × täglich 1 Eßlöffel |
| **Taraleon** Tr. (Monopräparat) | 3 × 10–15 Tropfen, $^1/_2$ Stunde vor dem Essen in wenig Wasser |
| **Cefachol N** Tr. | siehe Seite 69 |

## F. Schafgarbe – Achillea millefolium L.

**Beschreibung:**

Der Korbblütler (Asteraceae) zählt zu den häufigsten Pflanzen auf Wiesen und Ackerrändern. Er hat zarte, doppelt gefiederte Blätter und trägt von Juni bis Oktober kleine weiße bis rosa Blüten.

**Droge:** Herba Millefolii (Millefolii herba), *Schafgarbenkraut*; es riecht aromatisch und schmeckt etwas bitter. Flores Millefolii (Millefolii flos), *Schafgarbenblüten*.

**Zubereitungsformen:**

- Herba millefolii (Millefolii herba)
- Extractum Millefolii (Millefolii extr.)

**Wirkung:** *Amarum* mit spasmolytischen, karminativen, cholagogen, antiphlogistischen und adstringierenden Komponenten durch Gehalt an Bitterstoffen, Proazulenen, ätherischem Öl, Flavonoiden, Gerbstoffen.

**Indikationen:**

▷ Cholezystopathien
▷ Unspezifische Gastritiden und Dyspepsien
▷ Dysmenorrhöe (siehe Kapitel 9)
▷ Parametropathia spastica

**Rezepturen:** Nr. 8, 51, 53

**Fertigpräparate:**

| Bezeichnung | Darreichung |
|---|---|
| **Kneipp Schafgarbe-Pflanzensaft Frauentrost N** | 3 × täglich 1 Eßlöffel |
| **Salus Schafgarben-Tropfen** | Mehrmals täglich 10–20 Tropfen |
| **Aristochol N** Tr. | Siehe Seite 68 |

**G.    Erdrauch – Fumaria officinalis L.**

**Droge:** Herba Fumariae (Fumariae herba), *Erdrauchkraut.*

**Wirkung:** cholagog, spasmolytisch.

**Indikationen:**

▷ Schmerzhafte spastische Erkrankungen der Gallenblase- und Gallenwege

**Fertigpräparate:**

| Bezeichnung | Darreichung |
|---|---|
| **Oddibil** Drg. (Monopräparat) | 3 × 2 Drg. vor den Mahlzeiten, akut bis zu 6 Drg. |

## H.  Harongabaum – Harungana madagascariensies LAM. ex POIR.

**Beschreibung:**
Das Johanniskrautgewächs (Hypericaceae) ist ein 2 bis 12 m hoher Strauch Madagaskars.

**Droge:** Cortex Harongae (Harongae cortex), *Harongarinde*; Folia Harongae (Harongae folium), *Harongablätter.*

**Zubereitungsformen:**
● Wird als Fertigpräparat verwendet.

**Wirkung:** Stimulierung der Magensaft- und Säureproduktion, des Galleflusses und der exokrinen Pankreasfunktion.

**Indikationen:**
▷ Dyspeptische Beschwerden
▷ Leichte exokrine Pankreasinsuffizienz

**Kontraindikationen:**
◄ Akute Pankreatitis
◄ Akute Schübe chronisch rezidivierender Pankreatitis
◄ Gallenblasenempyem
◄ Gallensteinleiden
◄ Ileus
◄ Schwere Leberfunktionsstörungen
◄ Verschluß der Gallenwege

**Nebenwirkungen:** Photosensibilisierung, insbesondere bei hellhäutigen Menschen möglich.

**Fertigpräparate:**

| Bezeichnung | Darreichung |
| --- | --- |
| **Harongan** Tr./Tbl. (Monopräparat) | 2 Tabletten bzw. 20 Tropfen vor dem Essen |

## 2.4 Rezepturen für Krankheiten der Verdauungsorgane

Leichte Magenbeschwerden

(1) **Rp.** Flor. Chamomillae      100.0
M. f. spec. D. S. 2 Teel. auf 1 Tasse Wasser, heiß überbrühen, bedeckt 5–10 Minuten ziehen lassen, gut warm, langsam und schluckweise trinken. 2–3 Tassen in Abständen von 20–30 Minuten (aus Lit. Nr. 40).

(2) **Rp.** Fol. Menth. pip.      100.0
M. f. spec. D. S. 1–2 Teel. mit einer Tasse heißen Wassers überbrühen, bedeckt 10–15 Minuten ziehen lassen, schluckweise warm trinken, nach oder zwischen den Mahlzeiten (aus Lit. Nr. 40).

(3) **Rp.** Fol. Menth. pip.
Fol. Melissae      $\overline{aa}$   30.0
M. f. spec. D. S. 2 Teel. auf 1 Tasse Wasser, kochend überbrühen, 15 Minuten bedeckt ziehen lassen. Mehrmals täglich 1 Tasse, zuletzt vor dem Schlafengehen, warm trinken (nach WEISS, Lit. Nr. 40).

Magen-Darm-Katarrh mit Blähungen

(4) **Rp.** Fruct. Carvi
Fruct. Foeniculi      $\overline{aa}$   10.0
Flor. Chamomillae    ad 100.0
M. f. spec. D. S. 1 Teel. voll auf 1 Tasse, mit kochendem Wasser übergießen. Mehrmals täglich 1–2 Tassen warm, in kleinen Schlucken trinken (nach WEISS, Lit. Nr. 40).

Magen-Darm-Erkrankung mit ungenügender Gallenblasentätigkeit

(5) **Rp.** Fruct. Carvi
Fruct. Foeniculi      $\overline{aa}$   10.0
Fol. Menth. pip.      30.0
Flor. Chamomillae    ad 100.0
M. f. spec. D. S. 1 Teel. auf 1 Tasse, mit kochendem Wasser übergießen, 10–15 Minuten bedeckt ziehen lassen, und mehrmals täglich 1 Tasse warm trinken (nach WEISS, Lit. Nr. 40).

## Anorexie

**(6) Rp.** Herba Centaurii        50.0
D. S. 1–2 Teel. auf 1 Tasse Wasser, kochend übergießen, 15 Minuten bedeckt ziehen lassen. Vor jeder Mahlzeit 1 Tasse kalt, bzw. zimmerwarm trinken (nach WEISS, Lit. Nr. 40).

**(7) Rp.** Tinct. Gentianae        50.0
D. S. 20–40 Tropfen in $^{1}/_{2}$ Glas Wasser verdünnt $^{1}/_{2}$ Stunde vor jeder Mahlzeit einnehmen (nach WEISS u. WIDMAIER, Lit. Nr. 40 u. 42).

## Anorexie der Kinder

**(8) Rp.** Herb. Centaurii
Herb. Millefolii
Fol. Menth. pip.       $\overline{aa}$   20.0
M. f. spec. D. S. 1 Teel. auf 1 Tasse, mit kochendem Wasser überbrühen, 10 Minuten bedeckt ziehen lassen. Vor dem Essen 1 Tasse kalt oder lauwarm trinken (nach WEISS, Lit. Nr. 40).

## Magenpulver nach Aschner

**(9) Rp.** Rhiz. Calami pulv.
Rad. Gentianae pulv.
Cort. Cinnamoni pulv.
Pericarp. Aurantii pulv.
Fruct. Anisi pulv.       $\overline{aa}$   10.0
D. S. Bei Appetitmangel 3–5 × tägl. 1 Messerspitze (0,1 g) vor dem Essen einnehmen (aus Lit. Nr. 42).

## Bitterer Magentee bei Anazidität, Achylie, Anorexie

**(10) Rp.** Herb. Absinthii
Fol. Menth. pip.       $\overline{aa}$   30.0
M. f. spec. D. S. 1 Teel. auf 1 Glas Wasser, kochend übergießen, 10 Minuten ziehen lassen, 2mal täglich 1 Glas vor dem Essen langsam schluckweise trinken (aus Lit. Nr. 40).

**(11) Rp.** Fruct. Carvi.
Fruct. Foeniculi
Herb. Centaurii
Rad. Gentianae       $\overline{aa}$ ad   100.0
M. f. spec. D. S. 1 Teel. mit $^{1}/_{4}$ l kaltem Wasser übergießen, zum Sieden erhitzen und filtrieren. Zur Appetitanregung 1 Tasse vor, zur Verdauungsförderung 1 Tasse nach dem Essen trinken (nach WIDMAIER, Lit. Nr. 42).

## Wermuttee für Geschmacksempfindliche

(12) **Rp.** Fol. Menthae pip.      25.0
Herb. Centaurii      25.0
Herb. Absinthii      25.0
Fol. Melissae      15.0
Herb. Thymi serp.      10.0
M. f. spec. D. S. 1–2 Teel. der Mischung mit $^1/_4$ l kochendem Wasser übergießen, 5–10 Minuten ziehen lassen. 3–4 × tägl. 1 Tasse vor oder nach dem Essen trinken (aus Lit. Nr. 42).

## Bittere Tinktur NRF

(13) **Rp.** Tinct. Absinthii      1.0
Tinct. Zingiberis      1.0
Tinct. Aurantii      5.0
Tinct. Gentianae    ad 20.0
D. S. 3 × 15 Tr. in Wasser vor dem Essen einnehmen (aus Lit. Nr. 42).

## Roborans nach Aschner

(14) **Rp.** Tinct. Angelicae
Tinct. Gentianae
Tinct. Rhei aquos.
Tinct. amarae NRF
Tinct. Galangae      $\overline{aa}$ 10.0
D. S. 3 × 10–20 Tr. in 1 Eßlöffel Wasser, $^1/_2$ Std. vor oder $^1/_2$ Std. nach dem Essen einnehmen (aus Lit. Nr. 42).

## Verdauungsbeschwerden

(15) **Rp.** Rhiz. Calami      50.0
D. S. 2 Teel. auf 1 Tasse Wasser, kalt ansetzen, nach $^1/_2$ Stunde kurz aufkochen. 3 × tägl. 1 Tasse vor dem Essen (nach BRAUN u. FROHNE, Lit. Nr. 2).

(16) **Rp.** Extr. Cardui benedicti      5.0
Aqu. Menth. pip.    ad 250.0
D. S. 3 × tägl. 20–30 Tropfen in reichlich Wasser vor den Mahlzeiten (aus Lit. Nr. 40).

(17) **Rp.** Tinct. Gentianae
Tinct. Absinthii      $\overline{aa}$ 20.0
Tinct. Menth. pip.      10.0
D. S. 3 × tägl. 30 Tropfen kurz vor den Mahlzeiten in $^1/_2$ Glas Wasser, 4 Wochen lang (nach WEISS, Lit. Nr. 40).

## Enzianwein – Vinum Gentianae

**(18)** **Rp.** Radix Gentianae      10.0
Pericarp. Aurantii      25.0
Vini albi      500.0
D. S. Ansatz 1–2 Stunden stehen lassen, filtrieren, evtl. nach Belieben Zucker zugeben. Mittags und abends nach dem Essen 1 Likörglas voll (nach WIDMAIER, Lit. Nr. 42).

## Chronische Magenleiden mit Neigung zu Koliken und Meteorismus

**(19)** **Rp.** Herb. Cardui benedicti
Herb. Absinthii
Fol. Melissae      $\overline{aa}$ 20.0
D. S. 1 Teel. auf 1 Glas Wasser, heiß überbrühen, 20 Minuten zugedeckt ziehen lassen, 3 × tägl. 1 Tasse langsam trinken (nach WEISS, Lit. Nr. 40).

**(20)** **Rp.** Fruct. Foeniculi
Fol. Menth. pip.
Fol. Melissae
Rhiz. Calami      $\overline{aa}$ 20.0
M. f. spec. D. S. 1 Teel. auf 1 Glas Wasser, kochend übergießen, 10 Min. ziehen lassen, warm und schluckweise trinken, 2–3 × tägl. (aus Lit. Nr. 40).

## Amarum mit Belladonna

**(21)** **Rp.** Tinct. Belladonnae      5.0
Tinct. Gentianae
Tinct. Absinthii      $\overline{aa}$ 20.0
D. S. 3mal tägl. 30 Tropfen kurz vor den Mahlzeiten in ½ Glas Wasser (aus Lit. Nr. 40).

## Rezepturen für Magen- und Zwölffingerdarmgeschwüre

**(22)** **Rp.** Extr. Chamomillae fluid.      50.0
D. S. 10–20–30 Tr. auf ½ Glas lauwarmes Wasser tägl. morgens nüchtern als Rollkur (s. S. 50). 10 Tage hintereinander, evtl. abends noch einmal in gleicher Weise (nach WEISS, Lit. Nr. 40).

**(23)** **Rp.** Tinct. Belladonnae      20.0
D. S. 3 × tägl. 8 Tropfen in 1 Tasse Wasser oder Kamillentee (aus Lit. Nr. 40).

## Trinkschleim aus Leinsamen

**Rp.** Sem. Lini tot.　　　　　　　　100.0
D. S. 1–2 Teel. Leinsamen mit $^1/_4$ l kaltem Wasser übergießen und 1 Stunde (oder über Nacht) stehen lassen. Der Schleim wird ohne zu seihen abgegossen. Morgens nüchtern und tagsüber $^1/_2$ Std. vor dem Essen den Schleim warm trinken (aus Lit. Nr. 42).

## Blähungen

**Rp.** Fruct. Foeniculi　　　　　　　50.0
D. S. Jeweils vor Gebrauch Früchte etwas quetschen. 2 Teel. mit $^1/_4$ l kochendem Wasser übergießen, 10–15 Minuten ziehen lassen. Tägl. 3–5 Tassen trinken. Für Kinder kann der Fenchel auch mit Milch aufgegossen werden (aus Lit. Nr. 42).

**Rp.** Fruct. Carvi contus.
　　　Fruct. Foeniculi contus.
　　　Fruct. Anisi contus.　　　$\overline{aa}$ 20.0
M. f. spec. D. S. 1 Teel. voll auf 1 Tasse Wasser, kochend überbrühen, 20 Minuten bedeckt ziehen lassen, dann durchseihen und nach jeder Mahlzeit 1 Tasse warm trinken (aus Lit. Nr. 40).

## »Vierwindetee«

**Rp.** Fruct. Carvi
　　　Fruct. Foeniculi
　　　Fol. Menth. pip.
　　　Flor. Chamomillae　　　$\overline{aa}$ ad 100.0
M. f. spec. D. S. 1–2 Teel. mit 1 Tasse kochendem Wasser übergießen, 10 Minuten ziehen lassen und warm schluckweise trinken (aus Lit. Nr. 40).

## Species deflatulantes NRF

**Rp.** Fruct. Anisi
　　　Fruct. Carvi
　　　Flor. Chamomillae
　　　Fol. Menth. pip.
　　　Rad. Valerianae　　　$\overline{aa}$ ad 100.0
M. f. spec. D. S. 1 Eßl. voll mit 1 Tasse kochendem Wasser übergießen, 5 Minuten lang bedeckt stehenlassen und abseihen (aus Lit. Nr. 42).

## Tinctura carminativa

**(29) Rp.** Ol. Carvi          5.0
Tinct. carminat.
Tinct. Valerian. aether.    $\overline{aa}$ 20.0
D. S. 3 × tägl. 20 Tr. nach den Mahlzeiten in etwas Wasser nehmen (aus Lit. Nr. 40).

**(30) Rp.** Ol. Carvi          5.0
Tinct. Absinthii
Tinct. Foeniculi compos.   $\overline{aa}$ 20.0
D. S. mehrmals tägl. 20–30 Tr. in Wasser (aus Lit. Nr. 40).

## Blähungen mit vorwiegend spastischer Komponente

**(31) Rp.** Ol. Carvi          3.0
Tinct. Belladonnae
Tinct. Absinthii
Tinct. carminativa      $\overline{aa}$ 10.0
Tinct. Valerian. aeth.     ad 50.0
D. S. 3mal tägl. 30 Tr. nach den Mahlzeiten in Wasser (aus Lit. Nr. 40).

## Durchfallerkrankungen

**(32) Rp.** Rhiz. Tormentillae       50.0
D. S. 1 Teel. mit 1 Tasse kochendem Wasser übergießen, etwa 10 Minuten im Sieden halten und noch warm durch ein Teesieb geben. 2–3 × tägl. 1 frisch bereitete Tasse zwischen den Mahlzeiten (nach WIDMAIER, Lit. Nr. 42).

**(33) Rp.** Tinct. Tormentillae
Tinct. carminativ.       $\overline{aa}$ 25.0
D. S. 3–5 × tägl. 30–40 Tr. in warmem Kamillentee (aus Lit. Nr. 40).

**(34) Rp.** Fruct. Mytrilli         100.0
D. S. 3 Eßl. auf $^1/_2$ l Wasser, 10 Minuten kochen, durchsieben und davon mehrmals am Tage 1 Glas voll warm trinken (nach WEISS, Lit. Nr. 40).

**(35) Rp.** Herb. Alchemillae       50.0
D. S. 3–4 Teel. mit 1 Tasse heißem Wasser übergießen, 10 Minuten bedeckt ziehen lassen und durch ein Sieb geben. 2–3 Tassen frisch bereiteten Tee zwischen den Mahlzeiten warm trinken (nach WIDMAIER, Lit. Nr. 42).

**(36) Rp.** Fol. Theae nigrae       25.0
Herb. Centaurii       ad 100.0
M. f. spec. D. S. 1 Teel. auf $^1/_4$ l Wasser, kochend übergießen, 4–5 Minuten ziehen lassen; 2–4 Tassen über den Tag verteilt trinken (nach WIDMAIER, Lit. Nr. 42).

## Tinctura antidiarrhoica

**(37)** **Rp.** Ol. Menth. pip.      1.0
Tinct. Tormentillae
Tinct. carminat.
Tinct. Valerian. aeth.     $\overline{aa}$ 10.0
D. S. Mehrmals tägl. 20 Tr. (aus Lit. Nr. 40).

## Durchfall mit Spasmen und Koliken

**(38)** **Rp.** Tinct. Tormentillae     30.0
Tinct. Belladonnae      5.0
Tinct. carminativae    ad 50.0
D. S. 3 × tägl. 30 Tr. in etwas Wasser (aus Lit. Nr. 40).

**(39)** **Rp.** Tinct. Opii        5.0
D. S. 3 × tägl. 5 Tr. in etwas Wasser zwischen den Mahlzeiten, nur 2–3 Tage hintereinander (aus Lit. Nr. 40).

## Abführtees

**(40)** **Rp.** Fruct. Foeniculi     10.0
Flor. Chamomillae     10.0
Fol. Menth. pip.       20.0
Fol. Sennae         60.0
D. S. 1–2 gehäufte Teel. mit 1 Tasse heißem Wasser übergießen, 10 Minuten bedeckt stehen lassen und abseihen. Morgens und/oder abends vor dem Schlafengehen eine Tasse frisch bereiteten Tee trinken (nach WIDMAIER, Lit. Nr. 42). **Keine Langzeitbehandlung!**

**(41)** **Rp.** Fruct. Carvi
Fruct. Foeniculi
Fol. Menth. pip.
Fol. Sennae      $\overline{aa}$ ad 100.0
M. f. spec. D. S. 2 Teel. bis 1 Eßl. mit $^1/_4$ l Wasser heiß überbrühen und 15 Minuten ziehen lassen. Morgens und abends 1 Tasse (aus Lit. Nr. 40).

**(42)** **Rp.** Rad. Rhei       50.0
Fol. Menth. pip.     30.0
Fruct. Foeniculi     20.0
M. f. spec. D. S. Abends vor dem Schlafengehen 1 Teel. mit $^1/_4$ l kochendem Wasser übergießen, 5–10 Minuten ziehen lassen (aus Lit. Nr. 42).

**Rp.** Flor. Chamomillae
Fruct. Foeniculi
Cort. Frangulae
Fol. Sennae $\overline{aa}$ ad 100.0
M. f. spec. D. S. tägl. abends 1 Tasse aus 1–2 Teel., kochend überbrühen,
10 Minuten bedeckt ziehen lassen (aus Lit. Nr. 40).

## Spastische Obstipation

**Rp.** Extr. Belladonnae 0.3–0.5
Extr. Frangulae fluid. ad 30.0
D. S. abends 20–40 Tr. in Wasser (aus Lit. Nr. 40).

## Proktitis

**Rp.** Flor. Chamomillae
Rhiz. Tormentillae
Fol. Sennae conc. $\overline{aa}$ ad 100.0
M. f. spec. D. S. 1–2 Teel. auf 1 Tasse Wasser heiß überbrühen, 10 Minuten
ziehen lassen, morgens und abends 1 Tasse, mehrere Wochen lang (aus Lit.
Nr. 40).

## Hämorrhoidaltee (mild abführend)

**Rp.** Flor. Chamomillae
Rhiz. Calami
Fruct. Foeniculi
Fol. Sennae
Cort. Frangulae $\overline{aa}$ ad 100.0
M. f. spec. D. S. 1–2 Teel. mit 1 Tasse kochendem Wasser übergießen,
10 Minuten ziehen lassen, morgens und abends 1 Tasse (aus Lit. Nr. 40).

## Hämorrhoidalblutungen

**Rp.** Herb. Polygoni hydropiperis 100.0
D. S. 2 Teel. mit einer Tasse heißem Wasser übergießen, 10 Minuten ziehen
lassen. 1 Tasse morgens im Wechsel mit dem Hämorrhoidaltee (s. o. Nr. 46)
1 Tasse abends, über längere Zeit (nach Weiss, Lit. Nr. 40).

## Salbe für Analfissuren

**(48) Rp.** Extr. Tormentill.     5.0
Extr. Belladonnae     0.5
Ung. moll.     ad 50.0
M. f. Ung. D. S. mehrmals tägl. auftragen (aus Lit. Nr. 40).

## Leber- und Gallebeschwerden

**(49) Rp.** Fruct. Cardui Mariae     100.0
D. S. 1 gehäuften Teel. Früchte zerstoßen, mit 1 Tasse siedendem Wasser übergießen und nach 10–15 Minuten durch ein Sieb geben. 3–4 mal täglich 1 Tasse frisch bereiteten Aufguß $\frac{1}{2}$ Stunde vor dem Essen, 6 Wochen lang (nach WIDMAIER, aus Lit. Nr. 42).

**(50) Rp.** Rad. Taraxaci c. Herb.
Fruct. Cardui Mariae    $\overline{aa}$ 40.0
Fol. Menth. pip.     20.0
M. f. spec. D. S. 1 Eßl. mit $\frac{1}{4}$ l kochendem Wasser übergießen, 10 Minuten ziehen lassen, 2–3 × tägl. 1 Tasse über 3–6 Wochen (aus Lit. Nr. 42).

**(51) Rp.** Rad. Taraxaci c. Herb.     40.0
Fol. Menth. pip.     30.0
Herb. Millefolii     15.0
Chelidonii Herb.     15.0
M. f. spec. D. S. 1 Eßl. mit $\frac{1}{4}$ l kochendem Wasser übergießen, 10 Minuten ziehen lassen. Bei Bedarf 1 Tasse möglichst warm trinken (aus Lit. Nr. 42).

## Laxierender Leber-Galle-Tee

**(52) Rp.** Cort. frangulae     10.0
Rhiz. Curcumae     20.0
Fol. Menthae. pip.     20.0
M. f. spec. D. S. 1 Eßl. mit kochendem Wasser übergießen, 10 Minuten ziehen lassen. Abends 1 Tasse nach dem Abendessen trinken (aus Lit. Nr. 44).

## Karminativer, mild laxierender Galletee

**(53) Rp.** Fruct. Carvi
Fruct. Foeniculi    $\overline{aa}$ 10.0
Fol. Menth. pip.     30.0
Herb. Millefolii

82

Flor. Stoechad. $\overline{aa}$ 20.0
Fol. Sennae 15.0
M. f. spec. D. S. 1–2 Teel. auf 1 Tasse Wasser, heiß übergießen, 15 Minuten ziehen lassen, regelmäßig morgens und abends 1 Tasse (aus Lit. Nr. 40).

## Stark bitterer, galletreibender Tee

 **Rp.** Herb. Cardui benedicti
Herb. Absinthii
Fol. Menth. pip.
Fruct. Cardui Mariae
Rad. Taraxaci c. Herb. $\overline{aa}$ ad 100.0
M. f. spec. D. S. 1 Teel. auf 1–2 Tassen Wasser, kochend übergießen, 20 Minuten ziehen lassen, 3 Tassen tägl., 3–4 Wochen lang (aus Lit. Nr. 40).

## Stark bittere Galletropfen

 **Rp.** Tinct. Cardui Mariae
Tinct. Absinthii $\overline{aa}$ 15.0
Spir. Menth. pip. 20.0
D. S. 2 × tägl. 20 Tr. in etwas Wasser, kurz vor den Mahlzeiten (aus Lit. Nr. 40).

## Spasmolytische Tropfen

(56) **Rp.** Ol. Menth. pip. 1.0
Tinct. Belladonnae 4.0
Tinct. Chelidonii
Tinct. Cardui Mariae $\overline{aa}$ ad 30.0
D. S. 3mal täglich 40 Tropfen (aus Lit. Nr. 40).

83

**Tabelle 1. Krankheiten der Verdauungsorgane**

Zeichenerklärung:
● gut geeignet
○ geeignet
▶ stärker
▷ schwächer

| Pflanze | Droge, verwendeter Pflanzenteil | zentrale Wirkung | ulcusprotektiv | spasmolytisch | sedierend | pankreasanregend | lipidsenkend | leberschützend | laxierend | karminativ | expektorierend | desinfizierend | choleretisch | cholagog | blutstillend | Bittermittel | appetitanregend | antiphlogistisch | antiemetisch | antidiarrhoisch | analgetisch | adstringierend | Allergen möglich | giftig |
|---|---|---|---|---|---|---|---|---|---|---|---|---|---|---|---|---|---|---|---|---|---|---|---|---|
| Aloe | Sa | | | | | | | | ● | | ● | | ○ | | | | | | | | | | | |
| Anis | F | | | | | | ○ | ○ | | ● | | | | | | | | | | | | | ▷ | |
| Artischocke | Bl, W | | | | | | | | | | | | ● | ○ | | ● | ● | | | | | | ▷ | |
| Benediktenkraut | K | | | | | | | | | | | | ○ | | | ● | ● | | | | | | ▷ | |
| Blutwurz | WS | | | | | | | | | | | ● | | | | | | | | ● | | ● | ▷ | |
| Chinarinde | R | | | | | | | | | | | | | | | ● | ● | | | | | | ▷ | |
| Engelwurz | W | | | | | | | | | | | | | | | ● | ● | | | | | | ▶ | |
| Enzian, gelber | W | | | | | | | | | | | | | | | ● | ● | | | | | | | |
| Erdrauch | K | | | ● | | | | | | | | | | ● | | | | | | | | | | ▷ |
| Faulbaum | R | | | | | | | | ● | | | | | | | | | | | | | | | |
| Fenchel | F | | | ○ | | | | | ● | ● | ○ | | | | | | | | | | | | ▷ | |
| Fieberklee | Bl | | | | | | | | | | | | | | | ● | ● | | | | | | | |
| Flohsamen | S | | | | | | | | | | | | | | | | | | | | | | | |
| Frauenmantel | K | | | ○ | | | | | | | | | | | | | | | | ● | | ● | | |
| Gelbwurz | WS | | | | | | | | | | | | ● | ● | | | | ○ | | | | | | |
| Harongabaum | Bl, R | | | | | ○ | | | | | | | ● | ● | | | | | ○ | | | | ▷ | |
| Heidelbeere | Be | | | | | | | | | | | ● | | | | | | | | ● | | | | |

| Pflanze | Teil | |
|---|---|---|
| Ingwer | W | |
| Kalmus | WS | |
| Kamille, echte | B | ▷ |
| Kümmel | F | |
| Lein | S | |
| Löwenzahn | Ge | |
| Mariendistel | F | |
| Melisse | Bl | |
| Pfefferminze | Bl | |
| Pomeranze | Sch | ▶ |
| Rhabarber | W,WS | |
| Schafgarbe | K | ▽ |
| Schlafmohn | F | |
| Schöllkraut | K | ▽ |
| Schwarztee | Bl | |
| Senna | Bl, F | |
| Süßholz | W | |
| Tausendgüldenkraut | K | ▶ |
| Tollkirsche | Bl | ▶ |
| Wasserpfeffer | K | |
| Wermut | K | |
| Zimt | R | ▶ |

Be = Beeren, Bl = Blätter, B = Blüten, F = Früchte, K = Kraut, Ge = Gesamtpflanze,
R = Rinde, S = Samen, Sa = Saft, Sch = Schale, W = Wurzel, WS = Wurzelstock

85

# 3. Erkrankungen des Herzens und der Kreislauforgane

## 3.1 Pflanzen zur Behandlung von Herzerkrankungen

**A.** **Wolliger Fingerhut – Digitalis lanata** EHRH.
**Roter Fingerhut – Digitalis purpurea** L.

*Besonderheiten der Digitalis-Behandlung:*
Die Behandlung mit den herzwirksamen Reinglykosiden Digitoxin und Digoxin aus den Blättern beider Fingerhutarten ist keine Phytotherapie im engeren Sinne mehr, da hierbei nicht Pflanzen oder Pflanzenteile, sondern aus Pflanzen isolierte, chemisch genau definierte Reinsubstanzen verwendet werden. Hierfür sei auf die einschlägige Literatur verwiesen.

Phytotherapeutisch anwendbar sind dagegen die homöopathischen Verdünnungen von D 1–D 3, wobei *Digitalis lanata* eher günstig auf *bradyarrhythmische, Digitalis purpurea* hingegen eher günstig auf *tachyarrhythmische* Herzerkrankungen wirkt (nach MAIWALD).

Gleiches gilt für die intravenöse Form des stärksten Herzmittels, des **Strophantins**, gewonnen aus den *Samen* in den Tropen wild wachsender Strophantus-Arten:

- **Strophantus kombe** OLIVER (k-Strophantin)
- **Strophantus gratus** BAILLON (g-Strophantin).

Davon zu unterscheiden ist die orale Verabreichung in Form der *Tinctura Strophantii* oder als D 1–D 3-Verdünnung bei leichter Herzinsuffizienz, gut auch kombinierbar mit Baldrian- oder Belladonnatinktur.

Als Sofortmittel bei *Angina pectoris* hat sich Strophantus in Form der D 1–D 3-Dilution (5–10 Tr. in kurzen Abständen) oder des

**Fertigpräparates Strodival**

(2–3 Kps. zerbeißen)

bestens bewährt (nach MAIWALD).

**Rezeptur:** | Nr. 60 |

Neben Digitalis und Strophantin als nach wie vor unbestrittenen Mitteln bei Herzinsuffizienz gibt es Heilpflanzen, die digitalisähnlich wirkende Substanzen, die sog. *Digitaloide* enthalten, deren Wirkung sich nicht qualitativ wohl aber quantitativ von den Digitalisglykosiden unterscheidet.

**Indikationen:**

▷ Altersherz
▷ Chronisches Cor pulmonale
▷ Herzinsuffizienzen der Grade I und II nach NYHA

Vertreter der Digitaloide sind:

● Adonisröschen
● Maiglöckchen
● Meerzwiebel.

## B. Maiglöckchen – Convallaria majalis L.

**Beschreibung:**
Das Maiglöckchen gehört zur Familie der Convallariaceae und ist in unseren Wäldern heimisch. Es hat im Mai weiße Blüten und rote, giftige Früchte.

**Droge:** Herba Convallariae (Convallariae herba), das *Kraut*, Flores Convallariae (Convallariae flos), die *Blüten*. Die Droge ist geruchlos und von süßlich-bitterem, leicht scharfem Geschmack.

**Zubereitungsformen:**
Die Verwendung der Droge ist nicht mehr üblich. Es werden nur Fertigpräparate benutzt.

**Wirkung:** *Digitaloid* mit kräftig *inotroper*, gering *frequenzsenkender* Wirkung.

**Indikationen:**

▷ Altersherz
▷ Digitalis- und strophantinrefraktäre Fälle
▷ Herzinsuffizienz mit ausgeprägter Bradykardie

**Nebenwirkungen:** Bei oraler Applikation in therapeutischen Dosen außer geringen Magen-Darmstörungen keine Nebenwirkungen.

**Rezepturen:** Nr. 57, 64

**Fertigpräparate:**

| Bezeichnung | Darreichung |
|---|---|
| **Convacard** Drg.<br>(Monopräparat) | 3 × 1–2 Dragees |
| **Cor Vel N** Drg.<br>(Maiglöckchen, Weißdorn) | 3 × 1–2 Dragees |
| **Cor Vel N** Lqu.<br>(Maiglöckchen, Meerzwiebel) | 3 × 15–20 Tr. täglich |
| **Miroton N forte** Lsg./Drg.<br>(Maiglöckchen, Adoniskraut, Meerzwiebel) | 2–3 × 20–30 Tropfen/<br>Dragees täglich |

**Bemerkungen:**

Bei durch instabilen Kreislauf bedingter *Schlaflosigkeit* hat sich die
● *Tinctura Convallariae cum Coffeino DRF*
  3 × täglich 20 Tropfen (aus Lit. Nr. 40)
bestens bewährt.


**C.    Meerzwiebel (Urginea maritima L.) – Scilla maritima**

**Beschreibung:**

Die Meerzwiebel ist ein an den Küsten der Mittelmeerländer heimisches Hyacinthengewächs (Hyacinthaceae). Von den vorkommenden roten und weißen Formen wird letztere vorwiegend für medizinische Zwecke verwendet.

**Droge:** Bulbus Scillae (Scillae bulbus), die *Meerzwiebelknolle.* Sie ist geruchlos und schmeckt schleimig und unangenehm bitter.

**Zubereitungsformen:**
● Bulbus Scillae (Scillae bulbus)
● Pulvis Scillae normatus DAB 10 (Scillae pulvis norm. DAB 10)
● Tinctura Scillae (Scillae tinct.)
Die Verwendung der Droge ist nicht mehr üblich.

**Wirkung:** Als *Digitaloid* digitalisähnliche Wirkungen, wenngleich schwächer. Die *diuretische Komponente* ist dagegen wesentlich *stärker.*

**Indikationen:**

▷ Kardiale und nephritische Ödeme
▷ leichte Formen der Herzinsuffizienz (Stadium I und II nach NYHA),
   auch bei eingeschränkter Nierenfunktion

**Nebenwirkungen:** Übelkeit, Erbrechen, Durchfall.

**Rezeptur:** Nr. 58

**Fertigpräparate:**

| Bezeichnung | Darreichung |
|---|---|
| **Clift** Tabletten (Monopräparat) | 2–3 × 1 Tablette |
| **Talusin** 0.25 mg/0.5 mg Drg. (Monopräparat) | Je nach Schwere der Herzinsuffizienz 0.75–2.0 mg pro Tag |
| **Scilla Comp. Wala** Glob./Amp. (Meerzwiebel, Adonisröschen, Weißdorn, Maiglöckchen) | 3–5 × 7 Globuli, 1–2 × wöchentlich 1 Ampulle |
| **Cor Vel N** Lqu. | siehe Seite 88 |
| **Miroton N forte** Lsg./Drg. | siehe Seite 88 |

**Bemerkung:** Wenn sich die diuretische Wirkung der Meerzwiebel erschöpft, eine *Einnahmepause von 2–4 Wochen* einlegen und dann erneut einsetzen (nach MAIWALD).

## D.  Adonisröschen – Adonis vernalis L.

**Beschreibung:**

Das zu den Hahnenfußgewächsen (Ranunculaceae) zählende Adonisröschen ist in Deutschland heimisch und steht unter Naturschutz.

**Droge:** Herba Adonidis (Adonidis herba), *Adoniskraut*; es ist geruchlos und schmeckt bitter.
Die Verwendung der Droge ist nicht mehr üblich.

**Wirkungen:** Die Wirksamkeit ist der des *Strophantins* am ähnlichsten. Positiv inotrop, leicht diuretisch, sedierend.

## Indikationen:

▷ Besonders geeignet bei funktionellen Herzbeschwerden
▷ Leichte, nicht digitalisbedürftige Herzinsuffizienz

### Fertigpräparate:

| Bezeichnung | Darreichung |
| --- | --- |
| **Corguttin N plus** Tr.<br>(Adonisröschen, Maiglöckchen, Weißdorn) | 3 × 20 Tropfen |
| **Miroton N forte** Lqu./Drg. | siehe Seite 88 |

### E.  Weißdorn – Crataegus monogyna JAQU.
### Crataegus laevigata POIRET

**Hinweis:** Diese Pflanze zählt *nicht zu den Digitaloiden* und ist hinsichtlich ihrer Pharmakodynamik nicht mit ihnen vergleichbar.

### Beschreibung:
Die beiden, zu den Rosengewächsen (Rosaceae) gehörenden Weißdornarten sind Sträucher oder bis zu 18 m hoch werdende Bäume mit dornentragenden Ästen, weißen Blüten und roten Früchten. Sie werden in ganz Europa kultiviert und können bis zu 600 Jahre alt werden.

**Droge:** Folia Crataegi cum Floribus (Crataegi folium cum flore), die getrockneten, blühenden *Zweigspitzen* und Fructus Crataegi (Crataegi fructus) die *Weißdornfrüchte*. Der Geschmack ist süßlich bis leicht bitter, beim Kauen etwas zusammenziehend.

### Zubereitungsformen:
● Folia Crataegi cum Floribus (Crataegi folium cum flore)
● Fructus Crataegi (Crataegi fructus)
● Tinctura Crataegi (Crataegi tinct.)
● Extractum Crataegi fluidum (Crataegi extr. fluid.)

**Wirkungen:** Hauptwirkstoffe sind *Procyanidine* und *Flavonoide*. Sie bewirken eine Steigerung des Koronardurchflusses infolge gefäßdilatierender Wirkungen mit der daraus resultierenden Verbesserung der Myocarddurchblutung, haben positiv inotrop und positiv chronotrope Effekte und wirken allgemein tonisierend auf das Myocard.

**Indikationen:**

▷ Altersherz,
  insbesondere mit leichter Erregung (nach MAIWALD)
  chronisches Cor pulmonale
▷ Leichtere Grade der Herzinsuffizienz (Stadium I–II nach NYHA)

**Rezepturen:** | Nr. 57, 58, 59, 61, 64, 65 |

**Fertigpräparate:**

| Bezeichnung | Darreichung |
|---|---|
| **Crataegutt** Tr.<br>(Blätter m. Blüten u. Früchten) | 3 × 20 Tropfen täglich |
| **Crataegysat Bürger** Tr.<br>(Blätter, Früchte) | 3 × 40 Tropfen täglich |
| **Kytta Cor** Tbl./Tr.<br>(Blüten, Blätter, Früchte) | 3 × 1 Tabl. vor, oder<br>3–5 × 20 Tr. nach dem Essen |
| **Esbericard** Lsg./Drg./Amp.<br>(Blätter, Früchte, Blüten) | 3 × 10 Tropfen<br>3 × 1 Dragee<br>1 Amp. i. v., i. m. täglich |
| **Tensitruw** Tr./Drg.<br>(Weißdorn, Arnika) | 3 × 10–20 Tropfen<br>3 × 2 Drg. |
| **Asgoviscum N** Tr./Kps.<br>(Weißdorn, Mistel, Knoblauch) | 3 × 20 Tropfen<br>3 × 1 Kps. |

**Bemerkungen:** Im Gegensatz zu Digitalisglykosiden und Digitaloiden zeichnen sich *Weißdornzubereitungen* durch eine *große therapeutische Breite* aus und haben in therapeutischen Dosen keine Nebenwirkungen.

## 3.2 Blutdruckerkrankungen

### 3.2.1 Pflanzliche Antihypertonika

**A.    Schlangenwurz – Rauwolfia serpentina L. und andere Arten**

**Beschreibung:**
Der zu den Apocynaceaen gehörige Schlangenwurz ist eine alte Heilpflanze Indiens und wurde dort vorwiegend als Sedativum eingesetzt.

**Droge:** Radix Rauwolfiae (Rauwolfiae radix), *Rauwolfiawurzel.*

**Zubereitungsformen:**
Die Verwendung der Droge ist nicht üblich. Benutzt werden nur Fertigarzneimittel.

**Wirkung:** Die Wirkung durch die zahlreichen Alkaloide, darunter *Reserpin, Ajmalin, Raubasin,* ist blutdrucksenkend, zentral sedierend sowie antiarrhythmisch.

**Indikationen:**
▷ Leichte bis mittlere Formen der essentiellen Hypertonie, besonders bei erhöhtem Sympatikotonus
▷ Als Neuroleptikum nur noch selten eingesetzt.

**Kontraindikationen:**
◀ Depressionen
◀ Phäochromozytom
◀ Schwangerschaft und Stillzeit
◀ Ulcuskrankheit

**Nebenwirkungen:** Miosis, Verstopfung der Nase, Sinusbradykardie, Muskelschwäche, Angstzustände, Potenzstörungen, Depressionen.

**Fertigpräparat:**

| Bezeichnung | Darreichung |
|---|---|
| **Rauwoplant N** Kps. (Rauwolfia, Weißdorn) | 3 × 1–2 Kapseln initial, dann 1–2 Kapseln täglich |

**B.    Mistel – Viscum album L.**

**Beschreibung:**

Das Mistelgewächs (Loranthaceae) wächst als Halbschmarotzer auf den meisten Wald-, sowie Apfel- und Birnbäumen. Es blüht von März bis April, von November bis Dezember reifen die weißen, klebrigen Beeren.

**Droge:** Herba Visci albi (Visci albi herba), *Mistelkraut.* Der Geruch ist eigenartig und widerlich, der Geschmack bitter, dabei etwas säuerlich.

**Zubereitungsformen:**
- Herba Visci albi (Visci albi herba).

**Wirkung:** Mild blutdrucksenkend; *immunstimulierend.*

**Indikationen:**
▷ Arteriosklerose
▷ Leichte Formen essentieller Hypertonie

Über die Anwendung als *Immunstimulans* siehe Kapitel 12.2.

**Rezeptur:** | Nr. 59 |

**Fertigpräparate:**

| Bezeichnung | Darreichung |
|---|---|
| **Viscysat Bürger** Tr. (Monopräparat) | 3–mehrmals täglich 20–30 Tropfen |
| **Viscum Pentarkan** Tr. (Mistel, Weißdorn, Arnika u. a.) | 3 × 10–20 Tropfen; akut evtl. $^1/_2$ stdl.–stdl. 10–20 Tr. |

**Bemerkungen:** Der milde antihypertensive Effekt stellt sich erst bei *längerem kurmäßigem Gebrauch* ein. Besonders günstig beeinflußbar sind subjektive Begleiterscheinungen des erhöhten Blutdrucks, wie Schwindel, Kopfschmerz, Reizbarkeit.


**C.    Knoblauch – Allium sativum L.**

**Beschreibung:**

Der Knoblauch ist ein ausdauerndes Liliengewächs (Liliaceae), wird in ganz Europa kultiviert und nimmt eine Zwischenstellung zwischen Nahrungs- und Heilmittel ein.

**Droge:** Bulbus Allii sativi (Allii sativi bulbus), *Knoblauchzwiebel.*

**Zubereitungsformen:**

- Bulbus Allii sativi (Allii sativi bulbus)
- Tinctura Allii sativi (Allii sat. tinct.)
- Sirupus Allii sativi (Allii sat. sirup.)
- Knoblauchfrischsaft
- Knoblauchkapseln

**Wirkung:** Hauptbestandteil ist das schwefelhaltige *Allicin,* das auch für den typischen Geruch verantwortlich ist. Es finden sich weiter Schleimstoffe, Steroide, mit sexualhormonähnlicher Wirkung, Spurenelemente, Enzyme, sowie Adenosin, das vorwiegend für den blutdrucksenkenden Effekt verantwortlich gemacht wird. Weitere Wirkungen sind antibakteriell, antimykotisch, lipidsenkend, fibrinolytisch, thrombozytenaggregationshemmend.

**Indikationen:**

▷ Leichte Formen essentieller Hypertonie
▷ Arteriosklerose
▷ Darmmykose
▷ Expectorans bei chronischer Bronchitis
▷ Hyperlipidämie
▷ Infektiöser Darmkatarrh

**Rezeptur:** | Nr. 63 |

**Fertigpräparate:**

| Bezeichnung | Darreichung |
|---|---|
| **Kneipp Knoblauch-Pflanzensaft** | 3 × 1 Eßlöffel |
| **Vitagutt Knoblauch 300** Kps. (ätherisches Knoblauchöl) | 2–3 × 1 Kapsel |
| **Asgoviscum N** | siehe Seite 91 |

**Bemerkungen:** Die *intensivste Wirkung* hat der *bulgarische Knoblauch* mit violettem Hals. Der typische Geruch beruht auf der Ausscheidung der schwefelhaltigen Bestandteile über Haut und Lungen, was auch bei Fertigpräparaten der Fall ist. Verminderung des Geruchs hat auch eine verminderte Wirkung zur Folge. Hausmittel, die den Geruch abmildern sollen, sind das gleichzeitige Trinken von *Milch,* das gleichzeitige Essen von *Petersilie* oder kandierten *Ingwerstäbchen.*

**D.  Öl(Oliven)baum – Olea europaea L.**

Die Anwendung von Blättern dieses Baums als offizinelle Droge zur Blutdrucksenkung spielt bei uns – im Gegensatz zu den Mittelmeerländern – *keine Rolle.*
Enthalten sind sie in einigen Teemischungen und Fertigpräparaten wie:

- **Olyvisat Bürger** Tr. oder **Miroton** Lsg./Drg.

Hingewiesen sei auf *Magenbeschwerden* als mögliche *Nebenwirkung.*

### 3.2.2 Pflanzen zur Behandlung des Hypotonus, von Kreislaufstörungen und nervösen Herzbeschwerden

**A.  Rosmarin – Rosmarinus officinalis L.**

**Beschreibung:**
Der im Mittelmeergebiet beheimatete, bis 2 m hoch werdende Strauch gehört zu den Lippenblütlern (Lamiaceae). Er hat lederartige, nadelförmige Blätter und von Mai bis Juni kleine hellblaue Blüten. Bei uns wird er als Gewürz verwendet.

**Droge:** Folia Rosmarini (Rosmarini folium), *Rosmarinblätter.* Würzig, kampherartiger Geruch, bitter-aromatischer Geschmack.

**Zubereitungsformen:**
- Folia Rosmarini (Rosmarini folium)
- Tinctura Rosmarini (Rosmarini tinct.)
- Vinum Rosmarini (Rosmarini vinum)
- Oleum Rosmarini (Rosmarini aetheroleum)

**Wirkung:** *Innerlich* als Herz- und Kreislauftonikum, Karminativum, Stomachikum, *äußerlich* hyperämisierend und hautreizend.

**Indikationen:**
▷ Hypotonus
▷ Konstitutionelle oder postinfektiöse Kreislaufschwäche
▷ Orthostatischer Kollaps: 20–30 Tropfen der *Tinctura Rosmarini*

**Kontraindikationen:**
◀ Schwangerschaft

**Rezeptur:**  Nr. 65

**Fertigpräparate:**

| Bezeichnung | Darreichung |
|---|---|
| **Kneipp Rosmarin-Pflanzensaft** | 3 × 1 Eßlöffel; innerlich |
| **Kneipp Herz- und Kreislauf-Tee** (Rosmarin, Weißdorn, Herzgespann, Johanniskraut, Mate grün) | Morgens und nachmittags je 1 Tasse; innerlich |
| **Kneipp Herzsalbe Unguentum Cardiacum Kneipp** (Rosmarin, Campher, Menthol) | Äußerlich |
| **Rosmarinbad-Konzentrat Wala** | 1–2 Teelöffel auf ein Vollbad |

Morgens bald nach dem Aufstehen ein 10 minütiges Bad von 34–36° C, danach mindestens 1 Stunde Bettruhe; oder als Wochenendkur samstags und sonntags.

Weitere Anwendungen siehe Kapitel 6.5.4 und 9.6.

**B.    Weißer Germer – Veratrum album** L.

**Anmerkung:**

Da alle Teile dieser Pflanze *hoch giftig* sind, findet sie *nur in homöopathischen Verdünnungen* Verwendung.

**Indikationen:**

▷ Hypotone Dysregulationen
= D 2 Dilutio, 2–3 × morgens 10 Tropfen
▷ Akutbehandlung des orthostatischen Kollaps, hier ist der Weiße Germer fast unentbehrlich
= D 2–D 6 Dilutio, 5 Tropfen, gegebenenfalls alle 5–10 Minuten wiederholen.

**Fertigpräparate:**

| Bezeichnung | Darreichung |
|---|---|
| **Veratrum e Rad. Wala** (Glob./Amp.) | Akut: Mehrmals täglich 5 Globuli/1 Ampulle; s. c., i. m. Chronisch: 1–5 × 10 Globuli morgens/ 1–3 Amp. wöchentlich |

## C.  Ginseng – Panax ginseng C. A. MEYER

**Indikationen:**

Die *Ginsengwurzel* (siehe auch Kapitel 12.1) findet Anwendung als *Tonikum* bei:

▷ Erschöpfungs- und Überforderungssyndromen
▷ Kreislaufschwäche
▷ Alterskrankheiten

**Nebenwirkungen:** Bei *Langzeitanwendung höherer Dosen* Hautausschläge, Durchfall, Bluthochdruck, bei Frauen Schwellung und Spannungen der Brüste.

**Fertigpräparate:**

| Bezeichnung | Darreichung |
|---|---|
| **Ginsana Ginseng** Kps./ Tonic Lqu. | 2 Kapseln/1 Meßbecher täglich nach den Mahlzeiten |

**Bemerkungen:** Der Ginsenganteil ist in den zahlreichen, im Handel befindlichen Kombinationspräparaten oft gering.
Als »Ersatz« für die Ginsengwurzel wurde in letzter Zeit die **Taigawurzel – Eleutherococcus senticosus** MAXIM. (s. a. Kap. 12.1) populär. Sie hat ähnliche tonisierende Eigenschaften wie Ginseng.

## D.  Herzgespann – Leonurus cardiaca L.

**Beschreibung:**

Die ausdauernde Pflanze ist ein Lippenblütler (Lamiaceae), wird 50–150 cm hoch und kommt bei uns an Wegen, Schutthalden, Hecken, in Bauerngärten vor.

**Droge:** Herba Leonuri cardiacae (Leonuri cardiacae herba), *Herzgespannkraut.*

**Zubereitungsformen:**

● Herba Leonuri cardiacae (Leonuri cardiacae herba)

**Wirkung:** Positiv inotrop, mild sedierend; blutdrucksenkend.

**Indikationen:**

▷ Altersherz
▷ Leichte, thyreogen bedingte Kreislaufstörungen
▷ Nervöse Herzbeschwerden

**Rezeptur:** ‖ Nr. 61 ‖

**Fertigpräparat:**

| Bezeichnung | Darreichung |
|---|---|
| **Oxacant – sedativ** Tr. (Herzgespann, Weißdorn, Melisse, Baldrian) | 3 × tägl. 20–30 Tropfen |

## 3.3 Pflanzen zur Behandlung von Herzrhythmusstörungen

**A. Besenginster – Cytisus scoparius (L.) LINK (Sarothamnus scoparius WIMMER)**

**Beschreibung:**
Der zu den Schmetterlingsblütlern (Fabaceae) gehörende Strauch wächst bei uns in Heide- und Kiefernlandschaften und zeigt im Juni leuchtendgelbe Blüten.

**Droge:** Herba Sarothamni scoparii (Sarothamni scoparii herba auch Herba spartii scoparii), *Besenginsterkraut.*

**Zubereitungsformen:**
● Herba Sarothamni scoparii (Sarothamni scop. herb.)

**Wirkung:** Antiarrhythmisch durch das Alkaloid *Spartein*; tonussteigernd auf Venen und die Uterusmuskulatur.

**Indikationen:**
▷ Herzneurose
▷ Klimakterische Tachykardien
▷ Tachyarrhythmien und Extrasystolie vorwiegend funktioneller Genese.

**Kontraindikationen:**

◄ Schwangerschaft

**Nebenwirkungen:**

◄ In hohen Dosen curareartige *Lähmungen*

**Rezeptur:** | Nr. 62 |

**Fertigpräparat:**

| Bezeichnung | Darreichung |
|---|---|
| **Spartiol** Tr. (Monopräparat) | 3 × 20–30 Tropfen in etw. Flüssigkeit |

**B.    Gelber Jasmin – Gelsemium sempervirens** (L.) JAUME ST.-HIL.

**Droge:** Verwendet wird der *Wurzelstock*, Rhizoma Gelsemii (Gelsemii rhizoma), der aus Mexiko und Guatemala stammenden Pflanze.

**Zubereitungsformen:**
Die Droge und galenische Zubereitungen sind obsolet, viel verwendet werden dagegen *homöopathische* Dilutionen, enthalten (mit Besenginster u. a.) im Fertigpräparat **Spartium Pentarkan.**

**Wirkung:** *Kardiosedativ*

**Indikationen:**
▷ Rhythmusstörungen bei funktionellen Herzbeschwerden

**Nebenwirkungen:**
◄ Bei *Überdosierung* typischer Tetanus, *Tod durch Atemlähmung.*

## 3.4    Pflanzen zur Behandlung der Arteriosklerose und stenokardischer Beschwerden

**A.    Ginkgobaum – Ginkgo biloba** L.

**Beschreibung:**
Der bis zu 40 m hoch werdende, zweihäusige Laubbaum ist ein Relikt aus einer vor ca. 250 Millionen Jahren aufgetretenen, artenreichen Familie. Chinesischen Mönchen soll sein Überleben bis in unsere Zeit zu ver-

danken sein, die ihn in ihren Tempelhainen anpflanzten und als Sitz der Geister verehrten. Die eigentümlich zweigeteilte Form der Blätter gilt als Symbol der Einheit.

**Droge:** Folia Ginkgo bilobae (Ginkgo bilobae folium), *Ginkgoblätter.* Der Geruch ist würzig-aromatisch, der Geschmack stark adstringierend.

**Zubereitungsformen:**
Gebräuchlich sind nur Fertigarzneimittel und die *Ginkgo biloba Urtinktur.*

**Wirkung:** Verbesserung sowohl der peripheren arteriellen als auch der zerebralen Durchblutung.

**Indikationen:**
▷ Degenerative Gefäßerkrankungen
▷ Zerebrale und periphere arterielle Durchblutungsstörungen
▷ Zerebrovasculäre Insuffizienz und deren Symptome, wie
▷ Schwindel, Ohrensausen, Kopfschmerz, Konzentrations- und
▷ Gedächtnisschwäche

**Fertigpräparate:**

| Bezeichnung | Darreichung |
|---|---|
| **Rökan** Filmtabletten/Lsg. (Ginkgo) | 3 × 1 Filmtablette/1 ml nach den Mahlzeiten |
| **Tebonin Forte** Filmtabl./Tr. (Ginkgo) | 3 × 1 Filmtablette/3 × 20 Tr. |
| **Ginkgo Biloba Comp. Hevert** Tr.; Inj. (Ginkgo, Aurum) | 3–4 × 15–20 Tr.; 1–2 Amp. i. v., i. m., s. c. mehrmals wöchentlich |

**B.     Arnika – Arnica montana L.**

**Beschreibung:**
Der auch *Bergwohlverleih* genannte, ausdauernde Korbblütler (Asteraceae) wird 20–60 cm hoch und hat von Juni–August dottergelbe Blüten. Die geschützte Pflanze wächst in den Alpen und südlichen Mittelgebirgen auf Bergwiesen, Moorwiesen, Hochmooren, Heiden.

**Droge:** Flores Arnicae (Arnicae flos.), *Arnikablüten.* Sie riechen schwach-aromatisch und schmecken kratzend und leicht bitter.

**Zubereitungsformen:**

- Flores Arnicae (Arnicae flos)
- Tinctura Arnicae (Arnicae tinct.)

**Wirkung:** *Innerlich:* gefäßerweiternd und durchblutungsfördernd. *Äußerlich:* antiphlogistisch, antimikrobiell, antirheumatisch (Kap. 7.4).

**Indikationen:**

▷ Arteriosklerose
▷ Koronare und zerebrale Durchblutungsstörungen
▷ Varicosis

**Kontraindikationen:**

◄ Arnikaallergie

**Nebenwirkungen:** *Äußerlich:* allergische Dermatiden. *Innerlich:* In therapeutischen Dosen keine Giftwirkung. Mögliche toxische Nebenwirkungen sind Gastroenteritis, Tachykardie, *Kollaps*.

**Rezeptur:** | Nr. 65 |

**Fertigpräparate:**

| Bezeichnung | Darreichung |
|---|---|
| **Arnica spag. Krauß** Streukügelchen (Arnika) | akut: alle $1/2$ bis 1 Std. 5, chronisch: 3 × tägl. 5 Streukügelchen |

Präparate zur äußeren Anwendung siehe Kapitel 6.5.2.

**Bemerkung:** Um bei der innerlichen Einnahme mögliche *Nebenwirkungen zu vermeiden*, empfiehlt sich die Anwendung *homöopathischer* Dilutionen von D 4–D 6.

**C.     Zahnstocherammei (Bischofskraut) – Ammi visnaga** (L.) LAM.

**Droge:** Verwendet werden die *Früchte*, Fructus Ammi visnagae (Ammeos visnagae fructus) des aus Nordafrika stammenden Doldenblütlers.

**Zubereitungsformen:**

Üblich sind nur Fertigpräparate.

**Wirkung:** Hauptwirkstoffe sind das Khellin und das Visnadin, mit einer Steigerung der Koronar- und Myokarddurchblutung, leichter positiver Inotropie, Spasmolyse der glatten Muskulatur.

**Indikationen:**

▷ Asthma bronchiale
▷ Myokardinfarkt – Nachbehandlung und Dauertherapie
▷ Angina pectoris – Intervallbehandlung

**Nebenwirkungen:** In höheren Dosen *Übelkeit, Schwindel, Kollaps.*

**Fertigpräparate:**

| Bezeichnung | Darreichung |
| --- | --- |
| **Khellangan N** Drg. (Monopräparat) | 2 × 1 Dragee |
| **Stenocrat** Tr./Drg. (Ammi visnaga, Weißdorn) | 3 × 20 Tropfen; 3 × 2 Drg. nach dem Essen |

## 3.5 Pflanzen zur Behandlung von Venenerkrankungen

**A.    Roßkastanie – Aesculus hippocastanum L.**

**Beschreibung:**
Der bis zu 25 m hoch werdende Laubbaum (Familie: Hippocastanaceae) trägt von Mai bis Juni aufrechtstehende, kegelförmige Blütenrispen und liefert im September von stacheligen Fruchtkapseln umgebene, flachkugelige, glänzende, rotbraue Samen, die gewöhnlichen Kastanien.

**Droge:** Semen Hippocastani (Hippocastani semen), *Roßkastaniensamen.*

**Zubereitungsformen:**

● Semen Hippocastani (Hippocastani semen)
● Extractum Hippocastani fluidum (Hippocastani extr. fluid.)
● Tinctura Hippocastani (Hippocastani tinct.)

**Wirkung:** Neben Flavonoiden ist ein Saponingemisch, das *Aescin* Hauptwirkstoff, mit antiödematösen, antiexsudativen, kapillarresistenzsteigernden, *venentonisierenden* und diuretischen Effekten.

## Indikationen:

▷ Statische und posttraumatische Ödeme
▷ Thrombophlebitis
▷ Ulcus cruris
▷ Varizen
▷ Tendovaginitis

▷ Nächtliche Wadenkrämpfe
▷ Hämorrhoiden
▷ Dysmenorrhöe
▷ Akutes WS-Syndrom
▷ Apoplexie

## Fertigpräparate:

| Bezeichnung | Darreichung |
|---|---|
| **Venoplant retard** Drg. (Monopräparat) | Innerlich; 2 × 1 Dragee |
| **Venostasin N** Tr./Retardkps. (Monopräparat) | 3 × 30 Tropfen; morgens und abends, 1 Retkps. |
| **Reparil** Drg. (Monopräparat) | Initial: 3 × 2 Dragees, Erhaltungsdosis: 3 × 1 Dragee; Kinder: 2–3 × 1 Dragee |
| **Venostasin N-Salbe** (Monopräparat) | Äußerlich |
| **Aesculus-Essenz Wala** (Monopräparat) | Umschläge und Spülungen: 1 Teelöffel auf 1 Tasse lauwarmes Wasser; Vollbad: 2–3 Eßlöffel |
| **Essaven Gel** (Aescin, Heparin) | Äußerlich |

## B.  Steinklee – Melilotus officinalis (L.) PALLAS

### Beschreibung:
Die bei uns an Wald- und Wiesenrändern häufig vorkommende Pflanze ist ein Schmetterlingsblütler (Fabaceae) mit kleinen, gelben, honigartig riechenden Blüten.

**Droge:** Herba Meliloti (Meliloti herba), *Steinkleekraut.*

### Zubereitungsformen:
Wegen des wechselnden Cumaringehalts *keine innere Anwendung* der Droge.

**Wirkung:** Hauptinhaltsstoffe sind Cumarin, Cumarinderivate und Flavonoide. Sie wirken *antiphlogistisch*, kapillarresistenzsteigernd und verbessern die Lymphströmung.

**Indikationen:**
▷ Insektenstiche
▷ Kontusionen
▷ Lymphangitis
▷ Phlebitis
▷ Variköser Symptomenkomplex

**Nebenwirkungen:** In therapeutischen Dosen keine. *In hohen Dosen* wirkt Cumarin *narkotisierend, lebertoxisch* und *carcinogen*.

**Fertigpräparate:**

| Bezeichnung | Darreichung |
| --- | --- |
| **Venalot** Kps. | Innerlich; 3 × 1–2 Kps. |
| **Venalot mono** Liniment (Steinklee, Heparin) | Äußerlich |

**Flavonoide und Flavone** (Flavone sind reduzierte Flavonoide) kommen in vielen Arzneipflanzen vor, wie z. B. *Weißdorn, Arnika, Ginkgo,* und haben mannigfaltige Wirkungen auf Gefäßwände, Herz und Kreislauf oder die Diurese. Als typische Vertreter der Mite-Therapeutika entfalten sie ihre volle Wirksamkeit erst nach längerer Einnahmedauer.

Antiödematöse, kapillarabdichtende und venentonisierende Wirkung hat das *Flavonoid Rutin*, enthalten im *Kraut* des

**C.    Buchweizen – Fagopyrum esculentum** MOENCH.

**Indikationen:**
▷ Ödeme
▷ Venöse Stauungen

**Fertigpräparate:**

| Bezeichnung | Darreichung |
| --- | --- |
| **Fagorutin Buchweizen-Tee**/Tbl. (Buchweizenkraut) | 3 × 1 Tasse; 3 × 2 Tbl. täglich |
| **Venoruton** Tr./300 Kps. | 3 × 2 ml; 2 × 1 Kps. |

## 3.6 Rezepturen bei Erkrankungen von Herz und Kreislauforganen

Leichte bis mittlere Formen der Herzinsuffizienz

 **Rp.** Tinct. Convallariae    5.0
Tinct. Crataegi           10.0
Tinct. Valerian.          15.0
D. S. 3 mal täglich 20–30 Tropfen nach dem Essen (aus Lit. Nr. 40).

Bei Herzinsuffizienz mit Betonung der Diurese

 **Rp.** Tinct. Scillae       5.0
Tinct. Crataegi       10.0
Tinct. Valerian.    ad 30.0
D. S. 3 mal täglich 15 Tropfen (aus Lit. Nr. 40).

Milde Hypertonie

 **Rp.** Herb. Visci albi
Fol. et Flor. Crataegi
Fol. Melissae    āā ad 100.0
M. f. spec. D. S. 2 Teel. auf 1 Tasse, heiß überbrühen, 5–10 Minuten ziehen lassen. Morgens und abends je 1 Tasse warm schluckweise trinken (aus Lit. Nr. 40).

Bei arterieller Hypertonie, Vagotonie, Extrasystolen

 **Rp.** Tinct. Strophanti    10.0
Tinct. Belladonnae    10.0
Tinct. Valerianae     20.0
D. S. 3 mal täglich 30 Tropfen (aus Lit. Nr. 40).

Nervöse Herzbeschwerden

 **Rp.** Herba Leonuri cardiac.  30.0
Rad. Valerianae          30.0
Fol. cum Flor. Crataegi  20.0
Fol. Melissae            10.0
Fruct. Foeniculi        10.0
M. f. spec. D. S. 1 Eßl. der Mischung mit $^{1}/_{4}$ l kochendem Wasser übergießen, 10 Minuten ziehen lassen. 3 mal täglich 1 Tasse trinken (aus Lit. Nr. 42).

## Nervöses Herz mit Pulsunregelmäßigkeiten, Extrasystolien und Tachykardien

 **Rp.** Herb. Spartii Scoparii  50.0
Herb. Millefolii  30.0
Rad. Valerianae  20.0
M. f. spec. D. S. 1 Teelöffel mit 1 Tasse kochendem Wasser aufgießen, 5 Minuten ziehen lassen. Tagsüber 1 Tasse schluckweise trinken (aus Lit. Nr. 44).

## Arteriosklerose

 **Rp.** Sirup. Allii sativi  80.0
Spirit. Melissae comp.  ad 100.0
M. D. S. 2–3 mal täglich 1 Teelöffel voll einnehmen (aus Lit. Nr. 40).

## Arteriosklerose mit anginösen Beschwerden

 **Rp.** Ol. Carvi  5.0
Tinct. Convallariae
Tinct. Crataegi
Tinct. carminativ.
Spirit. aetheris nitrosi  a̅a̅ 10.0
D. S. 3 mal täglich 20 Tropfen (aus Lit. Nr. 40).

## Herz- und Kreislauftee

 **Rp.** Flor. Arnicae
Flor. Primulae
Fol. cum Flor. Crataegi
Fol. Rosmarini
Fol. Melissae  a̅a̅ 100.0
M. f. spec. D. S. 1–2 Teelöffel mit ¼ l kochendem Wasser übergießen, 10 Minuten bedeckt ziehen lassen. 3 mal täglich 1 Tasse zwischen den Mahlzeiten warm trinken (aus Lit. Nr. 42).

**Tabelle 2: Erkrankungen des Herzens und der Kreislauforgane**

Legende:
- ● gut geeignet
- ○ geeignet
- ► stärker
- ▷ schwächer

| Wirkung | Adonisröschen | Arnika | Besenginster | Buchweizen | Ginkgo | Ginseng | Herzgespann | Jasmin, Gelber | Knoblauch | Maiglöckchen | Meerzwiebel | Mistel | Rosmarin | Roßkastanie | Schlangenwurz | Steinklee | Taigawurzel | Weißdorn | Weißer Germer | Zahnstocherammei |
|---|---|---|---|---|---|---|---|---|---|---|---|---|---|---|---|---|---|---|---|---|
| Droge, verwendeter Pflanzenteil | K | B | K | K | Bl | W | K | WS | Z | K | Z | K | Bl | S | W | K | W | B,Bl,F | K | F |
| Allergien möglich | | ► | | | | | | | | | ▷ | | | | | | | | | ▷ |
| giftig | | | | ▷ | | | ▷ | | ► | ▷ | | | | | | | | | ► | |
| homöopathische Dosierung | | | | | | | | ● | | | | | | | | | | | ● | |
| externe und interne Anwendung | | ● | | | | | | | ● | | | | ● | ● | | ● | | | | |
| zerebral durchblutungssteigernd | | ○ | | | ● | | | | | | | | | | | | | | | |
| venentonisierend | ○ | | | ○ | ● | | | | | | | | | ● | | ● | | | | |
| positiv inotrop | ● | | | | | ○ | | | | ● | ● | ○ | | | | | | ● | | ○ |
| positiv chronotrop | | | | | | | | | | | ● | | | | | | | | | |
| peripher gefäßerweiternd | | ○ | | | ● | | | | ○ | | | | | | | | | | | |
| sedierend | ○ | | | | | | ○ | ○ | | | | | | ● | | | | | | |
| negativ chronotrop | | | | | | | ○ | | | | ○ | | | | | | | | | |
| myokardtonisierend | | | | | | | | | | | | | | | | | | ● | | ● |
| lipidsenkend | | | | | | | | | ● | | | | | | | | | | | |
| koronorgefäßerweiternd | | | | | | | | | | | | | | | | | | ● | | ● |
| herz-kreislauftonisierend | | ● | | | | ● | | | | | | ● | | | | | ● | ● | | |
| diuretisch | ○ | | | | | | | | | | ○ | ● | ● | | | | | | | |
| blutdrucksteigernd | | | | | | | | | | ○ | | | | | | | | ● | | |
| blutdrucksenkend | | | | | | | ○ | | ○ | | | ○ | | | ● | | | | | |
| antiphlogistisch | | | ● | | | | | | | | | | | | | | | | | |
| antiödematös | | | | | | | | | | | ● | | | | ● | | | | | |
| antiarrhythmisch | | ● | | | | | ○ | | | | | ○ | | | ○ | | | | | |

Droge: Bl = Blätter, B = Blüten, F = Früchte, K = Kraut, R = Rinde, S = Samen, W = Wurzel, WS = Wurzelstock, Z = Zwiebel

107

# 4. Atemwegserkrankungen

## 4.1 Pflanzen zur Behandlung von Erkältungskrankheiten

**Einführung:**

»Erkältungen« oder »fieberhafte Infekte« sind virusbedingte, gutartige katarrhalische Affektionen der oberen und mittleren Luftwege, die sich als Rhinitis (»Schnupfen«), Pharyngitis, Laryngitis, Laryngotracheobronchitis oder auch Tracheobronchitis äußern können. Phytotherapeutische Behandlungen spielen seit jeher eine herausragende Rolle und auch bei bakteriellen Komplikationen banaler Erkältungskrankheiten können Phytotherapeutika unterstützend mit Erfolg eingesetzt werden. *Erste Maßnahme* bei einem beginnenden Infekt kann ein *ansteigendes Fußbad* (anfangen mit ca. 33 °C und innerhalb von 15–20 Minuten durch Zulaufen heißen Wassers soweit erwärmen, wie es gerade noch verträglich ist) oder ein *Überwärmungsbad* sein. Dannach legt man sich ins Bett zum Schwitzen was durch *schweißtreibende Tees* wesentlich unterstützt werden kann:

### 4.1.1 Schweißtreibende Heilpflanzen (Diaphoretika)

**A. Schwarzer Holunder – Sambucus nigra L.**

**Beschreibung:**

Der 10 m hoch werdende Baum oder Strauch, ein Geißblattgewächs (Caprifoliaceae), wächst bei uns überall an Waldrändern, Hecken, Schuttplätzen. Er liebt sonnige Standorte.
Von Juni bis Juli trägt er flache weiße Blütenschirme, die sich im Herbst zu blau-schwarzen Beeren entwickeln.

**Droge:** Flores Sambuci (Sambuci flos), *Holunderblüten*, von eigenartig süßlichem Geruch und von schleimig süßem, dann bitterlichem Geschmack.

**Zubereitungsformen:**
- Flores Sambuci (Sambuci flos).

**Wirkung:** Schweißtreibend und unspezifisch resistenzsteigernd.

**Indikationen:**
▷ Diaphoretikum bei Erkältungskrankheiten.

**Rezepturen:** Nr. 66, 67

**Fertigpräparat:**

| Bezeichnung | Darreichung |
|---|---|
| **Sinupret** Drg./Tr. (Holunderblüten, Enzian, Schlüsselblume, Sauerampfer, Eisenkraut) | 3 × 2 Drg.; 3 × 50 Tropfen, Schulkinder: 3 × 1 Drg.; 3 × 25 Tropfen, Kleinkinder: 3 × 15 Tropfen, Säuglinge: 3 × 10 Tr. täglich |

## B. Winter- und Sommerlinde – Tilia cordata MILL. und Tilia platyphyllos SCOP.

**Beschreibung:**
Die beiden Lindenarten sind bis zu 33 m hoch werdende Laubbäume unserer Wälder, Parks und Straßenränder.

**Droge:** Flores Tiliae (Tiliae flos), *Lindenblüten*. Sie riechen schwach aromatisch und schmecken etwas süßlich, schleimig und herb.

**Zubereitungsformen:**
• Flores Tiliae (Tiliae flos).

**Wirkung:** Schweißtreibend, unspezifisch abwehrsteigernd.

**Indikationen:**
▷ Diaphoretikum bei Erkältungskrankheiten

**Rezeptur:** Nr. 67

**Fertigpräparat:**

| Bezeichnung | Darreichung |
|---|---|
| **Bronchialtee 400** Granulat (Lindenblüten, Fenchel, Isländisch Moos, Thymian, Salbei, Eibisch) | 2–3 × täglich 1 Tasse |

## Echte Kamille – Chamomilla recutita (siehe Seite 32)

Ihr Tee wirkt gut *schweißtreibend* und zwar allein oder in Kombination mit den beiden vorgenannten Pflanzen.

**Rezeptur:** Nr. 67

### 4.1.2 Pflanzliche Mittel zur Inhalation und äußeren Anwendung

Bei *Schnupfen* sehr zu empfehlen ist die **Dampfinhalation** von ätherischen Ölen.

> Hierzu gibt man 3–5 Tropfen des ätherischen Öls (Thymianöl nie mehr als 1–2 Tropfen!) auf den Boden eines Topfes, gießt mit kochendem Wasser auf und atmet nun die aufsteigenden Dämpfe ein. Man steigert die Wirkung, indem ein Handtuch so über den Kopf gelegt wird, daß es auch das Gefäß noch miteinschließt. Der Mund ist leicht zu öffnen. Dauer: Etwa 5–7 Minuten, bis die Dämpfe weniger und kühler werden.

Einfachstes Mittel dafür ist die **Echte Kamille** in Form eines *Teeaufgusses* oder als *Fertigpräparat* (s. S. 32), zweckmäßigerweise in Kombination mit *Emser Salz*, da Kamilleninhalationen allein leicht zu einem Austrocknen der Schleimhäute führen können.

Geeignet sind weiter:
- Campher
- Fichten- und Kiefernnadelöle
- Mentholöle
- Minzöle
- Pfefferminzöle
- Thymianöl

**Rezepturen:** Nr. 84, 85, 86, 87, 88

**Fertigpräparate:**

| Bezeichnung | Pflanzenbasis |
|---|---|
| **JHP Rödler Jap. Heilpflanzenöl** | Minzöl |
| **Japanisches Minzöl** | Minzöl |
| **Wick VapoRub Erkältungssalbe** | Menthol, Campher, Eucalyptus-, Terpentinöl |
| **Bronchoforton N Salbe** | Eucalyptusöl, Kiefernnadelöl, Menthol |
| **Aspecton Balsam** | Campher, Thymianöl, Eucalyptusöl |
| **Bronchoforton Kinderbalsam** | Eucalyptusöl, Kiefernnadelöl |

Minz- und Pfefferminzöle, Menthol und Campher sind gut geeignet für
**»Trockene Inhalationen«:**

Man träufelt hierzu 2–3 Tropfen Öl auf ein Taschentuch und zieht
die Dämpfe durch die Nase ein.

**Kontraindikationen:**

*Für Fichten- und Kiefernnadelöle:*

◄ Keuchhusten und Asthma bronchiale
  (aufgrund der Verstärkung der Bronchospasmen)

*Für Campher, Menthol, Minz- und Pfefferminzöle:*

◄ Säuglinge und Kinder bis zu 3 Jahren
  (wegen möglicher Krämpfe und Atemstörungen)

*Allgemein:*

◄ Ätherische Öle vom Campher, Minze und Kamille sollten nicht
  gleichzeitig mit einer homöopathischen Behandlung angewendet
  werden.

### 4.1.3 Pflanzliche Gurgelmittel (Gargarisma)

Wenngleich bei entzündlichen Erkrankungen der Mundhöhle durch
Mundspülungen und Gurgelungen eine echte Desinfektion nicht möglich ist, können damit *reinigende, antiphlogistische* und lokal *gewebs-
umstimmende* Effekte erzielt werden. Dies führt zu einer subjektiven
Besserung und zu einem rascheren Abklingen der akuten Beschwerden.

Pflanzen zur Behandlung sind die **Schleimdrogen:**

● Eibisch (siehe Seite 118)
● Wilde Malve (siehe Seite 119)
● Salbei

### A.    Salbei – Salvia officinalis L.

**Beschreibung:**

Der im Mittelmeergebiet und Kleinasien beheimatete Halbstrauch kann
bis zu 1 m hoch werden. Er gehört zu den Lippenblütlern (Lamiaceae)
und hat von Juni bis Juli hellviolette bis weiße Blüten.

**Droge:** Folia Salviae (Salviae folium), *Salbeiblätter.* Der Geruch ist kräftig aromatisch, der Geschmack würzig-bitter und zusammenziehend.

**Zubereitungsformen:**

- Folia Salviae (Salviae folium)
- Tinctura Salviae (Salviae tinct.)
- Extractum Salviae fluidum (Salviae extr. fluid.)
- Oleum Salviae (Salviae aetherol.)

**Wirkung:** Enthalten sind ätherische Öle, Gerbstoffe, Bitterstoffe und Flavonoide. *Äußerlich* angewendet wirkt Salbei desinfizierend, adstringierend und antiphlogistisch. *Innerlich* schweißhemmend.

**Indikationen:**

▷ Bei Entzündungen von Zahnfleisch, Mund- und Rachenschleimhaut (Für Spülungen, Gurgeln und Pinselungen)
▷ Bei vermehrter Schweiß- und Fußschweißbildung zur inneren Anwendung.

**Rezepturen:** | Nr. 68, 69, 70 |

**Fertigpräparate:**

| Bezeichnung | Darreichung |
|---|---|
| **Salbei Curarina** Tr. (Monopräparat) | *Äußerlich:* 1–2 Teel. auf 1 Glas lauwarmes Wasser *Innerlich:* 3–5 × 30 Tropfen täglich |
| **Salvysat Bürger** Tr./Drg. (Monopräparat) | 3 × täglich 20–30 Tropfen; 3–4 × täglich 1–2 Drg. |
| **Salus-Salbei-Tropfen** (Monopräparat) | *Äußerlich:* $^1$/2 Teelöffel auf 1 Mundglas warmes Wasser; *Innerlich:* 2–3 × 10–15 Tropfen |
| **Parodontal-Mundsalbe** (Salbei, Kamille, zusätzlich Lidocain) | Äußerlich |

**B. Sonstige Pflanzen:**

*Lokal desinfizierend* ────▶ **Thymian** (siehe Seite 133)

Thymian, Salbei und andere Pflanzen enthält das Präparat:

**Salviathymol Liqu.** ────▶ 20 Tropfen auf ½ Glas lauwarmes Wasser, zum Touchieren unverdünnt

*Antiphlogistische Wirkungen* ──▶ **Echte Kamille** (siehe Seite 32) Speziell bei akuten Entzündungen der Mundhöhle

Zur Anwendung kommen:
- Frischer, warmer Kamillentee (Rezeptur Nr. 1)
- Extr. Chamomillae fluid. (10 Tropfen auf 1 Glas Wasser)
- Fertigpräparat Kamillosan
- Das Gargarisma Chamomillae compositum, bestehend aus gleichen Teilen Kamille und Salbei (siehe Rezeptur Nr. 69)

*Steigerung der peripheren*
*Durchblutung und lokalen*
*Abwehrbereitschaft* ────▶ **Arnika** (siehe Seite 186)

**Tinctura Arnicae** ────▶ (1 Teelöffel voll auf 1 Glas Wasser)

*Adstringierend:*
▷ Bei chronischen Entzündungen des Mund- und Rachenraums.

- **Tormentillwurz** (siehe Seite 54) als Dekokt oder Tinktur gut auch in der Kombination mit Salbei oder Arnika (Rezepturen Nr. 70, 71)
- **Ratanhia – Kramera tiandra** RUIZ ET DAVON, Wurzel, (Tinktur 1 : 5; 5–10 Tropfen auf 1 Glas warmes Wasser, mehrmals täglich gurgeln)
- **Walnußblätter** und **Eichenrinde**; Zubereitungen (siehe Kapitel 6, Rezepturen Nr. 120, 125).

### 4.1.4 Pflanzen zur Resistenzsteigerung bei Infektanfälligkeit

Abwehrsteigernde Mittel werden eingesetzt um einerseits akute Krankheitsverläufe abzumildern und deren Dauer zu verkürzen, andererseits um die Häufigkeit von Erkältungskrankheiten zu reduzieren. Die Erfahrung hat dabei gezeigt, daß sich *homöopathische echinaceahaltige*

*Präparate* (deren Wirkstoffkonzentration in Urtinktur- und D 1 bis D 4-Verdünnungen aus pharmazeutischer Sicht allopathischen Medikamenten gleichzusetzen ist), bei der praktischen Anwendung besonders bewährt haben.

**A. Roter Sonnenhut/schmalblättriger Sonnenhut –**
**Echinacea purpurea** MOENCH./**Echinacea angustifolia** DC.

**Beschreibung:**

Die ausdauernden Korbblütler (Asteraceae) sind in Nordamerika beheimatet, werden 50–70 cm hoch und tragen im Sommer bis Spätsommer purpurne bzw. blaßrötliche Blüten.

**Droge:** Radix Echinaceae (Echinaceae radix), *Sonnenhutwurzel* und Herba Echinaceae (Echinaceae herba), *Sonnenhutkraut.* Verwendung findet auch der *Frischpflanzen-Preßsaft* aus der ganzen blühenden Pflanze.

**Zubereitungsformen:**
Urtinktur; die Droge ist nicht im Handel erhältlich.

**Wirkung:** Unspezifische *Stimulierung des Immunsystems*, antiphlogistisch, wundheilend.

**Indikationen:**
▷ Zur Steigerung der Abwehrkräfte bei Erkältungskrankheiten
▷ Infektneigung
▷ Herpes simplex labialis
▷ Begleitend bei einer Antibiotika-Therapie
▷ Äußerlich zur Wundbehandlung, siehe Kapitel 6

**Kontraindikationen:**
◀ Progrediente Systemerkrankungen
◀ Schwangerschaft für parenterale Anwendung

**Nebenwirkungen:** Bei parenteraler Anwendung Fieberreaktionen, Übelkeit, *allergische* Reaktionen vom *Soforttyp* möglich.

**Rezeptur:** ‖ Nr. 72 ‖

114

**Fertigpräparate:**

| Bezeichnung | Darreichung |
|---|---|
| **Echinacea Hevert purp. forte** Tr. (Frischpflanze) | Akut: 6 × 50 Tropfen<br>Chron.: 3–4 × 20 Tr. |
| **Echinacea-ratiopharm** Tbl./Tr. (Wurzel) | Initial: 3 Tbl./30 Tr., dann stündl.<br>1–2 Tbl./15 Tr.<br>Vorbeugend: 3 × 2 Tbl./20 Tr.,<br>Kinder die halbe Dosis |
| **Echinacin** Liqu./Capsetten/Amp. (Preßsaft) | 3 × 20 Tropfen; 3–4 × 1 Caps.; 1–3 Amp.<br>pro Woche i. m.; *Kontraindikationen*<br>*und Nebenwirkungen beachten!* |
| **Hevert-Echinacea** Tee (Wurzel) | 3 × 1 Tasse |
| **Pascotox 100** Tbl./Tr. (Wurzel) | Initial: 4–6 Tbl./40–60 Tr., dann stündl.<br>2 Tbl./20 Tr. bis zu 6 × tägl.<br>Chronisch: 3 × 2 Tabl./3 × 20 Tr.<br>Sgl. bis 1 Jahr: Akut 1. Dosis 10–15 Tr.<br>in das Milch- oder Teefläschchen, dann<br>stdl. 3–5 Tr.; Chronisch 3 × 4–6 Tr.<br>Kdr. 1–3 Jahre: Akut 1. Dosis 15–25 Tr.,<br>dann stdl. 5–8 Tr.; Chronisch 3 × 5–10 Tr.<br>Kdr. ab 3 Jahre: Akut 1. Dosis 25–40 Tr.,<br>dann stdl. 10–15 Tr.; Chron. 3 × 8–15 Tr. |
| **Echinacea D 4 DHU** Tabl. | Erwachsene und Kinder:<br>3 × 1 Tablette |
| **Cefasept** Tbl. (θ) | 1–3 × 1 Tabl.,<br>Schulkinder 1–2 × 1 Tabl.;<br>Kleinkinder 1 × 1 Tabl. |
| **Contramutan N/D** Tr./Drg./Supp. (Echinacea θ, Aconitum θ, Belladonna θ, Eupatorium perfoliatum θ) | Initial: Erwachsene und Kinder<br>1 × 50 Tropfen/5 Dragees;<br>Danach: Stündlich 10–20 Tr./1–2 Drg.;<br>Vorbeugend: 3 × 20–30 Tr./1–3 Drg.<br>*Suppositorien:* Kinder und Säuglinge<br>ab 4. Monat 3 × 1 bis maximal 6 × 1,<br>Säuglinge bis 3. Monat 3 × $^{1}/_{2}$ Supp. |

**Bemerkungen:** Qualität und Wirksamkeit des thermolabilen Echinacins hängen stark vom Standort und der Art der Drogengewinnung ab. Auch ist der Gehalt an Echinacea in den Kombinationspräparaten oft gering.

Da längerdauernde Gaben von Echinaceapräparaten einen inhibitorischen Effekt auf die Immunstimulation haben können, empfiehlt sich die Anwendung von Echinacin über einen begrenzten Zeitraum von *maximal 8 Wochen* oder bei Infektanfälligkeit in *Intervallen:*

**Echinacin-»Dreiwochenkur«** (nach MAIWALD):
Man nimmt Echinacin entweder in Form
- homöopathischer Zubereitungen als Urtinktur (θ)
- D 2- oder D 3-Dilution oder
- Echinacin Liqu.

> 3 × 15 Tropfen für 3 Tage, es folgt 1 Woche Pause, dann 3 × 15 Tropfen für 3 Tage, es folgt 1 Woche Pause, dann 3 × 15 Tropfen für 3 Tage

*Weitere Pflanzen zur unspezifischen Resistenzsteigerung:*
- **Wilder Indigo – Baptisia tinctoria** (L.) E. P. VENT. (Wurzeln) (siehe Seite 270)
- **Lebensbaum – Thuja occidentalis** L. *(Zweigspitzen)*, enthalten in dem Fertigpräparat **Esberitox**, zusammen mit Echinacin (siehe Seite 271)

Die alte Heilpflanze **Osterluzei – Aristolochia clematitis** L., die lange als Immunstimulans diente, wurde 1981 aus dem Verkehr gezogen, nachdem in Tierversuchen mit sehr hohen Dosen Aristolochiasäure karzinogene Wirkungen wahrscheinlich gemacht wurden. *Erlaubt* sind *nur homöopathische Verdünnungen* ab D 12; die Diskussion scheint noch nicht abgeschlossen zu sein.

**Vitamin C:**
*Abwehrsteigernd* bei akuten Infektionskrankheiten ist auch die reichliche Zufuhr von Vitamin C. Besonders viel davon enthalten:
- Zitrone
- Paprika
- Schwarze Johannisbeere
- Sanddornfrüchte
- Hundsrose

## B.  Hundsrose – Rosa canina L.

**Beschreibung:**

Das auch Hundsrose oder Wilde Rose genannte Rosengewächs (Rosaceae), ist ein bis zu 3 m hoch werdender Strauch mit stacheligen, überhängenden Zweigen. Von Juni–Juli trägt sie hellrosa Blüten und im Herbst rote, längliche Früchte, die Hagebutten. Die Hagebuttenkerne sind von weißen Haaren umgeben, Ausgangsstoff für das Juckpulver. Aus den Rosenblättern werden Rosenöl und Rosenwasser gewonnen.

**Droge:** Fructus Cynosbati cum Semine bzw. sine Semine (Cynosbati fructus; Rosae pseudofructus = Cynosbati fruct. sine sem.), Hagebuttenfrüchte mit oder ohne Samen *(= Hagebuttenschalen)*; Cynosbati Semen (Semen Cynosbati), *Hagebuttenkerne.* Die Früchte riechen fruchtig und schmecken süßlich-sauer.

**Zubereitungsformen:**
- Fructus Cynosbati cum bzw. sine Semine (Cynosbati fruct. cum bzw. sine sem.)
- Cynosbati Semen (Semen Cynosbati)
- Rosa canina Urtinktur

**Wirkung:** Das enthaltene *Vitamin C* steigert die Immunabwehr und fördert die Eisenresorption. Die Kerne wirken leicht *diuretisch.*

**Indikationen:**
▷ Fieberhafte Erkrankungen
▷ Körperliche Belastungen
▷ Schwangerschaft
▷ Stillzeit

**Bemerkungen:** Zu empfehlen sind die *frischen* Hagebutten, da durch Trocknung ein großer Teil der Ascorbinsäure verlorengeht.

> 2–5 g auf 1 Tasse Wasser, 15–30 Minuten ziehen lassen.

Wegen des angenehmen säuerlichen Geschmacks empfiehlt sich die Zubereitung aus der *Droge* dennoch als *Haustee*, auch kalt.

## C.    Zitrone – Citrus limonum L.

*Abwehrsteigernd* und desinfizierend wirkt auch das ätherische Öl (Ol. citr. lim.) der Zitrone. Allerdings ist es nicht ganz einfach, unverfälschtes Öl zu erhalten, da einerseits der Hauptinhaltsstoff *Citral* durch billigeres Citral anderer Pflanzen, wie z. B. des Lemmongrases oder synthetisches Citral ersetzt wird. Andererseits werden dem licht- und wärmelabilen Zitrusöl häufig Stabilisatoren zugefügt, um es haltbarer zu machen. Da das Öl durch Kaltpressen der Schale gewonnen wird, sollte man sich um ein Öl aus Früchten biologischen Anbaus bemühen. Anwendung finden die **Dampfinhalation** (s. S. 110), die **Aromalampe** (s. S. 127) oder **innerliche Einnahme** (3 × tgl. 3–4 Tropfen in Verdünnung.).

**Nebenwirkung:** *Photosensibilisierung* bei äußerer Anwendung möglich.

## 4.2   Pflanzen zur Behandlung von Bronchitiden

### 4.2.1  Schleimdrogen (Muzilaginosa)

Schleimhaltige Drogen haben einen *reizmildernden* Effekt auf die Schleimhaut und werden bevorzugt bei akuten Bronchitiden eingesetzt. *Wichtig* dabei ist die reichliche *Flüssigkeitszufuhr*.

### A.    Eibisch – Althaea officinalis L.

**Beschreibung:**

Das Malvengewächs (Malvaceae) ist eine ausdauernde 60–150 cm hohe Pflanze mit weißen bis rosafarbenen Blüten von Juli bis September. Sie wächst in der Nähe von Waldrändern, auf salzhaltigen feuchten Wiesen, an Flußufern, besonders in Meeresnähe. Die Droge stammt aus Kulturanbau.

**Droge:** Radix Althaeae (Althaeae radix), *Eibischwurzel*; Folia Althaeae (Althaeae folium), *Eibischblätter*. Beide schmecken beim Kauen schleimig.

**Zubereitungsformen:**
- Radix Althaeae (Althaeae rad.)
- Folia Althaeae (Althaeae fol.)
- Tinctura Althaeae (Althaeae tinct.), aus der Wurzel;
- Sirupus Althaeae (Althaeae sirup.), aus der Wurzel

118

**Wirkung:** Reizlindernd auf die Schleimhäute.

**Indikationen:**

▷ Akute Bronchitis
▷ Pharyngitis
▷ Tracheitis
▷ Zum Gurgeln bei Erkrankungen der Mundhöhle

**Rezepturen:** | Nr. 73, 74, 81 |

**Fertigpräparate:**

| Bezeichnung | Darreichung |
|---|---|
| **Bronchialtee 400** Tee-Granulat (Eibischwurzel, Fenchelfrüchte, Isländisch Moos, Thymiankraut, Salbeiblätter, Lindenblüten) | 2–3 × 1 Tasse |
| **Heumann Bronchialtee Solubifix** Pulver (Eibischwurzel, Primel, Süßholz, Anis, Thymian) | 3 × 1 Teelöffel auf 1 Tasse |
| **Atmulen K für Kinder** Saft (Eibischwurzel, Lungenkraut, Mannstreukraut, Fenchelsirup) | 3–5 × 1 Teelöffel nach dem Essen |

**Bemerkung:**

*Dekokte* der Wurzel verwendet man *äußerlich* als Tee zum Gurgeln, *zur innerlichen Einnahme* den **Kaltwasserauszug**.

> 1 Eßlöffel Eibischwurzel mit 1 Tasse Wasser übergießen und unter häufigem Umrühren 1–2 Stunden stehenlassen, abgießen und eventuell vor dem Trinken leicht anwärmen.

**B.  Malve – Malva neglecta** WALLR. (»Wegmalve«)
**Malva sylvestris** L. (»Wilde Malve«)

**Beschreibung:**
Die beiden Malvengewächse (Malvaceae) werden 30–120 cm hoch, tragen von Mai bis September blaßrosa bzw. rotviolette Blüten und lieben lockere, nährstoffreiche Böden.

119

**Droge:** Folia Malvae (Malvae folium), *Malvenblätter*; Flores Malvae (Malvae flos), *Malvenblüten*. Blüten und Blätter schmecken schleimig.

**Zubereitungsformen:**

- Folia Malvae (Malvae fol.)
- Flores Malvae (Malvae flos)
- Urtinktur

**Wirkung:** Reizlindernd auf die Schleimhäute von Mund- und Rachenraum sowie Magen-Darm-Bereich.

**Indikationen:**

▷ Akute Bronchitis
▷ Laryngitis
▷ Pharyngitis
▷ Reizlindernd bei Gastritis
▷ Gurgelmittel
▷ Äußerlich als Bestandteil von Kataplasmen

**Rezepturen:** | Nr. 75, 80 |

**Fertigpräparate:**

| Bezeichnung | Darreichung |
|---|---|
| **Sidroga Malvenblätter** Btl. (Monopräparat) | Mehrm. tägl. u. abends vor dem Schlafengehen 1 Tasse Teeaufguß langsam trinken |

**Bemerkung:** Der landläufig als »*Malventee*« angebotene, leuchtend rote und erfrischend schmeckende Tee besteht aus den Blüten des **Hibiscus sabdariffa** L. (ebenfalls ein Malvengewächs). Er ist **kein Hustenmittel**, wohl aber als *Haustee*, Geschmackskorrigens oder Schmuckdroge gut geeignet.

## C.    Huflattich – Tussilago farfara L.

**Beschreibung:**

Der Korbblütler (Asteraceae) ist ausdauernd, wird 10–30 cm hoch, liebt kalkreiche, lehmige Böden und wächst überall an Wegen, Wiesen, Feldern, Schuttplätzen. Bereits im März zeigt er leuchtend gelbe Blüten, die Blätter erscheinen erst gegen Ende der Blütezeit.

**Droge:** Folia Farfarae (Farfarae folium), *Huflattichblätter*; gelegentlich auch Flores Farfarae (Farfarae flos), *Huflattichblüten*.

**Zubereitungsformen:**

- Folia Farfarae (Farfarae fol.)
- Flores Farfarae (Farfarae flos)
- Huflattichblätter-Urtinktur

**Wirkung:** Durch den Gehalt an Schleimstoffen *reizlindernd* auf entzündete Schleimhäute, durch enthaltende Bitterstoffe *tonisierend*.

**Indikationen:**

▷ Bronchitis
▷ Trockener Reizhusten
▷ Chronisches Lungenemphysem

**Rezepturen:** | Nr. 74, 75, 77 |

**Bemerkungen:** Der Huflattich ist in jüngster Zeit wegen seines Gehalts an *Pyrrolizidin-Alkaloiden*, die im Tierversuch bei sehr hoher Dosierung und langdauernder Applikation möglicherweise cancerogen wirken, *in Verruf geraten*. Die Pyrrolizidin-Alkaloid-Mengen im Huflattich sind allerdings sehr gering und im Teeaufguß praktisch nicht mehr nachweisbar.
Mitte 1992 legte die Arzneikommission der Deutschen Ärzteschaft in ihrer »Nutzen/Risiko-Bewertung pyrrolizidinalkaloid-haltiger (PA) Fertigarzneimittel« die *tägliche orale Aufnahme* auf **1 Mikrogramm PA**, bei Huflattichblättern als Teeaufguß **10 Mikrogramm PA** fest. Dies gilt nicht für Arzneiformen, bei denen eine tägliche Exposition von PA maximal 0.1 Mikrogramm bei innerlicher Anwendung (bzw. D 6 bei Homöopathika) und 10 Mikrogramm bei externer Anwendung (bzw. D 4 bei Homöopathika) nicht überschritten wird.

**D.     Königskerze – Verbascum densiflorum** BERTOL./
**Verbascum phlomoides** L.

**Beschreibung:**
Die zweijährigen, auch als Wollblume bekannten Braunwurzgewächse (Scrophulariaceae) werden bis zu 1 m hoch und tragen im zweiten Jahr von Juli bis August eine dichte Traube von gelben Blüten. Sie wachsen an trockenen, sonnigen Stellen in ganz Deutschland.

**Droge:** Flores Verbasci (Verbasci flos), *Königskerzenblüten* (»Wollblumen«).

**Zubereitungsformen:**
- Flores Verbasci (Verbasci flos)
- Urtinktur

**Wirkung:** Durch Schleimstoffe *reizlindernd* auf Schleimhäute, durch Saponine und ätherische Öle schwach *expektorierend*.

**Indikationen:**
▷ Bronchitis (subakut bis chronisch)

**Rezepturen:** Nr. 74, 75

**Fertigpräparat: Eres N** Lsg. (4–5 × 40 Tr.)


**E.    Spitzwegerich – Plantago lanceolata** L.

**Beschreibung:**
Die ausdauernde, 5–50 cm hoch werdende Pflanze gehört zu den Wegerichgewächsen (Plantaginaceae) und wächst in ganz Europa auf Wiesen-, Weg- und Feldrändern.

**Droge:** Herba Plantaginis lanceolatae (Plantaginis herba), *Spitzwegerichkraut*; es schmeckt schleimig und etwas bitter.

**Zubereitungsformen:**
- Herba Plantaginis lanceolatae (Plantaginis herba)
- Extractum Plantaginis fluidum (Plantaginis extr. fluid.)
- Tinctura Plantaginis (Plantaginis tinct.)
- Sirupus Plantaginis (Plantaginis sir.)

**Wirkung:** Auf Schleimhäute reizlindernd; *antiseptisch*.

**Indikationen:**
▷ Bronchitis
▷ Wundheilung (frisches Kraut, äußerlich)

**Rezepturen:** Nr. 73, 75, 76, 79

**Fertigpräparate:**

| Bezeichnung | Darreichung |
|---|---|
| **Kneipp Spitzwegerich-Pflanzensaft Hustentrost** | 3 × täglich 1 Eßlöffel |
| **Kneipp Husten- und Bronchialtee** Aufgußbtl. (Spitzwegerich, Thymian, Schlüsselblume, Fenchel) | Mehrm. tägl. – möglichst heiß – 1 Tasse |

## F.  Isländisches Moos – Cetraria islandica ACH.

**Beschreibung:**

Die Flechte (Parmeliaceae) wächst auf den felsigen Gebirgshängen Mittel- und Osteuropas, in lichten Kiefernwäldern und auf Heiden.

**Droge:** Lichen islandicus, *Isländisches Moos.*

**Zubereitungsformen:**

● Lichen islandicus
● Urtinktur

**Wirkung:** Als *Mucilaginosum* beruhigend auf Schleimhaut und Hustenreiz, *tonisierend* durch die Bitterstoffe (s. Kap. 2.1.2.4), *antibiotisch* durch die Flechtensäuren.

**Indikationen:**

▷ Akute Infekte der oberen Luftwege
▷ Heiserkeit
▷ Reizhusten
▷ Appetitanregung

**Rezeptur:**  Nr. 77

**Fertigpräparate:**

| Bezeichnung | Darreichung |
|---|---|
| **Isla-Moos Pastillen** (Monopräparat) | Mehrmals täglich 1–2 Past. langsam im Munde zergehen lassen |
| **Cefabronchin N** Tr. (Isländisch Moos, Thymian, Seifenkraut, Bibernelle, Fenchel, Anis) | Alle 2 Stunden 20 Tropfen, Kinder die Hälfte |
| **Weleda Hustentee** (Isländisch Moos, Eibisch, Anis, Holunder, Schlehdorn) | 1 Teelöffel auf 1 Tasse, mehrmals täglich 1–2 Tassen |

## 4.2.2 Auswurffördernde Mittel (Expektorantien)

Expektorantien haben die Aufgabe, die Viskosität des Schleims zu vermindern und dadurch dessen Abhusten zu erleichtern. Zu ihnen gehören neben *Alkaloiddrogen* vor allem *Saponindrogen*, aber auch Pflanzen, die *ätherische Öle* enthalten.

**A. Brechwurzel – Cephaelis ipecacuanha A. RICH. / Cephaelis acuminata KARSTEN**

**Beschreibung:**

Die Brechwurzel, ein Rötegewächs (Rubiaceae), wächst wild in den Wäldern Südamerikas, vor allem Brasiliens.

**Droge:** Radix Ipecacuanhae (Ipecacuanhae radix), *Brechwurzel.*

**Zubereitungsformen:**
- Radix Ipecacuanha (Ipecac. rad.)
- Tinctura Ipecacuanhae (Ipecac. tinct.)
- Extr. Ipecacuanhae fluid. (Ipecac. extr. fluid.)
- Urtinktur

**Wirkung:** Die Alkaloide Emetin und Cephaelin bewirken in niedrigen Dosen über einen gastro-pulmonalen Reflex die Sekretion eines dünnflüssigen Sekrets in den Becherzellen und Bronchialdrüsen, in höheren Dosen wirken sie Erbrechen erregend.

**Indikationen:**
▷ Expectorans bei Bronchitis
▷ Emetikum bei Vergiftungen

**Nebenwirkungen:** Bei *akuter Intoxikation* (die bei Anwendung von Ipecacuanha als Emetikum, wenn das Erbrechen ausbleibt, möglich ist) *Darmreizung, Herzschwäche, Atemnot.*

**Fertigpräparate:**

| Bezeichnung | Darreichung |
|---|---|
| **Bronchiselect** Tr. (Ipecacuanha, Drosera, Bryon., Tartar. stib., Spong.) | 3–4 × 10–20 Tr. |
| **Viropect** Pulver (Ipecacuanha, Drosera, Cuprum aceticum | 2–3 stdl. 1 Messerspitze Pulver |

| Bezeichnung | Darreichung |
|---|---|
| **Ipecacuanha e Rad. Wala** Glob. (Monopräparat) | *Akut:* mehrmals täglich 5 Globuli, *Chronisch:* 3 × 5 Globuli täglich |
| **Monapax** Saft | siehe Seite 136 |

**Bemerkungen:** Bei peroraler Aufnahme von *Giften* kann Ipecacuanha-sirup eine *Magenspülung* oft *überflüssig machen,* insbesondere bei Kindern. Er wird nach folgender Vorschrift bereitet:

**Sirupus Ipecacuanhae** (aus Lit. Nr. 40):

**Rp.** Extr. Ipecac. fluid.  7.0
    Glycerini  10.0
    Sirup. simpl.  ad 100.0
Dosierung: Kinder unter 2 Jahren 20 ml,
        Kinder über 2 Jahre 30 ml.

*Wichtig* dabei ist, daß anschließend *reichliche Mengen Flüssigkeit* (Tee, Wasser, mindestens 100–200 ml) getrunken werden. *Das Erbrechen soll innerhalb von 20–30 Minuten eintreten.*

**Besondere Empfehlung: Orpec**
Eine garantierte Haltbarkeit von 5 Jahren hat das Fertigpräparat ORPEC (Fa. Orion, Helsinki, Bezug über: Internat. Apotheke, Königstr. 70, 70173 Stuttgart bzw. Pharma Import Export Dr. Müller, Königstr. 68, 70173 Stuttgart). Dosierung als *Emetikum:*

● Kinder 6–12 Monate ——▶  5 ml ORPEC
● Kinder 2 bis 5 Jahre ——▶  7,5–10 ml ORPEC
● Schulkinder ————▶ 10–15 ml ORPEC
● Erwachsene ————▶ 15 ml ORPEC

**B.  Schlüsselblume –**
    **Primula veris** L. (Echte oder Wiesenschlüsselblume)/
    **Primula eliator** (L.) HILL (Hohe oder Waldschlüsselblume)

**Beschreibung:**
Die auch Himmelsschlüssel oder *Aurikel* genannten ausdauernden Pflanzen sind Primelgewächse (Primulaceae), haben von April bis Mai bzw. März bis Mai gelbe Blüten und wachsen in ganz Mitteleuropa wild.

**Droge:** Radix Primulae (Primulae Radix), *Schlüsselblumenwurzel*; Flores Primulae (Primulae flos), *Primelblüten.* Die Wurzeln, bei deren Zerkleinern Niesreiz ausgelöst wird, schmecken bitter und kratzend, die Blüten von Primula veris angenehm süß.

**Zubereitungsformen:**

- Radix Primulae (Primulae rad.)
- Flores Primulae (Primulae flos)
- Tinctura Primulae (Primulae tinct.)
- Extractum Primulae fluidum (Primulae extr. fluid.)

**Wirkung:** Durch den Gehalt an Saponinen *expektorierend.*

**Indikationen:**

▷ Bronchitis
▷ Pertussis

**Nebenwirkungen:** *Kontaktallergie* gegen die Blüten möglich.

**Rezepturen:** | Nr. 78, 79, 80, 90, 91 |

**Fertigpräparate:**

| Bezeichnung | Darreichung |
| --- | --- |
| **Bronchicum Elixir Plus** Lsg. (Primelwurzel, Thymian, Spitzwegerichkraut) | *Erwachsene:* alle 2–3 Std. 1 Teel. bis zu 6 × täglich; *Kinder je nach Alter:* 2–3 × täglich ¹/2 Teel. |
| **Melrosum Hustensirup N** (Schlüsselblume, Thymian, Grindelia, Pimpinelle, Rose) | *Erwachsene:* 3 × 1 Eßlöffel; *Jugendliche* und *ältere Kinder:* 3 × 2 Teelöffel; *Kleinkinder:* 3 × 1 Teelöffel; *Säuglinge:* 2–3 × ¹/2 Teelöffel täglich |

## C.  Seifenkraut – Saponaria officinalis L.

**Beschreibung:**

Die zu den Nelkengewächsen (Caryophyllaceae) gehörende, ausdauernde, 30–70 cm hoch werdende Pflanze wächst bei uns auf feuchten Wiesen, Flußufern, Sümpfen, und trägt von Mai bis September weiße bis blaßrosa Blüten.

**Droge:** Radix Saponariae rubrae (Saponariae radix rubrae), rote *Seifenwurzel.* Schmeckt bitter, süß, dann kratzig. Die wässrige Abkochung schäumt beim Schütteln.

126

**Zubereitungsformen:**

- Radix Saponariae (Saponariae rad.)
- Urtinktur

**Wirkung:** *Expektorans* durch den Gehalt an Saponinen.

**Indikationen:**

▷ Bronchitis
▷ Hartnäckiger Husten

**Rezeptur:** | Nr. 80 |

**Fertigpräparat:**
**Cefabronchin N** siehe Seite 123

---

**D.** **Wohlriechendes Veilchen – Viola odarata** L.
**Bibernelle (Pimpinelle) – Pimpinella major** HUDS.

Weitere saponinhaltige Expektorantien – wenngleich mit milderer Wirkung – sind der *Veilchenwurzelstock*, Rhizoma Violae (Violae rhizoma) sowie die *Radix Pimpinellae* (Pimpinellae radix). Letztere darf nicht mit dem Küchengewürz»Gartenpimpinelle« (Sanguisorba minor) verwechselt werden.

### 4.2.2.1 Ätherische Öle

Zu den Expektorantien zählen auch verschiedene ätherische Öle, die ebenfalls den zähflüssigen Bronchialschleim dünnflüssiger machen. Dabei hat sich gezeigt, daß besonders kleine Dosen ätherischer Öle eine gute *mukotrope* Wirkung haben, während höhere Dosen im Sinne eines »Umkehreffekts« hemmend wirken.

**Darreichungsformen:**

- Bäder
- Dampfinhalation (siehe Kapitel 4.1.2)
- Perkutane Einreibungen
- Perorale Einnahme
- Aromalampe

> Die **Aromalampe** ist eine wassergefüllte Schale aus Keramik, Glas, Porzellan, die durch eine Kerze oder Glühbirne erhitzt wird. Man tropft 5–15 Tropfen ätherischen Öles in das Wasser. Der aufsteigende Wasserdampf trägt die Duftmoleküle in die Raumluft.

**Indikationen:**
Anwendung bei
▷ Erkrankungen der Atemwege

als *Badezusatz* dienen
● Eukalyptusöl
● Fichtennadelöl
● Thymianöl
● Zypressenöl

**Kontraindikationen für Vollbäder:**
◄ Großflächige nässende Dermatosen
◄ Herzinsuffizienz (III und IV nach NYHA)
◄ Hypertonie Stadium IV (WHO)
◄ Schwere fieberhafte und infektiöse Erkrankungen

**Anwendungshinweise:**
Um die Öle mit dem Wasser zu verbinden, benutzt man natürliche *Emulgatoren* wie Honig oder Sahne.

**Das Vollbad:**

> Für ein Vollbad verrührt man 10–15 Tropfen ätherischen Öls mit 3–4 Eßlöffeln flüssigen Honigs oder 3–4 Eßlöffeln Sahne und fügt die Mischung dem Badewasser zu.

**Perorale Anwendung:**
Gute *Grundlage* für die perorale Aufnahme sind Spitzwegerichsirup *(Sirupus Plantaginis)*, Süßholzsirup *(Sirupus Liquiritiae)* und Klatschmohnsirup *(Sirupus Rhoearos)*, denen man 2 Tropfen des jeweiligen ätherischen Öls zufügt.

**Unerwünschte Wirkungen:**
Bei Anwendung ätherischer Öle können, in Abhängigkeit von Art, Dosis und Applikationsform, *allergische Reaktionen* vom Typ IV auftreten. Die inhalative Anwendung kann bei Kindern und Asthmatikern leicht zu einem *Bronchospasmus* führen.

**Gegenanzeigen und Anwendungsbeschränkungen:**
◄ Bei Säuglingen und Kleinkindern bis 3 Jahren keine Anwendung stark riechender Medikamente (siehe auch Kapitel 4.1.2) im *Gesichts-,*

speziell im *Nasenbereich*, wegen möglicher reflektorischer Atemstörungen bis zum Atemstillstand.

◄ Bei *Asthma bronchiale, Keuchhusten, akuten Entzündungen* der Atmungsorgane sollten keine zusätzlichen Reize (z. B. durch Inhalationen) gesetzt werden.

## A. Eukalyptus – Eucalyptus globulus LABILL.

**Beschreibung:**
Der Eucalyptus gehört zu den Myrtengewächsen (Myrtaceae) und gehört mit seinen bis zu 150 m Höhe zu den höchsten Bäumen der Welt. Ursprungsland ist Australien. Er wird zur Entwässerung von Sumpfgebieten angepflanzt, da er dem Boden viel Wasser entzieht.

**Droge:** Folia Eucalypti (Eucalypti folium), *Eukalyptusblätter.*

**Zubereitungsformen:**
● Verwendet wird das ätherische Öl Oleum Eucalypti (Eucalypti aetherol.).

**Wirkung:** Vorwiegend durch das *Eukalyptol* (Cineol) sekretolytisch, sekretomotorisch, spasmolytisch, antibakteriell, hyperämisierend.

**Indikationen:**
▷ Innerlich und äußerlich bei Erkrankungen der Atemwege.

**Nebenwirkungen:** Übelkeit, Erbrechen, Diarrhoe.

**Rezepturen:** Nr. 84, 86, 87, 88

**Fertigpräparate** (Auswahl):

| Bezeichnung | Darreichung |
|---|---|
| **Baby-Transpulmin** Lsg. (Eukalyptusöl, Kiefernadelöl) | Äußerlich |
| **Makatussin Balsam Mild** (Eukalyptusöl, Thymianöl) | Äußerlich |
| **Bronchoforton** Kps. (Eukalyptusöl, Anisöl, Pfefferminzöl) | Innerlich 3 × täglich 1 Kapsel, $\frac{1}{2}$ Stunde vor dem Essen, unzerkaut |

## B.  Myrte – Myrtus communis L.

**Beschreibung:**

Die Myrte (Familie: Myrtaceae), ein 3–5 m hoher, immergrüner Strauch ist im ganzen Mittelmeerraum beheimatet und wächst bevorzugt an Waldrändern und schattigen Stellen.
Die weißen Blüten und die Blätter duften aromatisch.

**Droge:** Folia Myrti (Myrti folium), *Myrtenblätter.*

**Zubereitungsformen:**
- Oleum Myrti (Myrti aetheroleum)
  Innerlich: 2–3 Tr. tägl. in Verdünnung.

**Wirkung:** *Expektorierend, desodorierend.*

**Indikationen:**
▷ Chronische Bronchitis
▷ Emphysembronchitis

**Fertigpräparate:**

| Bezeichnung | Darreichung |
| --- | --- |
| **Gelomyrtol** Kps. (Monopräparat) | Akut: 3–5 × täglich 2 Kps. unzerkaut Chronisch: 3 × 1–2 Kps. |

## C.  Latschenkiefer – Pinus mugo TURRA ssp. pumilo FRANCO

**Beschreibung:**

Die Latschenkiefer ist ein Kieferngewächs (Pinaceae) und gedeiht in extremen Lagen der Alpen. Zur Ölgewinnung bedarf es einer besonderen Genehmigung, da die Pflanze unter *Naturschutz* steht. Deshalb ist das für Bäder, Sauna-Aufgüsse etc. angebotene Öl *oft verfälscht* und *gestreckt.*

**Droge:** Oleum Pini pumilionis (Pini pumilionis aetheroleum), *Latschenkiefernöl.*

**Wirkung:** Sekretolytisch, desinfizierend, hyperämisierend, antiphlogistisch.

**Indikationen:**

▷ Chronische Bronchitis; vorwiegend äußerlich

**Rezepturen:** Nr. 86, 88

**Fertigpräparate** (stellvertretend):

| Bezeichnung | Darreichung |
|---|---|
| **Aquasol Latschenkiefer** Lösung (Monopräparat) | Inhalation |
| **Macoel** Öl (Monopräparat) | Inhalationen, Einreibungen, Bäder |
| **Bronchoforton N** Salbe (Kiefernadelöl, Eukalyptusöl, Menthol) | Einreibungen, Inhalationen |

**D. Nia(o)ulibaum – Melaleuca viridiflora** SOLAND

**Beschreibung:**
Der Niaoulibaum stammt aus der Familie der Myrtengewächse (Myrtaceae) und wächst in Australien und Neu-Kaledonien.

**Droge:** Oleum Niauli (Niauli aetheroleum) *Niauliöl.*

**Wirkung:** *Expektorierend*, antiseptisch, hyperämisierend.

**Indikationen:**

▷ Chronische Bronchitis (äußerlich)
▷ Rheumatische Erkrankungen

**Rezeptur:** Nr. 85

**Fertigpräparat:**

| Bezeichnung | Darreichung |
|---|---|
| **Palatol** Destillat (Niauliöl, Pfefferminzöl, Cajeputöl, Eucalyptusöl) | Einreibungen |

## E.  Kajeputbaum – Melaleuca leucadendra L.

Mit dem Niaulibaum verwandt ist der Kajeputbaum mit einem ähnlichen Indikations- und Wirkungsspektrum.

## F.  Anis – Pimpinella anisum L. (siehe Seite 54)

Als Bestandteil zahlreicher *Hustenmittel* kennt man das ätherische Öl des *Karminativums* Anis. Der Nutzen liegt in seinen expektorations-fördernden Eigenschaften, aber auch in der Funktion als Geschmacks-korrigens.

**Nebenwirkungen:** Bei Überdosierung Magenreizung und Benommen-heit.

**Kontraindikationen:**

◄ Allergie gegen Anis

**Rezepturen:** Nr. 74, 77, 80, 81, 82, 90

**Fertigpräparate:**

| Bezeichnung | Darreichung |
|---|---|
| **Kneipp Kräuter Hustensaft** (Anisöl, Fichtennadelöl, Latschen-kiefernöl, Schlüsselblume, Thymian) | Erwachsene: 3 × tägl. 1 Eßlöffel; Kinder: 3 × tägl. 1 Teelöffel |
| **Bronchoforton** Kapseln (Anis-, Eucalyptus-, Pefferminzöl) | 3 × 1 Kps. |

## 4.2.3 Krampflösende Hustenmittel (Antitussiva)

### A.  Efeu – Hedera helix L.

**Beschreibung:**
Das Araliengewächs (Araliaceae) ist ein Wurzelkletterer und kommt in feuchten Wäldern überall bei uns vor.

**Droge:** Folia Hederae helicis (Hederae helicis folium), *Efeublätter*.

**Zubereitungsformen:**
● Die Verwendung der Droge selbst ist nicht üblich.

**Wirkung:** Wirksame Inhaltsstoffe sind *Saponine* und *Glykoside* mit sekretomotorischem, sekretolytischem und spasmolytischem Effekt.

**Indikationen:**
▷ Keuchhusten
▷ Reizhusten
▷ Spastische Bronchitis

**Fertigpräparate:**

| Bezeichnung | Darreichung |
|---|---|
| **Prospan** Tr./Kinder-Zäpfchen/ Kindersaft/Tbl. (Monopräparat) | Tr.: Erw. u. Schulkdr. 20 Tr., Kleinkdr. 15 Tr., Sgl. 10–15 Tr. 3–5 × tgl.; Kdr.-Zäpf.: Schulkdr. 3 × tgl. 1 Zäpf., Sgl. u. Kleinkdr. 2 × tgl. 1 Zäpf.; Kdr.-Saft: Sgl. u. Kleinkdr. 3–5 × tgl. 1 Teel., Schulkdr. u. Jgdl. 3–5 × tgl. 2 Teel. Saft; Tbl.: Erw. u. Jugendl. 3 × tgl. 2 Tbl. |
| **Bronchoforton** Saft/Tr. (Monopräparat) | *Erwachsene und Schulkinder:* 2–3 × tägl. 1 Eßlöffel/2–3 × tägl. 20 Tropfen; *Kleinkinder:* 2–3 × tägl. 1 Teelöffel Saft oder 2–3 × tägl. 15 Tropfen, *Säuglinge:* 2–3 × tägl. 1 Teelöffel Saft oder 2–3 × tägl. 10–15 Tr. |

**B. Thymian – Thymus vulgaris** L. und
**Thymus zygis** L. – **Spanischer Thymian**

**Beschreibung:**
Der zu den Lippenblütlern (Lamiaceae) gehörige Halbstrauch, wird 10–30 cm hoch und ist von Mai bis Juni von kleinen rosa oder weißen Blüten übersät. Beheimatet im Mittelmeergebiet, kommt er heute überall in Europa verwildert und kultiviert vor.

**Droge:** Herba Thymi (Thymi herba), *Thymiankraut* (mit Blüten). Der Geruch ist angenehm aromatisch, der Geschmack etwas scharf, kampherartig.

**Zubereitungsformen:**
● Herba Thymi (Thymi herba)
● Oleum Thymi (Thymi aetherol.)
● Extractum Thymi fluidum (Thymi extr. fluid.)
● Tinctura Thymi (Thymi tinct.)
● Sirupus Thymi (Thymi sir.).

**Wirkung:** Enthält neben ätherischen Ölen (u. a. *Thymol, Carvacol, Cineol*) Gerbstoffe und Bitterstoffe und wirkt sekretomotorisch, sekretolytisch, spasmolytisch; antiseptisch; vermizid.

**Indikationen:**
▷ Bronchitis
▷ Krampfhusten
▷ Pertussis
▷ Äußerlich: Mundspülungen, Einreibungen, Inhalationen, Bäder

**Nebenwirkungen:** Bei innerlicher Einnahme von reinem Thymol Leibschmerzen und *Kollaps.*

**Rezepturen:** | Nr. 78, 79, 82, 84, 85 |

**Fertigpräparate** (Auswahl):

| Bezeichnung | Darreichung |
|---|---|
| **Thymian Curarina** Tr. (Monopräparat) | 3–5 × täglich 30 Tropfen |
| **Thymipin N** Saft/Tr. (Monopräparat) | *Erwachsene:* Mehrmals täglich 2.5–5.0 ml; 20–40 Tropfen *Kinder ab 2 Jahren:* 2–3 × tägl. 1.0–2.5 ml; 10–20 Tropfen; *Säuglinge und Kdr. bis 2 J.:* 2 × tägl. 0.5–1.0 ml; 4–8 Tropfen |
| **Thymipin N** Zäpfchen (Thymian, Sonnentau) | *Säuglinge und Kleinkinder* im 1. Lebensjahr: 1–2 Supp. tägl. *Kinder ab 2. Lebensjahr:* 1–2 × tägl. Supp. |
| **Mirfusot N** Sirup/Tr. (Monopräparat) | *Sirup:* Erwachsene 3–4 × tägl. 2–3 Teelöffel; Kinder, je nach Alter 1–2 Teelöffel *Tropfen:* 15–20 Tr. mehrmals täglich Kinder entsprechend weniger |
| **Tussiflorin forte** Tr. (Thymian, Efeu, Primel) | 3 × täglich 15–20 Tropfen; *Akut:* Stündlich 20 Tropfen |
| **Aspecton N** Lsg. (Thymian, Saponin aus Gysophila-Arten) | *Erwachsene und Jugendliche:* 20–25 Tropfen mehrm. tägl.; *Kinder:* je nach Alter 5–10 Tropfen mehrmals täglich |
| **Echtrobronchial-Tee** (Thymian, Fenchel, Spitzwegerich, Süßholz) | mehrmals tgl. 1 Tasse frisch bereiteten Tee |

**Bemerkungen:** Der in einigen Fertigarzneimitteln enthaltene **Quendel** oder **Feldthymian – Thymus serpyllum** L. hat dem Thymian analoge Eigenschaften, wenngleich *insgesamt schwächer.*


## C.  Sonnentau – Drosera rotundifolia L.

(und andere Arten)

**Beschreibung:**

Der als »fleischfressende« Pflanze bekannte, streng geschützte Sonnentau (Droseraceae) kommt vorwiegend in kargen Hochmooren vor und trägt im Spätsommer an einem 5–15 cm hohen Stengel kleine, weiße Blüten. Die flach am Boden liegenden Blätter tragen einen Kranz von Drüsenhaaren, die einen klebrigen, in der Sonne glitzernden Saft absondern, womit Insekten festgehalten werden können. Ein enzymatischer Stoff zerlegt dann die Eiweißsubstanz der Insekten und macht sie so resorbierbar.

**Droge:** Herba Droserae (Droserae herba), *Sonnentaukraut.*


**Zubereitungsformen:**

● Herba Droserae (Droserae herb.)
● Tinctura Droserae (Droserae tinct.)
● Extractum Droserae fluidum (Droserae extr. fluid.)
● Urtinktur und homöopathische Bereitungen


**Wirkung:** Broncholytisch, spasmolytisch, bakteriostatisch und sedierend *(»Codeinersatz«).*


**Indikationen:**

▷ Bronchitis
▷ Reizhusten
▷ Keuchhusten


**Rezeptur:** | Nr. 82 |

**Fertigpräparate:**

| Bezeichnung | Darreichung |
|---|---|
| **Biotuss N** Saft für Kinder (Drosera, Thymian, Eibisch) | *Kinder:* 5 × täglich 1 Teelöffel |
| **Drosithym Bürger** Tr. (Sonnentau, Thymian) | *Erwachsene und Kinder:* 3 × tägl. 5–10 Tropfen; *Säuglinge und Kinder bis 2 Jahre:* Morgens und abends je 1–2 Tropfen |
| **Monapax** Tr./Saft/Supp. (Sonnentau, Efeu, Ipecacuanha, Hyoscyamus, China, Coccus cacti, Cupr. sulf.) | Tr.: Sgl. 3–6 Mon. 3 × tgl. 6 Tr., 6–12 Mon. 3 × tgl. 8 Tr., Kdr. 1–3 J. 3 × tgl. 10 Tr., 3–7 J. 4 × tgl. 10 Tr., 7–14 J. 4 × tgl. 15 Tr., Jgdl. u. Erw. 4 × tgl. 20 Tr.; Saft: Sgl. ab 6 Mon. 3 × tgl. $^{1}/_{2}$ Teel., Kdr. 1–3 J. 4 × tgl. $^{1}/_{2}$ Teel., 3–7 J. 3 × tgl. 1 Teel., 7–14 J. 3 × tgl. 2 Teel. Jgdl. 4 × tgl. 2 Teel., Erw. 4 × tgl. 1 Eßl.; Supp.: Sgl. ab 4 Mon. u. Kdr. 3 × tgl. 1 Supp., Sgl. bis 3 Mon. 3 × tgl. $^{1}/_{2}$ Supp. |
| **Thymipin N** Zäpfchen | siehe Seite 134 |

## D.   Schlafmohn – Papaver somniferum L.

Ein zentral wirkendes Antitussivum, mit gleichzeitigem sedativem und analgetischem Effekt ist das Alkaloid *Codein*, gewonnen aus dem weißen Mohnsaft unreifer Schlafmohnkapseln (s. S. 56).

Es wird verwendet bei quälendem, unproduktivem *Reizhusten*. Wegen der *Gefahr der Abhängigkeit*, sollte die Indikation streng gestellt werden. *Unsinnig* ist die immer noch verbreitete Kombination von hustendämpfendem Codein mit Expektorantien.

**Rezepturen:**  Nr. 83, 91

**Fertigpräparate:**

| Bezeichnung | Darreichung |
|---|---|
| **Codeinum phosphoricum Compretten/ -forte Compretten** Tbl. (Monopräparat) | Cod. phosph. Compr.: Erw. u. Jugendl. über 14 J.: 3 × tgl. 1 Tbl., Kinder v. 6–14 J.: 3 × tgl. $^{1}/_{2}$ Tbl.; Cod. phosph. forte Compr.: Erw. u. Jugendl. über 14 J.: 3 × tgl. 1 Tbl. |

## 4.3 Pflanzen zur Behandlung des Asthma Bronchiale

Pflanzliche Asthmamittel haben ihren Einsatzbereich vorwiegend in der *Langzeitbehandlung* und *Anfallsprophylaxe*, wobei auch die zahlreichen, in Kapitel 4.2 genannten Hustenmittel angewendet werden können. Zu den Pflanzen, die dafür in Frage kommen, gehört der bereits bei den Kardiaka besprochene (s. Kap. 3.4, S. 101),

**A. Zahnstocherammei – Ammi visnaga L.**

**Wirkung:** Spasmolytischer Effekt an der Bronchialmuskulatur durch die Hauptinhaltsstoffe *Khellin, Khellol, Visnagin.*

**Indikationen:**
▷ Asthma bronchiale
▷ Asthmoide und spastische Bronchitis
▷ Cor pulmonale älterer Emphysematiker (hier aufgrund seiner gleichzeitigen koronarerweiternden Wirkung besonders gut geeignet)

**Nebenwirkungen:** In hoher Dosis Übelkeit, Schwindel, *Kollaps.*

**Fertigpräparate:**

| Bezeichnung | Darreichung |
|---|---|
| **Cefedrin N** Tr. (Ammi visnaga, Ephedrin, Thymian) | 3 × täglich 20–30 Tropfen, Kinder die Hälfte |
| **Michalon N** Tr. (Ammi visnaga, Ignatia, Scilla) | 3 × täglich 20–40 Tropfen; *Kinder:* Hälfte der Dosis; *Säuglinge:* 3 × täglich 1 Tr. pro Lebensmonat verdünnt |
| **Asthmakhell N** Tr. (Ammi visnaga, Grindelia rob. Pinus silv., Urginea maritima, Lycopodium clav., Sulfur) | *Erwachsene:* 3–4 × täglich 10 Tr. Im Anfall: Bis zu 30 Tr. auf 1 Eßlöffel Wasser oder Zucker; *Kleinkinder – Kinder:* 3–4 × täglich 5–10 Tr. *Säuglinge:* 1 Tropfen pro Lebensmonat, verteilt auf Einzeldosen zu max. 3 Tropfen |

**Bemerkung:** Das Antiallergikum *Chromoglicinsäure* ist ein Derivat des Khellin.

**B.    Meerträubel – Ephedra sinica** STAPF u. a. Arten

**Beschreibung:**
Dem Schachtelhalm ähnliche, über die ganze Welt verbreitete Pflanzenart (Ephedraceae); das Ma Huang der chinesischen Medizin.

**Droge:** Herba Ephedrae (Ephedrae herba), *Ephedrakraut.*

**Zubereitungsformen:**
- Herba Ephedrae (Ephedrae herba)
- Extractum Ephedrae (Ephedrae extr.), kaum gebräuchlich

Verwendet wird heute vorwiegend die Reinsubstanz **Ephedrin**, meist in seiner synthetischen Form.

**Wirkung:** Der Hauptwirkstoff, das Alkaloid *Ephedrin* wirkt durch Freisetzung von Noradrenalin aus den Speichergranula und daraus folgender erhöhter Noradrenalinkonzentration an den Rezeptoren als indirektes Sympathomimetikum: *bronchodilatatorisch*, lokale Vasokonstriktion, *zentral stimulierend.*

**Indikationen:**
▷ Spastische und asthmoide Bronchitis
▷ Zur Abschwellung der Nasenschleimhaut

**Kontraindikationen:**
◀ Hypertonus, Engwinkelglaukom, Prostataadenom m. Restharnbildung
◀ Thyreotoxikose, Angstzustände

**Nebenwirkungen:** Schlaflosigkeit, motor. Unruhe, Kopfschmerzen, Miktionsstörungen, Tachykardien, in höheren Dosen akuter Blutdruckanstieg, Herzrhythmusstörungen, Abhängigkeit.

**Rezeptur:** | Nr. 89 |

**Fertigpräparat:**

| Bezeichnung | Darreichung |
|---|---|
| **Cefedrin** | siehe Seite 137 |

## C.  Stechapfel – Datura stramonium L.

**Beschreibung:**
Der ca. 1 m hoch werdende giftige Stechapfel ist ein Nachtschattengewächs (Solanaceae) und bei uns häufig als Kübelpflanze zu finden. Er
trägt im Hochsommer trompetenförmige, weiße, duftende Blüten, die
stacheligen Fruchtkugeln enthalten die schwarzen Samen.

**Droge:** Folia Stramonii (Stramonii folium), *Stechapfelblätter*; Semen
Stramonii (Stramonii semen), *Stechapfelsamen.*

**Zubereitungsformen:**
- Folia Stramonii (Stramonii folium)
- Tinctura Stramonii (Stramon. tinct.)
- Urtinktur und homöopathische Aufbereitungen

Die Verwendung der Droge ist relativ selten, Anwendung findet die
*Folia Stramonii nitrata* als *Räuchermittel* beim Asthma bronchiale.

**Wirkung:** *Spasmolytisch* vor allem durch die Alkaloide Hyoscyamin und
Scopolamin.

**Kontraindikationen:**
s. S. 49 »Tollkirsche«

**Nebenwirkungen:** Mundtrockenheit, Hautrötung, Akkomodationsstörungen, Glaukomauslösung, Tachykardie, Miktionsbeschwerden,
zentralnervöse Störungen.

**Rezepturen:** | Nr. 89, 90, 91, 92

**Fertigpräparat:**

| Bezeichnung | Darreichung |
|---|---|
| **Asthmacolat** Tr./Sirup (Stechapfel, Adoniskraut, Arnika, Belladonna, Etofyllin, Ephedrin) | Tropfen: 3 × täglich 10–20; Im Anfall bis zu 40 Tropfen, auch zur Aerosolbehandlung; Sirup: Nach Lebensalter 3–5 × täglich 1–2 Teelöffel |

## 4.4 Rezepturen für Erkrankungen der Atemwege

### Schweißtreibender Tee

 **Rp.** Flor. Sambuci            100.0
D. S. 2 Eßl. auf $^1/_2$ l, mit kochendem Wasser überbrühen, 10 Minuten ziehen lassen und 1–2 Tassen oder mehr auf einmal trinken (nach WEISS, Lit. Nr. 40).

### Schweißtreibendes Teegemisch

 **Rp.** Flor. Sambuci
      Flor. Tiliae
      Flor. Chamomillae     $\overline{\overline{aa}}$ ad 100.0
M. f. spec. D. S. 2–3 Teel. mit $^1/_4$ l kochendem Wasser überbrühen, 10 Minuten ziehen lassen, heiß auf einmal trinken (aus Lit. Nr. 40).

### Salbeitee für Mundspülungen

 **Rp.** Fol. Salviae             50.0
D. S. 1 Teel. voll mit 1 Tasse heißem Wasser übergießen und nach 10 Minuten durch ein Teesieb geben. Alle 2 Stunden mit dem noch warmen Teeaufguß spülen oder gurgeln (nach WIDMAIER, aus Lit. Nr. 42).

### Gargarisma Chamomillae compositum

 **Rp.** Extr. Salviae fluid.
      Extr. Chamomill. fluid.    $\overline{\overline{aa}}$   20.0
D. S. 20–30 Tropfen auf 1 Trinkglas Wasser zum Mundspülen (aus Lit. Nr. 40).

### Adstringierende Gurgelmittel

70 **Rp.** Tinct. Tormentillae
      Tinct. Salviae           $\overline{\overline{aa}}$   10.0
D. S. $^1/_2$ Teel. voll auf 1 Glas Wasser zum Mundspülen (aus Lit. Nr. 40).

**Rp.** Tinct. Tormentillae
Tinct. Arnicae aa 20.0
D. S. 1 Teel. voll auf 1 Glas Wasser für Mundspülungen (aus Lit. Nr. 40).

## Zur Vorbeugung vor und bei grippalen und fieberhaften Infekten

 **Rp.** Echinacea θ
Eupatorium perfol. θ aa 10.0
D. S. Akut als Anfangsdosis 60 Tropfen nehmen, dann stündlich 10–20 Tropfen. Nach Abklingen der Symptome bzw. zur Vorbeugung 3 × tägl. 10–20 Tropfen einnehmen. Tropfen etwas im Munde belassen (aus Lit. Nr. 42).

## Hustensirup bei akutem Hustenreiz (besonders für Kinder geeignet)

 **Rp.** Sir. Altheae
Sir. Plantaginis lanc.
Mel. Foeniculi aa ad 100.0
D. S. Alle 2 Stunden 1 Teel. voll (aus Lit. Nr. 40).

## Hustentee bei akuter Tracheobronchitis

 **Rp.** Flor. Verbasci
Flor. Farfarae
Rad. Altheae
Fruct. Anisi aa ad 100.0
M. f. spec. D. S. 2 Teel. auf 1 Tasse Wasser, heiß überbrühen und 20 Minuten ziehen lassen; mehrmals tägl. 1 Tasse heiß trinken, eventuell mit Honig süßen (aus Lit. Nr. 40).

**Rp.** Fol. Farfarae
Flor. Malvae
Herb. Plantaginis aa 30.0
Flor. Verbasci ad 100.0
M. f. spec. D. S. 1 Eßl. voll mit 1 Tasse heißem Wasser übergießen. 10 Minuten bedeckt stehen lassen und abseihen. Mehrmals tägl. 1 Tasse frisch bereiteten Tee trinken (aus Lit. Nr. 42).

> **Spitzwegerichsirup bei Husten und Verschleimung besonders für Kinder**

 **Rp.** Extr. Plantag. lanc. fluid. 20.0
Mel foeniculi       30.0
Sirup. simpl.
Aquae purific.     $\overline{aa}$ ad 100.0
D. S. 3–5 × täglich 1–2 Teelöffel voll einnehmen (aus Lit. Nr. 42).

> **Brust- und Hustentee (NRF)
> zur Reizlinderung bei trockenem Husten**

 **Rp.** Fruct. Anisi       30.0
Fol. Farfarae      30.0
Lichinis island.     5.0
Rad. Liquiritiae   35.0
D. S. 1 Eßl. der Mischung mit 1 Tasse heißem Wasser übergießen, 10 Minuten bedeckt stehen lassen und abseihen. Mehrm. tägl. 1 Tasse frisch bereiteten Tee trinken.
Hinweis: Für die unmittelbare Verwendung kann durch Anstoßen der Anisfrüchte die Extraktion des äth. Öls erhöht werden (aus Lit. Nr. 42).

> **Anregung der Expektoration bei subakuter bis chronischer Bronchitis**

 **Rp.** Extr. Primul. fluid.
Extr. Thymi fluid.   $\overline{aa}$ 20.0
D. S. 3 × tägl. 20 Tropfen (aus Lit. Nr. 40).

 **Rp.** Rad. Primulae
Herb. Thymi
Herb. Plantagin. lanc. $\overline{aa}$ ad 100.0
M. f. spec. D. S. 1 gehäufter Teel. auf 1 Tasse, heiß überbrühen,
20 Minuten ziehen lassen; 3 Tassen täglich trinken (aus Lit. Nr. 40).

**Rp.** Flor. Primulae
Rad. Saponariae $\overline{aa}$ 10.0
Fol. Malvae
Fruct. Anisi
Rad. Pimpinellae
Flor. Verbasci $\overline{aa}$ ad 100.0
M. f. spec. D. S. 1 Eßl. voll mit ¼ l kochendem Wasser übergießen,
10 Minuten ziehen lassen, 3 × tägl. 1 Tasse trinken, evtl. mit Honig süßen
(aus Lit. Nr. 42).

 **Rp.** Sirupi Altheae 30.0
Liqu. Ammonii anisati 5.0
Aqu. dest. ad 200.0
M. D. S. 2stündlich 1 Eßlöffel voll, vor Gebrauch schütteln (aus Lit.
Nr. 40).

## Hustentee bei Krampf- und Keuchhusten

 **Rp.** Herb. Thymi
Herb. Droserae
Herb. Eryngii plan. (Mannstreukraut)
Fruct. Anisi $\overline{aa}$ ad 100.0
D. S. 1 Teel. auf 1 Tasse Wasser, kurz heiß überbrühen und 20 Minuten
ziehen lassen, mehrmals täglich 1 Tasse (aus Lit. Nr. 40).

## Codein-Tropfen

**Rp.** Codein. phosphoric. 0.5
Aqua Amygdal. amar. dil. ad 20.00
(Bittermandelwasser)
D. S. Ein- bis mehrmals tägl. 10–15 Tr. bei starkem Hustenreiz (aus Lit.
Nr. 40).

## Brustbalsam

**Rp.** Ol. Thymi
Ol. Rosmarini
Ol. Eucalypt. $\overline{aa}$ 2.0
Ol. Camphorat. ad 50.0
D. S. Zur Einreibung von Brust und Hals (aus Lit. Nr. 40).

## Öle zur Inhalation bei grippalen Infekten

**Rp.** Ol. Niauli                6.0
Ol. Salviae            8.0
Ol. Thymi             1.0
D. S. 3–5 Tropfen der Mischung in eine große Schüssel mit heißem Wasser geben und mehrmals täglich inhalieren (nach FISCHER-RIZZI, Lit. Nr. 9).

**Rp.** Ol. Eucalyp.
Ol. Pini pumil.
Ol. Citr. lim.         $\overline{aa}$   15.0
D. S. Zur Dampfinhalation 3–5 Tr. in eine große Schüssel mit heißem Wasser geben (nach FISCHER-RIZZI, Lit. Nr. 9).

## Expektorationsförderndes Inhalationsmittel

**Rp.** Olei Eucalypti         10.0
D. S. 20 Tropfen mit heißem Wasser inhalieren (aus Lit. Nr. 2).

## Öl zur Sauna für die Atemwege und zur Abwehrsteigerung

**Mischung aus:** Ol. Eucalypti     4 Tropfen
Ol. Citr. lim.     6 Tropfen
Ol. Pini pum.     8 Tropfen
Ol. Juniperi     2 Tropfen
Ol. Myrti        2 Tropfen
Ol. Salviae      2 Tropfen
S. 5–6 Tropfen der Mischung auf eine Kelle Wasser geben und über die heißen Saunasteine gießen (nie das Öl unverdünnt auf die Steine gießen, da leicht entflammbar). Die Mischung reicht für ca. 4–5 Anwendungen (nach FISCHER-RIZZI, Lit. Nr. 9).

## Tincturae antiasthmaticae

**Rp.** Tinct. Stramonnii        10.0
Tinct. Ephedrae     ad   30.0
D. S. Im Anfall mehrmals 20 Tropfen, zur Dauerbehandlung 3 mal täglich 20–30 Tropfen (aus Lit. Nr. 40).

**Rp.** Tinct. Stramonii        20.0
Tinct. Belladonnae
Tinct. Primulae
Tinct. Chelidonii
Liqu. Ammon. anis.    $\overline{aa}$   10.0
D. S. 3 mal täglich 30 Tropfen (aus Lit. Nr. 40).

## Hustentropfen bei Asthma bronchiale, spastischer Bronchitis und Lungenemphysem

 **Rp.** Codein. pur.                    0.2
     Tinct. Belladonnae
     Tinct. Stramonii            $\overline{aa}$    5.0
     Extr. Primulae fluid.        ad    30.0
D. S. 3–4 mal täglich 10 Tropfen (aus Lit. Nr. 40).

## Räuchertee bei Asthma bronchiale

 **Rp.** Fol. Stramonii nitrat.         100.0
S. Beim Anfall 1 Teelöffel voll *abbrennen* und den Rauch *einatmen* (aus Lit. Nr. 40).

**Tabelle 3. Erkrankungen der Atemwege**

Legende:
- ● gut geeignet
- ○ geeignet
- ▶ stärker
- ▷ schwächer

| Wirkung | Anis | Arnika | Bibernelle | Brechwurzel | Campher | Eibisch | Efeu | Eichenrinde | Eucalyptus | Fichtennadel | Holunder | Huflattich | Hundsrose | Isländisches Moos | Kamille, echte | Kiefernnadel | Königskerze | Latschenkiefer |
|---|---|---|---|---|---|---|---|---|---|---|---|---|---|---|---|---|---|---|
| zur Inhalation | | | | | ● | | ○ | ● | ● | | | | | | ● | ● | | ● |
| Gurgelmittel | | ● | | | | ● | | ● | | | | ○ | | | ● | | | |
| giftig | | | | | | | ▷ | | | | | | | | | | | |
| Allergien möglich | | ▶ | | | | | | | | | | | | ▷ | | | | |
| Droge, verwendeter Pflanzenteil | F | B | W | W | Ö | Bl,W | Bl | R | Bl,Ö | Ö | B | Bl,B | F,S | Flechte | B | Ö | B | Ö |
| ZNS-wirksam | | | | | ○ | | | | | | | | | | | | | |
| virostatisch | | | | | | | | | | | | | | | | | | |
| vermizid | | | | | | | | | | | | | | | | | | |
| spasmolytisch | ● | | | | | ● | | ● | | | | | | | ● | | | |
| sekrotolytisch | | | ○ | ○ | ● | | | ● | ● | ● | | | | | | ● | | ● |
| sedierend | | | | | | | | | | | | | | | | | | |
| schweißtreibend | | | | | | | | | | | ● | | | | ○ | | | |
| schweißhemmend | | | | | | | | | | | | | | | | | | |
| schleimhaltig | | | | | | ● | | | | | | ● | | ● | | | ● | |
| reizlindernd | | | | | | ● | | | | | | ● | | ● | | | ● | |
| lokal hyperämisier. | | | | | ○ | | | ● | ● | | | | | | | ● | | ● |
| fungistatisch | | | | | | | | | | | | | | | | | | |
| expektorierend | ● | | ○ | ● | ○ | | | ● | ● | ● | | | | | | | ○ | ● |
| emetisch | | | | ● | | | | | | | | | | | | | | |
| bronchodilatierend | | | | | | | | | | | | | | | | | | |
| antitussiv | | | | | | ● | | | | | | | | | | | | |
| antiphlogistisch | | ● | | | | | | | | | | | | | | ● | | ● |
| antibakteriell | ○ | ● | | | | | | ● | ● | | | | | ● | | ● | | ● |
| astringierend | | | | | | | | ● | | | | | | | | | | |
| abwehrsteigernd | | ○ | | | | | | | | ○ | | | ○ | | | | | |

| | Droge |
|---|---|
| Lebensbaum | K |
| Linde | B |
| Malve | B, Bl |
| Meerträubel | K |
| Minze | Ö |
| Myrthe | Bl, Ö |
| Niaolibaum | Ö |
| Ratanhia | W |
| Salbei | Bl |
| Schlafmohn | F |
| Schlüsselblume | B, W |
| Seifenkraut | W |
| Sonnenhut | K, W |
| Sonnentau | K |
| Spitzwegerich | K |
| Stechapfel | Bl, S |
| Thymian | K, Ö |
| Tormentill | W |
| Veilchen | W |
| Walnuß | Bl |
| Wilder Indigo | W |
| Zahnstocherammei | F |
| Zitrone | Ö |
| Zypresse | Ö |

Droge: Bl = Blätter, B = Blüten, F = Früchte, K = Kraut, R = Rinde, S = Samen, W = Wurzel, WS = Wurzelstock, Z = Zwiebel

147

# 5. Erkrankungen der Nieren, ableitenden Harnwege und der Prostata

## 5.1 Pflanzen zur Anregung der Diurese

Pflanzliche Diuretika zur Durchspülungstherapie bei Entzündungen der Harnorgane und Steinleiden sind:

**A.** **Goldrute – Solidago virgaurea** L.

**Beschreibung:**
Der ausdauernde Korbblütler (Asteraceae) wird 60–100 cm hoch, wächst an Waldlichtungen, Gebüschen, trockenen Wiesen und hat von Juli bis Oktober zahlreiche kleine rispen- oder traubenförmig angeordnete gelbe Blüten.

**Droge:** Herba Virgaureae (Virgaureae herba), *Goldrutenkraut*. Oft auch als *Herba Solidaginis* (Solidaginis herba) bezeichnet, wobei auch andere Goldrutenarten (S. canadensis, S. gigantea) zur Bereitung der Droge verwendet werden.

**Zubereitungsformen:**
- Herba Solidaginis (Solidaginis herba)
- Tinctura Solidaginis (Solidag. tinct.)

**Wirkung:** *Diurese* durch unmittelbare Leistungssteigerung der Nieren; antiphlogistisch und spasmolytisch. Enthalten sind Saponine und Gerbstoffe.

**Indikationen:**
Anregung der Diurese bei
▷ Akuter Nephritis
▷ Anurie
▷ Oligurie

**Vorsicht** bei *chronischer Nephritis*, da die Nieren zu keiner Leistungssteigerung mehr fähig sein könnten.

**Rezepturen:** | Nr. 93, 101 |

148

**Fertigpräparate:**

| Bezeichnung | Darreichung |
|---|---|
| **Nephrisol mono** Lqu.<br>(Monopräparat) | 3 × täglich 1 Teel. (5 ml)<br>mit etwas Flüssigkeit |
| **Aqualibra** Filmtabl.<br>(Goldrute, Orthosiphon, Hauhechel) | 3 × täglich 1–2 Filmtabl. mit<br>reichlich Flüssigkeit |
| **Heweberberol-Tee**<br>(Goldrute, Birkenblätter, Hauhechel,<br>Orthosiphon, Rotes Sandelholz, Süßholz) | 3–4 × täglich 1 Tasse frisch<br>bereiteten Tee |

## B. Katzenbart – Orthosiphon aristatus MIQUEL (Koemis Koetjing)

**Beschreibung:**
Der bis 1 m hoch werdende Lippenblütler (Lamiaceae) kommt auf den Sudaninseln und in Australien wild vor. Die langen, aus den hellvioletten Blüten heraushängenden Staubfäden haben der Pflanze den Namen Katzenbart gegeben; gebräuchlich ist auch die Bezeichnung »indischer Nierentee«.

**Droge:** Folia Orthosiphonis (Orthosiphonis folium), *Orthosiphonblätter* (Indischer Nierentee, Koemis-Koetjing).

**Zubereitungsformen:**
● Folia Orthosiphonis (Orthosiphonis folium).

**Wirkung:** *Diurese*, mit gleichzeitiger Ausscheidungssteigerung von NaCl und stickstoffhaltigen Substanzen; gering spasmolytisch.

**Indikationen:**
▷ Nieren- und Blasenkatarrh
▷ Zystitis
▷ Reizblase
▷ Chronische Nephritis
▷ Beginnende Schrumpfniere
▷ Nierengrieß (auch vorbeugend)

**Kontraindikationen:**
◀ Ödeme durch eingeschränkte Herz- und Nierenfunktion

**Rezeptur:** | Nr. 94 |

**Fertigpräparate:**

| Bezeichnung | Darreichung |
|---|---|
| **Late Orphon** Tee (Monopräparat) | 2–3 × täglich 1 Tasse |
| **Nephronorm Med** Drg. (Monopräparat) | 3 × tägl. 2–4 Drg. |
| **Hevert Blasen- und Nieren-Tee** (Orthosiphon, Bärentraube, Birke, Schachtelhalm, Hauhechel, Quecke, Bohnenhülsen, Lindenblüten, Kornblumen) | 3 × täglich 1 Tasse möglichst heißen Tees trinken |
| **Uro Fink Nieren- und Blasentee** Btl. (Orthosiphon, Goldrute, Birkenblätter, Bärentraubenblätter, Schwarze Johannisbeere) | 3–5 × täglich 2 Tassen |
| **Aqualibra** Filmtabl. | siehe Seite 149 |
| **Heweberberol-Tee** | siehe Seite 149 |

## C.    Wacholder – Juniperus communis L.

**Beschreibung:**

Der immergrüne Baum oder Strauch ist ein Zypressengewächs (Cupressaceae) von säulenförmigem Wuchs. Aus den männlichen und weiblichen Blüten entwickeln sich im 3. Jahr die reifen Samen, aus denen die Scheinbeeren (Beerenzapfen) entstehen. Ihre Heimat sind gemäßigte bis kalte Zonen der nördlichen Hemisphäre.

**Droge:** Fructus Juniperi (Juniperi fructus), *Wacholderbeeren*. Sie riechen angenehm würzig und schmecken anfangs schwach süßlich, dann harzig und bitter.

**Zubereitungsformen:**
- Fructus Juniperi (Junip. fruct.)
- Oleum Juniperi (Junip. aetherol.)
- Tinctura Juniperi (Junip. tinct.)
- Spiritus Juniperi (Junip. spirit.)
- Succus Juniperi inspissatus = *Wacholdermus* (morgens und abends 1 Eßlöffel voll)

**Wirkung:** *Diuretisch*; der Angriffspunkt des ätherischen Öls liegt direkt im Nierenparenchym (d. h. es ist ein Nierenreizmittel); mild tonisierend und expektorierend.

**Indikationen:**

▷ Förderung der Diurese, besonders bei Erkrankungen des
▷ Bewegungsapparates
▷ Rheumatische Erkrankungen (äußerlich)

**Kontraindikationen:**

◀ Akute Nephritis
◀ Schwangerschaft

**Nebenwirkungen:** In höheren Dosen Nierenreizungen und Nierenblutungen möglich (Anwendung auf max. 6 Wochen beschränken); Anregung von Uteruskontraktionen.

**Rezepturen:** | Nr. 95, 98, 103, 107 |

**Fertigpräparate:**

| Bezeichnung | Darreichung |
|---|---|
| **Roleca Wacholder-Öl 50 mg** Kps. (Wacholderbeeröl) | 1–3 × täglich 1 Kapsel zum Essen unzerkaut |
| **Salus Nieren-Blasen-Tee Kräutertee Nr. 23** (Wacholder, Birkenblätter, Orthosiphon, Ackerschachtelhalm, Goldrute, Ringelblume, Kornblume) | 2–3 × täglich 1 Tasse |

## D.    Ackerschachtelhalm – Equisetum arvense L.

**Beschreibung:**

Das Schachtelhalmgewächs (Equisetaceae) hat einen tief im Boden verlaufenden Wurzelstock, einen 10–25 cm hohen Frühjahrstrieb und ab Mai einen bis zu 50 cm hohen, quirlig verästelten Sproß. Es liebt sandige und lehmige Böden und wächst überall an Böschungen, Bahndämmen, Wiesen, Äckern.

**Droge:** Herba Equiseti (Equiseti herba), *Schachtelhalmkraut*. Es schmeckt leicht bitter und knirscht beim Kauen zwischen den Zähnen.

**Zubereitungsformen:**
- Herba Equiseti (Equiseti herba)
- Extr. Equiseti fluid. (Equis. extr. fluid.)
- Tinctura Equiseti (Equis. tinct.)

**Wirkung:** Enthält *Kieselsäure*, z.T. in löslicher Form, Flavonoide, Saponine; wirkt mild *diuretisch, stoffwechselanregend,* mit besonders günstigem Einfluß auf das Bindegewebe.

**Indikationen:**
▷ Förderung der Diurese bei akuten und chronischen Infektionen
▷ der Harnwege (Uretritis, Zystitis)
▷ Ödeme (Posttraumatisch und statisch)
▷ Stoffwechselleiden
▷ Äußerlich: Als Bad bzw. Sitzbad bei schlecht heilenden Wunden,
▷ Frostbeulen, Pelvipathia vegetativa (siehe Kapitel 6.5.4)

**Rezepturen:** Nr. 97, 98, 102, 106

**Fertigpräparate:**

| Bezeichnung | Darreichung |
| --- | --- |
| **Salus Zinnkraut-Tropfen** (Monopräparat) | 2–3 × täglich 10–20 Tropfen |
| **Cystinol** Lsg. (Schachtelhalm, Birkenblätter, Goldrute, Bärentraubenblätter) | 3 × täglich 1 Meßkappe *Kinder 12–16 J.:* 2 × tägl. 1 Meßkappe; *Kinder 7–12 J.:* 3 × tägl. $^1/_2$ Meßkappe; *Kinder 2–6 J.:* 2 × täglich $^1/_2$ Meßkappe |
| **Nephro-loges** Liqu. (Schachtelhalm, Goldrute, Hauhechel, Petersilie) | 3 × täglich 1 Teelöffel voll |
| **Nieron-Tee N** tassenfertig (Schachtelhalm, Birkenblätter, Löwenzahn, Hauhechel) | 1–2 Teelöffel Pulver pro Tasse, alle 2 Stunden, maximal 5 Tassen pro Tag |
| **Salus Nieren-Blasen-Tee** | siehe Seite 151 |

## E.  Hauhechel – Ononis spinosa L.

**Beschreibung:**

Die ausdauernde Pflanze ist ein Schmetterlingsblütengewächs (Fabaceae), wird 30–60 cm hoch, der Stengel ist meist mit Dornen besetzt. Von Juni bis September trägt sie rosa oder rote Blüten und liebt kalkhaltigen lehmigen Boden.

**Droge:** Radix Ononidis (Ononidis radix), *Hauhechelwurzel.*

**Zubereitungsformen:**
- Radix Ononidis (Ononidis rad.)
- Extr. Ononidis fluidum (Onon. extr. fluid.)
- Tinctura Ononidis (Onon. tinct.)

**Wirkung:** *Mild diuretisch.*

**Indikationen:**
▷ Förderung der Diurese bei Blasen- und Nierenbeckenkatarrhen
▷ Harngries
▷ Prophylaxe bei Harnsteinen
▷ Stoffwechselleiden

**Rezepturen:** | Nr. 98, 99 |

**Fertigpräparate:**

| Bezeichnung | Darreichung |
|---|---|
| **Hevert Blasen-Nieren-Tee** | siehe Seite 150 |
| **Heweberberol-Tee** | siehe Seite 149 |


## F.  Petersilie – Petroselinum crispum (MILL.) NYMAN

**Beschreibung:**

Der Doldenblütler (Apiaceae) ist nicht nur ein bekanntes Küchengewürz, sondern auch eine bedeutende Heilpflanze. Medizinisch verwendet werden vorwiegend die kümmelähnlichen Früchte.

**Droge:** Fructus Petroselini (Petroselini fructus), *Petersilienfrüchte*; Radix Petroselini (Petroselini radix), *Petersilienwurzel.*

**Zubereitungsformen:**

- Fructus Petroselini (Petroselini fruct.)
- Radix Petroselini (Petroselini rad.)
- Aqua Petroselini (Petroselini aqu.)

**Wirkung:** *Diuretisch* (direkte Reizung des Nierenparenchyms durch das ätherische Öl); *tonussteigernd* auf die Uterusmuskulatur.

**Indikationen:**

▷ Förderung der Diurese

**Kontraindikationen:**

◄ Schwangerschaft, Nierenparenchymerkrankungen

**Nebenwirkungen:** In höheren Dosen wirkt das ätherische Öl zentral erregend, reizend auf den Magen-Darm-Trakt und abortiv; Allergie.

**Rezepturen:** Nr. 97, 98, 103, 107

**Fertigpräparate:**

| Bezeichnung | Darreichung |
| --- | --- |
| **Kneipp Pflanzendragees Petersilie** (Monopräparat) | 3 × täglich 1–2 Dragees nach den Mahlzeiten |
| **Nephro-Loges** | siehe Seite 152 |
| **Nephrubin** | siehe Seite 159 |

## G. Liebstöckel – Levisticum officinale W. D. J. Koch

**Beschreibung:**

Das ausdauernde Doldengewächs (Apiaceae) wird bis zu 2 m hoch und kommt in ganz Europa vor. Kultiviert wird es in Gärten auf feuch-tem, tiefgründigem, nährstoffreichem Boden. Die Blätter werden als Küchenkraut verwendet.

**Droge:** Radix Levistici (Levistici radix), *Liebstöckelwurzel.*

**Zubereitungsformen:**

- Radix Levistici (Levistici rad.).

**Wirkung:** *Mild diuretisch*; verdauungsfördernd.

**Indikationen:**

▷ Förderung der Diurese
▷ Verdauungsbeschwerden

**Nebenwirkungen:** Photosensibilisierung möglich.

**Rezeptur:** | Nr. 99 |

**Fertigpräparat:**

| Bezeichnung | Darreichung |
|---|---|
| **Canephron N** Tr./Drg. (Liebstöckel, Tausendgülden-kraut, Rosmarin) | *Erwachsene:* 3 × täglich 50 Tropfen/ 2 Dragees; *Schulkinder:* 3 × täglich 25 Tropfen/ 1 Dragee; *Kleinkinder:* 3 × täglich 15 Tr.; *Säuglinge:* 3 × täglich 10 Tropfen |

**H. Birke – Betula pendula** ROTH **(Hängebirke) und Betula pubescens** EHRH. **(Moorbirke)**

**Beschreibung:**
Die Birkengewächse (Betulaceae) sind schlankwüchsige, 25–30 m hoch werdende Bäume und sind in ganz Mittel- und Nordeuropa heimisch.

**Droge:** Folia Betulae (Betulae folium), *Birkenblätter.*

**Zubereitungsformen:**

● Folia Betulae (Betulae folium)
● Extractum Betulae (Betulae extract.)
● Tinctura Betulae (Betulae tinct.)

**Wirkung:** *Diuretisch*; der Birkenholzteer wirkt hautreizend.

**Indikationen:**

▷ Harnwegserkrankungen (Anregung der Diurese)
▷ Rheumatische Erkrankungen und Stoffwechselleiden
▷ Hauterkrankungen (Äußerlich)

**Rezepturen:** | Nr. 101, 102 |

**Fertigpräparate:**

| Bezeichnung | Darreichung |
|---|---|
| **Cystinol** | siehe Seite 152 |
| **Heweberberol** | siehe Seite 149 |
| **Nephrubin** | siehe Seite 159 |
| **Nieron Tee N** | siehe Seite 152 |
| **Uro Fink Nieren- und Blasentee** | siehe Seite 150 |

## 5.2 Pflanzen zur Behandlung von Blasen- und Nierenentzündungen

Neben den in Kap. 5.1 genannten, diuretisch wirkenden Pflanzen als Durchspülungstherapie bei chronischen Entzündungen, werden Arbutin und andere Phenylglykoside enthaltende Drogen zur *Desinfektion der Harnwege* verabreicht:

**A.    Bärentraube – Arctostaphylos uva-ursi** (L.) SPRENG.

**Beschreibung:**
Das auch *Moosbeere* genannte Heidekrautgewächs (Ericaceae) wird 30–100 cm hoch, die Zweige kriechen meist am Boden. Aus den weißen Blüten entwickeln sich im Herbst die roten Beerenfrüchte. Die Bärentraube liebt leicht sauren Boden und kommt in Nadelwäldern, Mooren und Heiden Norddeutschlands, aber auch Bayerns vor.

**Droge:** Folia Uvae ursi (Uvae ursi folium), *Bärentraubenblätter*. Sie schmecken schwach bitter und zusammenziehend.

**Zubereitungsformen:**
● Folia Uvae ursi (Uvae ursi folium)
● Extractum Uvae ursi fluidum (Uvae ursi extr. fluid.)
● Tinctura Uvae ursi (Uvae ursi tinct.)

**Wirkung:** Bei alkalischem Harn (durch Gabe von Natriumhydrogenkarbonat kurzfristig erreichbar) entsteht aus dem Hauptwirkstoff *Arbutin* freies *Hydrochinon*, mit guter *antibakterieller* Wirkung; durch Gehalt an Gerbstoffen magenreizend.

156

**Indikationen:**

▷ Akute und chronische Infektionen der Harnwege
▷ Urethritis
▷ Reizblase
▷ Cystitis
▷ Adjuvans bei Cystopyelitis

**Nebenwirkungen:** Übelkeit und Erbrechen.

**Rezepturen:** Nr. 104, 106

**Fertigpräparate:**

| Bezeichnung | Darreichung |
| --- | --- |
| **Uvalysat Bürger** Tr. (Monopräparat) | 3 × täglich 30–40 Tropfen |
| **Cystinol** | siehe Seite 152 |
| **Heweberberol** | siehe Seite 149 |
| **Uro Fink Nieren- und Blasentee** | siehe Seite 150 |

**Bemerkungen:** Der *Kaltauszug* ist besser verträglich (s. a. Rezept Nr. 104).

**B.    Preiselbeere – Vaccinium vitis-idaea L.**

Ähnliche harndesinfizierende Wirkung wie die Bärentraubenblätter haben die *Blätter* (Folia Vitis idaeae) der Preiselbeere durch den Gehalt an *Arbutin* und *Gerbstoff.*

**Indikationen:**

▷ Harnwegsinfektionen (nach WEISS besonders geeignet bei Cystitiden Querschnittsgelähmter).

**Anwendung:** Als Teeaufguß oder Kaltmazerat.

**Rezeptur:** Nr. 105

**C.  Buccostrauch – Barosma betulina** BARTL. et M. L. WENDL

Harndesinfizierend wirken auch die *Blätter* (Folia Bucco) des Bucco-strauches als Aufguß oder Extr. Bucco fluidum.

**D.  Sandelholzbaum – Santalum album** L.

Es wirkt das *ätherische Öl* des Weißen Sandelholzes (Lignum Santali album) harndesinfizierend, enthalten in dem Monopräparat **Gelosantal**.

**E.  Kapuzinerkresse – Tropaeolum majus** L.

Das Benzylsenföl des *Krautes* (Herba Tropaeoli) der Kapuzinerkresse hat antibiotische Wirkungen auf Harn- u. Atemwege (enthalten im Präparat **Angocin Anti-Infekt**).

*Spasmolytische* Wirkung bei Entzündungen der Harnorgane hat:

**F.  Kahles Bruchkraut – Herniaria glabra** L. und
      **Behaartes Bruchkraut – Herniaria hirsuta** L.

**Beschreibung:**
Die kleine unscheinbare Pflanze zählt zu den Nelkengewächsen (Caryophyllaceae). Sie kommt bei uns überall an Wegen, Äckern, Böschungen vor.

**Droge:** Herba Herniariae (Herniariae herba), *Bruchkraut.* Großer Wirkungsverlust beim Trocknen (hoher Gehalt an ätherischen Ölen).

**Zubereitungsformen:**
● Herba Herniariae (Herniariae herba)

**Wirkung:** *Spasmolytisch* und *mild diuretisch.*

**Indikationen:**
▷ Akute und chronische Nephro- und Cystopathien
▷ Besonders bei Krampfzuständen von Blase und Harnleiter

**Rezeptur:**  | Nr. 107 |

158

**Fertigpräparate:**

| Bezeichnung | Darreichung |
|---|---|
| **Nephrisol** Tr. (Bruchkraut, Bärentraube, Boldo) | 3 × täglich 15–25 Tropfen *Akut:* Stündlich |
| **Hernia-Tee** (Bruchkraut, Schachtelhalm, Bärentraube) | 3 × täglich 2 Eßlöffel Tee mit $^1/_2$ l Wasser aufkochen, absetzen lassen und warm trinken *Kinder:* 3 × tgl. 1 Eßlöffel voll |
| **Nephrubin-Tee** (Bruchkraut, Weidenrinde, Roßkastanien-, Holunder-, Lindenblüten, Birkenblätter, Petersilienfrüchte, Tausendgüldenkraut, Selleriewurzel, Orthosiphonblätter, Guajakholz) | 1 Teel. Tee oder 1 Teebtl. je Tasse. Morgens u. abends je 1 Tasse voll schluckweise trinken |

## 5.3 Pflanzen zur Behandlung von Nieren- und Harnleitersteinen

Hilfreich bei der Behandlung akuter Nierenkoliken können, neben konventioneller Analgesie und/oder Spasmolyse, ein sehr heißes Bad oder sehr heiße Umschläge in der Nierengegend sein. Bewährt hat sich auch die **spasmolytische Wirkung** von heißem **Kamillentee**, langsam, schluckweise getrunken.

**Antiödematös** soll die Verabreichung das Aescins der **Roßkastanie**, als Fertigpräparat **Reparil** (Amp./Drg.), wirken und damit das Tiefertreten des Steines erleichtern.

Nach Abklingen des akuten Schmerzzustandes empfiehlt sich die **Anregung der Diurese** durch sog.»*Wasserstöße*«. Geeignet dafür ist der

**Löwenzahn** | Rezeptur Nr. 107 |, das **Tausendgüldenkraut** (s. S. 38)

oder ein *handelsüblicher Nierentee*, der wegen der milden kontraktionsfördernden Wirkung auf den Harnleiter eine tonisierende Bitterstoffpflanze enthalten sollte (z. B. **Nephrubin-Tee** s. oben oder **Nieron-Tee N** s. S. 152).

Zur *Rezidivprophylaxe* nach Steinabgang ist die kontinuierliche Anregung der Diurese mit einem der o. g. Nierentees am besten geeignet. Dabei soll das tägliche Harnvolumen mindestens 1.5 bis 2.0 l, noch besser 2.5 l betragen.

Da die Steinbildung auch vom Harn-pH abhängt, ist durch entsprechende Getränkeauswahl bei Zystein- und reinen Uratsteinen eine Prophylaxe oder Auflösung möglich. Harnalkalisierend wirken dafür Fruchtsäuren enthaltende *Säfte* (vorwiegend aus *Citrusfrüchten*) und *Tees* (aus *Hagebutten* – Fructus Cynosbati oder *Hibiscusblüten* – Flores Hibisci, s. S. 117).

## A.  Krapp – Rubia tinctorum L.

**Beschreibung:**
Die alte Färberpflanze (daher auch der Name *Färberröte*) gehört zur Familie der Rötegewächse (Rubiaceae). Ihr niederliegendes Kraut wird bis zu 1 m lang, durch steife rückwärtsgerichtete Haare kann sie an anderen Pflanzen emporklettern.

**Droge:** Radix Rubiae tinctorum (Rubiae tinctorum radix), *Krappwurzel*, Färberwurzel.

**Zubereitungsformen:**
- Radix Rubiae tinctorum (Rubiae tinct. rad.)
- **Extractum Rubiae tinctorum fluidum** (Rubiae tinct. extr. fluid.) (2 × täglich 20 Tropfen)
- Tinctura Rubiae tinctorum (Rubiae tinct. tinctura)
- Pulvis Rubiae tinctorum (Rubiae tinct. pulv.)

**Wirkung:** Die enthaltene Ruberythrinsäure reduziert durch Chelatbildung $Ca^{++}$ und $Mg^{++}$ Ionen im Harn und wirkt dadurch einer Bildung von (Kalzium-)steinen entgegen; *Spasmolyse.*

**Indikationen:**
▷ Prophylaxe (und Austreibung) von Nieren- und
▷ Harnleitersteinen

**Nebenwirkung:** Rotfärbung des Harns.

**Kontraindikation:**
◀ Allergie gegen Färberröte.

**Rezeptur:** | Nr. 108 |

**Fertigpräparat:**

| Bezeichnung | Darreichung |
|---|---|
| **Hewesabal novo** Tr. (Krapp θ-D1, Bucco θ-D1, Kürbis θ, Schachtelhalm θ, Wachholder θ, Petersilie θ, Pappel θ, Sägepalme θ-D1, Goldrute θ, Brennessel θ) | akut: 1–2 Tage lang $^1/_2$–1 stdl. 20 Tr. mit viel (heißem) Wasser ab 3. Tag: 6 × 30 Tr. dann: 3 × 30 Tr. |

Einen *spasmolytischen Effekt* auf die Harnwege zeigt auch der bereits bei der Behandlung der Asthma bronchiale (s. S. 137) besprochene **B. Zahnstocherammei (Bischofskraut) – Ammi visnaga.**

**Fertigpräparat:**

| Bezeichnung | Darreichung |
|---|---|
| **Urol S** Kps. (Bischofskraut, Goldrute, Löwenzahn) | 3 × 2 Kps. tägl., bei Entwicklung einer Nierenkolik sofort zusätzlich je 2 weitere Kps. im Abstand von 5–10 Minuten zum Abklingen der Schmerzen. |

## 5.4 Pflanzen zur Behandlung von Prostataerkrankungen und der Reizblase

### 5.4.1 Pflanzen zur Behandlung der benignen Prostatahyperplasie

Die Beschwerden der Stadien I und II der benignen Prostatahyperplasie sind phytotherapeutisch gut behandelbar. Wenngleich die Phytotherapeutika keinen Einfluß auf das Adenomwachstum haben, vermögen sie doch die klinischen Beschwerden (verzögerter Miktionsbeginn, Abschwächung des Urinstrahls, häufiges Wasserlassen tags und nachts) wesentlich zu bessern, da diese gerade im Anfangsstadium meist durch Kongestionen und Anschwellen der Prostata ausgelöst werden. Auf diesem *dekongestionierenden Effekt* beruht die Hauptwirkung pflanzlicher Prostatamittel.

## A. Kürbis – Cucurbita pepo L.

**Beschreibung:**

Das einjährige Kürbisgewächs (Cucurbitaceae) ist in Nord- und Mittelamerika beheimatet und wird heute weltweit als Gartenkürbis kultiviert. Aus den großen gelben Blüten entwickeln sich von August bis September die im Durchmesser 15–40 cm großen, gelb-orangen Kürbisse.

**Droge:** Semen Cucurbitae (Cucurbitae semen), *Kürbissamen*; er schmeckt süßlich, schleimig und ölig.

**Zubereitungsformen:**

• Semen Cucurbitae excorticatus totus (Cucurbitae semen excort. tot.)
• Semen Cucurbitae incorticatus totus (Cucurbitae semen incort. tot.)

**Wirkung:** Enthalten sind fettes Öl, Phytosterine, darunter *Sitosterin*, $\beta$- und $\alpha$-Tocopherol und *Selen*, mit regulierendem Einfluß auf Miktionsstörungen; *Cucurbitin* mit vermifuger Wirkung.

**Indikationen:**

▷ Miktionsbeschwerden bei Prostataadenom, Stadium I und II
▷ Reizblase

**Rezeptur:** | Nr. 109 |

**Fertigpräparate:**

| Bezeichnung | Darreichung |
|---|---|
| **Granufink Kürbiskerne** (Monopräparat) | Täglich 1–2 Eßlöffel, morgens und abends, zerkaut oder gemahlen mit Flüssigkeit |
| **Granufink Kürbiskern Granulat** (Monopräparat) | Täglich 3 gehäufte Eßlöffel gut zerkaut |
| **Postamed** Tabl. (Kürbiskerne, Goldrute, Espe) | 3 × 2–4 Tabletten ganz oder zerkaut m. etw. Flüssigkeit |
| **Prosta Fink N** Kps. (Kürbiskerne, Sägepalmfrüchte) | 3 × täglich 1 Kapsel |

## B. Sägepalme – Serenona repens SMALL (Sabal serrulata)

**Beschreibung:**
Die Säge- oder Zwergpalme (Familie: Arecaceae) ist in den Mittelmeerländern beheimatet. Ihre dunkelroten, beerenartigen Früchte enthalten
ein ätherisches und ein fettes Öl.

**Droge:** Fructus Sabalis serrulati (Sabalis serrulati fructus), *Sägepalm-
früchte.*

**Zubereitungsformen:**
● Die Verwendung der Droge ist nicht üblich.

**Wirkung:** Liposteroide, u. a. das *β-Sitosterin*, wirken antiphlogistisch,
spasmolytisch, tonisierend auf Blasenhals und Prostata.

**Indikationen:**
▷ Prostatahypertrophie
▷ Prostataneurose
▷ Prostatitis
▷ Reizblase

**Fertigpräparate:**

| Bezeichnung | Darreichung |
| --- | --- |
| **Remigeron** Kps./Tr. (Monopräparat) | 2 × tägl. 1 Kps. oder 1 ml (≙16 Tr.) |
| **Strogen S/-uno** Kps. (Monopräparat) | 2 × täglich 1 Kapsel 1 × abends 1 Kps. uno |
| **Urgenin Cucurbitae oleum** Kps. (Sägepalme) | 3 × tgl. zu d. Mahlzeiten 2 Kps. unzerkaut m. etw. Flüssigkeit |
| **Prostagutt** Tr./forte Kps. (Sägepalme, Brennessel, Zitterpappel) | 3 × 20 Tr. tägl./2 × 1 Kps. tägl. |
| **Prosta Fink N** Kps. | siehe Seite 162 |

## C. Hypoxis rooperi L.

**Beschreibung:**

Die mit den Spargelgewächsen verwandte Pflanze aus der Familie der Hypoxidaceae ist in Südafrika beheimatet und wurde dort traditionell bei Prostatabeschwerden eingesetzt.

**Droge:** Tubera Hypoxidis (Hypoxidis tuber), *Hypoxisknollen.*

**Zubereitungsformen:**

● Nur als Fertigarzneimittel verwendet.

**Wirkung:** Wirksamer Inhaltstoff ist $\beta$-*Sitosterin*; Hemmung der Prostaglandinsynthese; antiphlogistisch bei Prostataadenom.

**Indikationen:**

▷ Benigne Prostatahyperplasie

**Fertigpräparate:**

| Bezeichnung | Darreichung |
|---|---|
| **Harzol** Kps. (β-Sitosterin) | *Initial:* 3 × 2 Kapseln tägl., *Langzeittherapie:* 3 × 1 Kps. tägl. |

## D. Gemeine Quecke – Elymus repens (Agropyron repens) (L.) GOULD

**Beschreibung:**

Das Süßgras (Poaceae) ist ein überall verbreitetes und lästiges Ackerunkraut.

**Droge:** Rhizoma Graminis (Graminis rhizoma), *Queckenwurzel(-stock).*

**Zubereitungsformen:**

● Rhizoma Graminis (Graminis rhizoma)

**Wirkung:** Enthält Schleim, Saponine, Kieselsäure. Wirkt *diuretisch* sowie *reizlindernd* bei Erkrankungen der Atemwege.

164

**Indikationen:**

▷ Prostataadenom
▷ Nieren- und Harnwegserkrankungen
▷ Atemwegserkrankungen

**Rezeptur:** | Nr. 100 |

**Fertigpräparate:**

| Bezeichnung | Darreichung |
|---|---|
| **Hevert Blasen-Nieren-Tee** | siehe Seite 150 |

**E.  Sonstige pflanzliche Prostatamittel sind:**

Die **Brennessel – Urtica dioica** L., **Urtica urens** L., die ihren Haupteinsatz als Antidyskratikum hat (s. Seite 173 u. 213). Für *Prostataerkrankungen* wird die *Wurzel* – Radix Urticae (Urticae radix) verwendet, enthalten in den **Fertigpräparaten:**

| Bezeichnung | Darreichung |
|---|---|
| **Bazoton N** Kps. (Monopräparat) | *Initial* und ab 2. Stadium: 2 × 2 Kps. täglich; 1. Stadium *Langzeittherapie:* 3 × 1 Kps. tägl. |
| **Prostagutt** | siehe Seite 163 |

**Rezeptur:** | Nr. 99 |

*Rinde* – Cortex Populi (Populi cortex) und *Blätter* – Folia Populi (Populi folium) der **Zitterpappel** oder **Espe – Populus tremula** L. sind wohl wegen milder *diuretischer* und gering *harnsäuresenkender* Wirkung Bestandteil einiger Urologika, wie z. B. **Prostamed** und **Prostagutt** (s. S. 162, 163).

### 5.4.2 Pflanzen zur Behandlung der Reizblase und Prostatitis

Die Hauptbeschwerden (vermehrter und quälender Harndrang) der Reizblase, eine häufige *funktionelle* Blasenstörung, die bevorzugt bei Frauen auftritt, können durch folgende Phytotherapeutika günstig beeinflußt werden:

Zubereitungen der **Sägepalme – Sabal serrulata** (s. S. 163) und des **Kürbis – Cucurbita pepo** (s. S. 162) sowie des **Sonnenhuts – Echinacea** (s. S. 114).

**Fertigpräparate:**

| Bezeichnung | Darreichung |
|---|---|
| **Urgenin** | siehe Seite 163 |
| **Cysto-Urgenin** Kps. (Kürbiskernöl) | 3 × tägl. 2 Kps. unzerkaut |
| **Nomon N** Liqu./Kps. (Kürbis, Schwarzpappel, Zwiebel, Sonnenhut, Grieswurzel) | 3 × tägl. 30 Tr./1–2 Kps.; mindestens über 4 Wochen |
| **Cysto Fink** Kps. (Kürbis, Bärentraube, Hopfen, Rauschpfeffer, Gewürzsumach) | 3 × 1 Kps. täglich; *Akut:* 3 × 2 Kps. Sedierend, psychovegetativ ausgleichend |

**Indikationen:**

Auch die quälenden und psychisch oft stark belastenden Miktionsstörungen bei der Prostataneurose bzw. sog. Prostatitis sind *funktioneller* Genese. Sie werden daher ähnlich wie die *Reizblase* behandelt. Neben den oben bereits genannten **Fertigpräparaten** sind dafür noch geeignet:

| Bezeichnung | Darreichung |
|---|---|
| **Saburgen N** Tr. (Kürbis, Sägepalme, Goldrute, Sonnenhut a. a.) | 3 × 30 Tropfen täglich |
| **Prostamed** | siehe Seite 162 |
| **Prostagutt** | siehe Seite 163 |
| **Prosta Fink N** | siehe Seite 162 |

## 5.5 Pflanzen zur Behandlung der Enuresis

Der Enuresis nocturna ist, sieht man von den wenigen organisch bedingten Fällen ab, eine *neurotische Störung* und keine Erkrankung der Harnorgane. Dementsprechend vielfältig sind daher die therapeutischen Ansatzmöglichkeiten.

Pflanzen, die für die Behandlung in Fragen kommen, sind
- **Kürbis** (siehe Seite 162)
- **Sägepalme** (siehe Seite 163)
- **Gewürzsumach – Rhus aromatica** ARR.

Von dieser südafrikanischen Pflanze wird die *Wurzelrinde* Cortex Rhois aromaticae radicis (Rhois aromaticae radicis cortex) verwendet.

**Rezeptur:**  | Nr. 110 |

**Fertigpräparate:**

| Bezeichnung | Darreichung |
|---|---|
| **Inconturina S** Tr. (Gewürzsumach, Goldrute u. a.) | 3 × tägl. 20–25 Tropfen; Kinder, dem Alter entspr. weniger |
| **Cysto Fink** | siehe Seite 166 |

Auch Pflanzen, die ihren Angriffspunkt am Nervensystem haben, wie **Johanniskraut** oder **Baldrian** (s. Kap.8), können bei Enuresis nocturna erfolgbringend sein.

**Fertigpräparate:**

| Bezeichnung | Darreichung |
|---|---|
| **Hyperforat** Drg. (Johanniskraut) | 3 × 2 Drg. täglich |
| **Rhoival** Drg./Tr. (Johanniskraut, Baldrian, Goldrute, Odermennig, Arnika, Hirtentäschel) | 3 × tägl. 1–3 Drg.; 10–20 Tropfen; Enuresis bei *Kindern:* 3 × täglich 5 Tr., *Ältere Kinder:* Bis zu 12 Tropfen |
| **Enuroplant** Tr. DHU (Schachtelhalm, Wegerich, Schafgarbe, Belladonna, Pulsatilla, Kalium phos.) | 3 × täglich 10–20 Tr.; *Kinder u. Kleinkinder:* 5–10 Tropfen 3 × täglich |

## 5.6 Rezepturen bei Erkrankungen der Nieren, der ableitenden Harnwege und der Prostata

| Anregung der Diurese |

**(93)** **Rp.** Herb. Solidaginis 100.0
D. S. 1–2 Teel. voll mit $^1/_4$ l kochendem Wasser übergießen, 10–15 Minuten ziehen lassen. 2–4 mal täglich 1 Tasse zwischen den Mahlzeiten trinken (aus Lit. Nr. 42).

**(94)** **Rp.** Fol. Orthosiph. 200.0
D. S. 2 Eßl. voll mit 1 l Wasser aufbrühen, 30 Minuten ziehen lassen, 1–3 Gläser täglich (aus Lit. Nr. 40).

**(95)** **Rp.** Fruct. Juniperi 100.0
D. S. 1 Teel. zerquetschte Beeren mit $^1/_4$ l kochendem Wasser übergießen, 10 Minuten ziehen lassen; 3 × tgl. nach dem Essen trinken. Nicht länger als 4 Wochen anwenden (nach WIDMAIER, Lit. Nr. 42).

**(96)** **Rp.** Liquoris Kalii acetici 30.0
　　　Aqua Petroselini ad 200.0
D. S. 3mal tägl. 1 Eßlöffel voll. Vor Gebrauch schütteln (aus Lit. Nr. 40).

**(97)** **Rp.** Fruct. Petroselini
　　　Herb. Equiseti
　　　Herb. Thymi $\overline{\overline{aa}}$ ad 100.00
M. f. spec. D. S. 2 Teelöffel auf 1 Glas Wasser, heiß überbrühen, 20 Minuten ziehen lassen (aus Lit. Nr. 40).

**(98)** **Rp.** Fruct. Juniperi
　　　Fruct. Petroselini
　　　Herb. Equiseti
　　　Rad. Ononidis
　　　Fruct. Foeniculi
　　　Fol. Menth. pip. $\overline{\overline{aa}}$ ad 200.0
M. f. spec. D. S. 1–2 Teelöffel mit 1 Glas voll heißem Wasser übergießen, 20 Minuten ziehen lassen; 3 Tassen voll täglich (aus Lit. Nr. 40).

## Anregung der Diurese

 **Rp.** Rad Levistici           40.0
Rad. Ononidis          40.0
Herb. Urticae          20.0
M. f. spec. D. S. 1 Eßlöffel der Mischung mit kaltem Wasser (ca. 150 ml) übergießen, 2 Stunden stehen lassen, zum Kochen bringen, 5 Minuten ziehen lassen, filtrieren. 2–3 Tassen täglich zwischen den Mahlzeiten trinken (aus Lit. Nr. 42).

 **Rp.** Rhiz. Graminis conc.        100.0
D. S. 3 Eßlöffel Droge mit 150 ml Wasser kalt ansetzen und langsam zum Sieden erhitzen, dann abseihen. 2–3 Tassen täglich zwischen den Mahlzeiten trinken (nach BRAUN u. FROHNE, Lit. Nr. 2).

## Zur Diurese bei chronischer Nephritis

 **Rp.** Fol. Betulae           60.0
Herb. Solidaginis virgaureae
Herb. Ocimi basilici     $\overline{aa}$ 20.0
M. f. spec. D. S. 1 Eßlöffel auf 1 Tasse Wasser aufgießen. 3 mal täglich 1 Tasse (aus Lit. Nr. 44).

## Chronische Nephritis mit Hypertonie

 **Rp.** Herb. Equiseti
Fol. Betulae        $\overline{aa}$ 40.0
Herb. Visci albi        20.0
M. f. spec. D. S. 1 Eßlöffel auf 1 Tasse Wasser aufgießen. 3 mal täglich 1 Tasse (aus Lit. Nr. 44).

## Oedeme bei Adipositas oder kardialer Beteiligung

 **Rp.** Flores Sambuci       2.0
Bulbus Scillae       2.5
Fructus Juniperi       5.0
Fructus Carvi       5.0
Fructus Petroselini       3.0
D. S. Die ganze Menge mit $^1/_2$ l Wasser kochend überbrühen, $^1/_2$ Stunde ziehen lassen, und im Verlaufe eines Tages in kleinen Portionen trinken (aus Lit. Nr. 40).

169

## Entzündungen der Harnorgane

**(104)** **Rp.** Fol. Uvae ursi pulv.  50.0
D. S. Ein knapper Teelöffel voll Pulver wird mit Wasser (ca. 150 ml) 15 Minuten lang gekocht und durch einen Kaffeefilter gegeben. Der Tee kann auch durch Ansetzen mit kaltem Wasser und mehrstündigem Ziehen bereitet werden (am besten abends ansetzen). Der Kaltauszug enthält weniger Gerbstoff, der bei Magenempfindlichen zu Übelkeit und Erbrechen führen kann, außerdem schmeckt er wesentlich besser.
*Hinweis:* Durch zusätzliche Einnahme von Natriumhydrogenkarbonat (Natron), ist eine *Alkalisierung* des Harns möglich. Einige Autoren empfehlen die gleichzeitige Einnahme von 1 Messerspitze Natriumhydrogencarbonat in $^1/_2$ Glas Wasser gelöst (nach WIDMAIER, Lit. Nr. 42).

**(105)** **Rp.** Fol. Vitis idaeae  100.0
D. S. 2 Teel. auf 1 Glas Wasser kalt ansetzen (am besten abends), mehrere Stunden unter gelegentlichem Umrühren kalt ziehen lassen, dann nach kurzem Erwärmen abseihen (nach BRAUN u. FROHNE, Lit. Nr. 2).

**(106)** **Rp.** Flor. Altheae
Fol. Uvae ursi
Fol. Salviae
Herb. Equiseti  $\overline{aa}$ 25.0
M. f. spec. D. S. 1 Eßlöffel auf 1 Tasse Wasser abkochen. 3–6mal täglich 1 Tasse.

## Teegemisch zur Durchspülungstherapie

**(107)** **Rp.** Rad. Taraxaci c. Herba
Fruct. Juniperi
Fruct. Petroselini
Herb. Hernariae
Fruct. Anisi  $\overline{aa}$ ad 200.0
M. f. spec. D. S. 2 Eßlöffel auf 1 l Wasser, heiß überbrühen und 20 Minuten ziehen lassen, täglich morgens die ganze Menge langsam trinken (aus Lit. Nr. 40).

## Nieren- und Blasensteine

**(108)** **Rp.** Pulv. rad. Rubiae tinctorum 1.0
D. tal. dos. Nr. XXIV ad capsulas amylaceas.
S. 3mal tägl. 1 Pulver bis zur Rotfärbung des Urins (nach WEISS, Lit. Nr. 40).

170

## Miktionsbeschwerden bei Prostataadenom und Reizblase

 **Rp.** Sem. Curcubitae excortic.   1000.0
D. S. Morgens und abends 1–2 gehäufte Eßlöffel voll Kürbissamen gemahlen oder zerkaut mit Flüssigkeit einnehmen. Anwendung über Wochen oder Monate erforderlich (nach WIDMAIER, Lit. Nr. 42).

## Tropfen bei Enuresis nocturna

 **Rp.** Tinct. Rhois aromaticae   20.0
D. S. 3 mal täglich 20 Tropfen (aus Lit. Nr. 40).

171

# Tabelle 4. Krankheiten der Harnorgane

● gut geeignet
○ geeignet
▼ stärker
▽ schwächer

| Pflanze | antiphlogistisch | diuretisch | bei Enuresis | harndesinfizierend | miktionserleichternd | nierensteinvorbeugend | bei Prostataadenom | bei Reizblase, Prostatitis | spasmolytisch | stoffwechselanregend | Droge, verwendeter Pflanzenteil | Allergien möglich |
|---|---|---|---|---|---|---|---|---|---|---|---|---|
| Ackerschachtelhalm | | ○ | | | | | | | | ● | K | |
| Baldrian | | | ● | | | | | | | | K | |
| Bärentraube | | | | ● | | | | | | | BI | |
| Birke | | ○ | | | | | | | | ● | BI | |
| Brennessel | | ○ | | | | | ○ | | | ● | BI, K | |
| Buccostrauch | | | | ○ | | | | | | | BI | |
| Bruchkraut, kahles | | ○ | | | | | | | ● | | K | |
| Gewürzsumach | | | ● | | | | | | | | K | |
| Goldrute | ○ | ● | | | | | | | ○ | | K | |
| Hauhechel | | ○ | | | | | | | | | W | |
| Hypoxis rooperi | ● | | | | | | ○ | | | | KN | |
| Johanniskraut | | | ● | | | | | | | | K | ▼ |
| Kapuzinerkresse | | | | ○ | | | | | | | K | |
| Katzenbart | | ● | | | | | | | ○ | | BI | |
| Krapp | | | | | | ● | | | ● | | W | ▼ |
| Kürbis | ● | | | | ● | | ● | ● | | | S | |
| Liebstöckel | | ○ | | | | | | | | | W | ▼ |
| Petersilie | | ○ | | | | | | | | | F, W | ▼ |
| Preiselbeere | | | | ○ | | | | | | | BI | |
| Quecke | | ● | | | | | | | ○ | | WS | |
| Sägepalme | ● | | | | ● | | ● | ● | ● | | F | |
| Sandelholzbaum | | | | ○ | | | | | | | Ö | |
| Wacholder | | ○ | | | | | | | | ○ | Be | |
| Zahnstocherammei | | | | | | | | | ● | | K | ▽ |
| Zitterpappel | ○ | | ○ | | | | ○ | | | ○ | BI, R | |

Droge: Be = Beeren, BI = Blätter, F = Früchte, K = Kraut, KN = Knolle,
Ö = äther. Öl, R = Rinde, S = Samen, W = Wurzel, WS = Wurzelstock

172

# 6. Hauterkrankungen

Da bei Erkrankungen der Haut Stoffwechselgifte durch mangelnde Funktion der Stoffwechselorgane Darm, Leber und Niere häufig eine große Rolle spielen, sollten *Fasten-, Darmreinigungs- oder stoffwechselaktivierende Kuren* immer mit in den Therapieplan einbezogen werden.

## 6.1 Pflanzen zur Blutreinigung und Stoffwechselstimulation

**A. Brennessel – Urtica dioica L. und Urtica urens L.**

**Beschreibung:**
Die große Brennessel (U. dioica) ist eine 60–100 cm hoch werdende ausdauernde Pflanze, die kleine Brennessel (U. urens) ist einjährig und wird 15 bis 50 cm hoch. Beide gehören zu den Brennesselgewächsen (Urticaceae) und sind als typische Kulturpflanze überall verbreitet.

**Droge:** Herba Urticae (Urticae herba), *Brennesselkraut*; Radix Urticae (Urticae radix), *Brennesselwurzel*.

**Zubereitungsformen:**
- Herba Urticae (Urticae herba)
- Radix Urticae (Urticae radix)
- Extractum Urticae (Urticae extr.)
- Extractum Urticae fluidum (Urticae extr. fluid.)
- Tinctura Urticae (Urticae tinct.)

**Wirkung:** Anregung der Diurese; stoffwechselaktivierend; blutbildend.

**Indikationen:**
▷ Erkrankungen von Haut und Haaren
▷ Erkrankungen der Harnorgane
▷ Erkrankungen des Bewegungsapparates
▷ Eisenmangelanämie

**Rezeptur:** Nr. 111, 111 a, 117

**Fertigpräparat:**

| Bezeichnung | Darreichung |
|---|---|
| **Kneipp Brennessel-Pflanzensaft** | 3 × täglich 1 Eßlöffel |

**Bemerkung:** Besonders wirksam sind die frischen jungen Triebe.

## B.  Sonstige Pflanzen

Weitere Bestandteile *blutreinigender Tees* sind Pflanzen, die bereits bei den Krankheiten der Verdauungsorgane (s. Kap. 3) vorgestellt wurden, wie:

- *Schafgarbe* – Achillea millefolium L. (siehe Seite 71)
- *Wermut* – Artemisia absinthium L. (siehe Seite 45 u. 68)
- *Löwenzahn* – Taraxacum officinale L. (siehe Seite 71)
- *Seifenkraut* – Saponaria officinalis L. (siehe Seite 126)

**Rezepturen:** | Nr. 118, 121 |

- *Knoblauch* – Allium sativum L. (siehe Seite 93)
- *Sennespflanze* – Cassia angustifolia VAHL, Cassia senna L. (siehe Seite 58)
- *Berberitze* (Sauerdorn) – **Berberis vulgaris**

**Droge:** Fructus Berberidis (Berberidis fructus), *Sauerdornbeeren*; Cortex Berberidis Radicis (Berberidis radicis cortex); *Berberitzenrinde*.

**Zubereitungsformen:**

- Fructus Berberidis (Berberidis fructus)
- Cortex Berberidis Radix (Berberidis radicis cortex)
- Extractum Berberidis (Berberidis extr.)

**Wirkung:** Die Beeren sind *Vitamin-C-haltig*; die Wurzelrinde enthält Alkaloide, u. a. das Berberin mit erregender Wirkung auf die glatte Muskulatur des Darmes; choleretisch, cholekinetisch.

**Indikationen:**

▷ Antidyskratikum bei Hauterkrankungen
▷ Blepharitis
▷ Konjunktivitis
▷ Magen-, Darmbeschwerden
▷ Gallebeschwerden

**Rezepturen:** | Nr. 112, 113, 117, 118 |

*Wildgemüse-Rohsalat-Kuren:*
Hierzu eignen sich speziell stoffwechselaktive Pflanzen wie:

- Brennessel
- Brunnenkresse
- Bärlauch
- Huflattich

- Knoblauch
- Löwenzahn
- Schlüsselblume
- Spitzwegerich.

Verwendet werden hierfür nur die frischen Blätter vor der Blütezeit.
Man streut eine Mischung verschiedenster Wildgemüse feingewiegt aufs
Brot, in Suppen, auf Kartoffeln und Gemüse etc., oder man reicht sie als
Salat oder Salatbeigabe.
Erfolgreich kann so eine Kur allerdings nur bei täglicher, längerdauern-
der Anwendung (6–8 Wochen), z. B. als *»Frühjahrskur«*, sein.

### Fehlbesiedelung des Darmes:

Hilfreich bei Fehlbesiedelung des Darmes und unterstützend auf die
Eiweißverdauung sind frische Zubereitungen des senfölhaltigen **Meer-
rettich – Armoracia rusticana** GAERTN., MEY et SCHERB. und des
**Schwarz-** oder **Bierrettich – Raphanus sativus** L. **var. niger** S. KERNER

- (12 Teelöffel täglich, frisch gerieben).

### Kieselsäure-Mangel:

Auch ein Mangel (durch kieselsäurearme Kost, nach Infekten, durch
physiologische Verminderung im Alter) an Kieselsäure, die unentbehr-
licher Bestandteil von Haut, Schleimhaut und Bindegewebe ist, kann
sich als Hautleiden manifestieren. Mangelerscheinungen sind:

- Aussplittern, Stumpfwerden und Ausfall der Haare,
- Brüchigwerden der Nägel,
- Dünnerwerden, Welken, Vergreisung der Haut,
- Nachlassen von Widerstandskraft und Elastizität.

*Kieselsäurehaltige Pflanzen:*

**Ackerschachtelhalm – Equisetum arvense** L., der wegen seiner diuretischen Wirkung bereits in Kap. 5 (s. S. 151) besprochen wurde. Mit einem
Gesamtgehalt von 6 %, davon 0.6 % in dekoktlöslicher Form, ist er die
*stärkste Kieselsäuredroge* (äußere Anwendung s. S. 192).

Von geringerer Bedeutung sind
**Saat-Hohlzahn – Galeopsis segetum** NECK. Droge: Herba Galeopsidis
(Galeopsidis herba), *Hohlzahnkraut,*

**Vogelknöterich – Polygonum aviculare** L. Droge: Herba Polygoni avicularis (Polygoni avicularis herba), *Vogelknöterichkraut,*

**Lungenkraut – Pulmonaria officinalis** L. Droge: Herba Pulmonariae (Pulmonariae herba), *Lungenkraut,*

**Gemeine Quecke – Elymus repens** (L.) GOULD ssp. repens (s. S. 164).

**Rezepturen:** Nr. 114, 121

## 6.2 Dermatotrope Pflanzen

**A.** **Feldstiefmütterchen – Viola tricolor** L.

**Beschreibung:**
Das Veilchengewächs (Violaceae) wird 10–20 cm hoch und hat zahlreiche Unterarten. Bekannt ist die ssp. vulgaris, bei der die beiden oberen Blütenblätter leuchtend violett oder blau, die unteren hellblau, gelblich oder weißlich, am Grunde gelb sind. Sie wachsen in ganz Europa, bevorzugt auf leicht saurem Boden auf Äckern, Bergwiesen und Gärten.

**Droge:** Herba Violae tricoloris (Violae tricoloris herba), *Stiefmütterchenkraut*; schmeckt etwas süß und schleimig.

**Zubereitungsformen:**
● Herba Violae tricoloris (Violae tricoloris herba)
● Tinctura Violae tricoloris (Violae tricoloris tinct.)

**Wirkung:** Enthält vor allem Saponine, sowie Schleim, Gerbstoffe, Flavonoide; wirkt *reizlindernd* und gering diuretisch.

**Indikationen:**
▷ Atemwegserkrankungen
▷ Hauterkrankungen, insbesondere kindliche Dermatosen wie
▷ Säuglingsekzeme, Milchschorf, Akne, Impetigo, Pruritus

**Rezepturen:** Nr. 115, 116, 117, 121

176

## B.    Walnuß – Juglans regia L.

**Beschreibung:**

Das Walnußgewächs (Juglandaceae) ist ein bis zu 25 m hoch werdender Baum und bei uns wegen seiner schmackhaften Nüsse eine beliebte Kulturpflanze.

**Droge:** Folia Juglandis (Juglandis folium), *Walnußblätter* ohne Blattspindel. Sie riechen schwach aromatisch und schmecken adstringierend, etwas bitter und kratzend.

**Zubereitungsformen:**
- Folia Juglandis (Juglandis folium)
- Extractum Juglandis (Juglandis extr.)

**Wirkung:** adstringierend, juckreizstillend; lymphanregend.

**Indikationen:**
▷ Innerlich: Hauterkrankungen wie Ekzeme, Pyodermien, Akne;
▷ Diarrhöen und Verdauungsbeschwerden
▷ Äußerlich: Erkrankungen der Haut und Mundschleimhaut
▷ Fußschweiß

**Rezepturen:** | Nr. 118, 119, 120 |


## C.    Bittersüßer Nachtschatten – Solanum dulcamara L.

**Beschreibung:**

Das Nachtschattengewächs (Solanaceae) gehört zu den heimischen Lianen und klettert bis zu 3 m in Büsche und Bäume. Es liebt feuchte Standorte wie Bachufer oder Erlenbrüche.

**Droge:** Stipites Dulcamarae (Dulcamarae stipites), *Bittersüßstengel.*

**Zubereitungsformen:**
- Die Droge findet keine Verwendung.

**Wirkung:** Enthält neben Saponinen und Gerbstoffen vor allem pflanzliche Steroide; wirkt *juckreizstillend, antiallergisch, antiphlogistisch, adstringierend, stoffwechselstimulierend, antidyskratisch.*

**Indikationen:**

▷ Hautleiden, die im Zusammenhang mit einer Stoffwechselanomalie stehen

▷ Neurodermitis

▷ Antirheumatikum

**Fertigpräparate:**

| Bezeichnung | Darreichung |
|---|---|
| **Cefabene** Tbl./Tr. (Monopräparat) | 1–3 × 1 Tablette tägl. *Kinder:* 1 Tabl. täglich; *Kinder:* 15–20 Tropfen; *Erwachsene:* 4–5 × tägl. 30–40 Tr. *Äußerlich:* 1 Teil Cefabene und 2 Teile kaltes Wasser über juckende Hautpartien als Umschlag |
| **Cefabene** Salbe | Äußerlich |

## 6.3 Pflanzen zur Behandlung der Psoriasis

Da bei der Psoriasis eine Fettstoffwechselstörung vorliegt, sollte die äußere Behandlung immer von *innerlichen* Maßnahmen begleitet sein. Allem voran steht die *Darmsanierung* z. B. mit *Kefir:*
(1 Eßl. Kefirpilz auf $^1/_2$ l Milch; 24 Stunden stehen lassen, abseihen; nach MAIWALD) und der Verzicht auf Weißzucker. Diätetisch zu empfehlen sind hoch ungesättigte Fettsäuren und **Fischöl**, z. B. **Eicosapen**, 1 Kps. täglich.
Von den Heilpflanzen vermögen Zubereitungen aus Blättern der **Birke – Betula pendula** ROTH/**B. pubescens** EHRH. (s. S. 155) – den Stoffwechsel bei der Psoriasis besonders zu aktivieren.

**Fertigpräparat:**

| Bezeichnung | Darreichung |
|---|---|
| **Kneipp Birkenblätter Pflanzensaft** | 3 × täglich 1 Eßlöffel |

**Rezeptur:** | Nr. 118 |

Einen günstigen Einfluß hat die
**Sarsaparille – Smilax regelii** KILL. et C. V. MORTON u. a. Arten

**Droge:** Radix Sarsaparillae (Sarsaparillae radix), *Sarsaparillwurzel.*

**Wirkung:** *Antidyskratikum*; gering diuretisch.

**Indikationen:**
▷ Psoriasis und andere Hauterkrankungen.

**Rezeptur:** | Nr. 122 |

**Fertigpräparat:**

| Bezeichnung | Darreichung |
|---|---|
| **Sarsapor Bürger** Tbl. (Monopräparat) | Am besten als *3-Monatskur*; 2 × täglich 5 Tabletten, Steigerung in Abhängigkeit vom klinischen Befund bis maximal 2 × 15 Tabl. tägl. |

Empfohlen wird auch die Behandlung mit dem **Bittersüßen Nachtschatten – Solanum dulcamara** L. (s. S. 177).

**Fertigpräparat:**

| Bezeichnung | Darreichung |
|---|---|
| **Synpsoria N** Tr. (Bittersüß, Sarsaparilla, Berberitze, Brennessel, Lebensbaum) | 1–3 × täglich 5 Tropfen; *Akut:* Alle halbe bis ganze Stunde je 5 Tropfen |

Äußerlich hilft oft Einreiben mit **Leinöl – Oleum Lini**, mit einem Zusatz von 1–2 % **Johanniskrautöl – Oleum Hyperici.**

## 6.4 Pflanzen zur Behandlung von Allergie und Juckreiz

Auch bei der Behandlung der **Neurodermitis** sollte die *Darmsanierung* an erster Stelle stehen, da häufig schon im Säuglings- oder Kleinkindalter durch Antibiotikagaben eine Fehlbesiedlung des Darms entstanden ist.

**Neurodermitis-Behandlung nach MAIWALD:**

| | |
|---|---|
| 1. | 1. Tag: Milchzucker zum Abführen |
| 2. | Birkenkohlekapseln **(Birkenkohle Comp. Weleda)** |
| 3. | **Eugalan Töpfer forte** Pulver (Bifidumbakterien in den gereinigten Darm). |
| 4. | **Pro Symbioflor** 5–15 Tr. (nach Alter) zu jeder Mahlzeit, 1 Monat lang. |
| 5. | **Symbioflor I** 5–15 Tr. (nach Alter) zu jeder Mahlzeit, 1 Monat lang. |
| 6. | **Symbioflor II** 5–15 Tr. (nach Alter) zu jeder Mahlzeit, 1 Monat lang. |
| 7. | **Hylak** Tropfen, nach Abklingen der Symptome noch ½ Jahr lang. |

Bewährt haben sich auch *stoffwechselaktivierende* und *dermatotrope* Pflanzen [(s. 6.1 und 6.2, **Rezepturen** Nr. 117, 118 allen voran die **Brennessel (Rezepturen** Nr. 111, 111 a ) und der **Bittersüße Nachtschatten** (s. S. 177)].

**Fertigpräparat:**

| Bezeichnung | Darreichung |
|---|---|
| **Cefabene** | Geeignet zur Langzeittherapie und als begleitende Medikation zur Reduktion synthetischer Kortikosteroide (s. S. 178) |

Positive Erfahrungen werden in jüngster Zeit auch mit *mehrfach ungesättigten essentiellen Fettsäuren* aus dem Samen der **Nachtkerze – Oenothera biennis** L. als Nahrungsergänzung berichtet.

**Fertigpräparat:**

| Bezeichnung | Darreichung |
|---|---|
| **Efamol 500** Kps. (Monopräparat) | 3–6 Kapseln täglich |

Äußerlich beruhigend wirken Bäder mit **Weizenkleie** oder **Haferstroh** (Kap. 6.5.4, S. 192).

**Rezeptur:**  | Nr. 123 |

**Fertigpräparat:**

| Bezeichnung | Darreichung |
|---|---|
| **Silvapin Weizenkleie-Extrakt E** (Monopräparat) | 150 ml für 1 Vollbad |

**Heuschnupfentherapie nach MAIWALD:**

Bei Heuschnupfen empfiehlt MAIWALD folgendes Vorgehen: Man besorge sich *Pollen* und *Propolis* vom *örtlichen* Imker und bereite eine Tropfflasche aus:

> 1 Messerspitze Pollen
> 2 ml Schnaps
> 98 ml Wasser
> S. Morgens und abends jeweils 5 Tropfen.

Im Anschluß daran nehme man eine Zubereitung aus:

> 2 g Propolis
> mit 100 ml Schnaps auffüllen.
> S. Täglich zur Mittagszeit 5 Tropfen einnehmen.

Jeweils 4 bis 8 Wochen vor der erwarteten Symptomatik mit der Kur beginnen.

**Juckreiz und Pruritus senilis:**

Hier hilft die innere und äußere Anwendung von *Kieselsäure* (siehe Seite 175) und von *Heilbädern* (siehe Seite 192).

**Fertigpräparate:**

| Bezeichnung | Darreichung |
|---|---|
| **Silica D 4** Tbl. DHU | 3 × 1 täglich; innerlich |
| **Equisetum Essenz Weleda** (Monopräparat) | Äußerlich: Umschläge und Wickel: 2 Teelöffel auf 1 Tasse lauwarmen Wassers; Vollbad: 4 Eßlöffel |
| **Equisetum Arvense Ung.** **Ol. Weleda** | Äußerlich |
| **Quarzsalbe Weleda** 1 %, 10 % | Äußerlich |

Ein einfaches, aber wirksames Mittel ist *ungesalzenes Schweinefett*, gegen Ranzigwerden mit ätherischen Ölen versetzt.

**Rezeptur:** Nr. 124

## 6.5 Pflanzen zur äußerlichen Behandlung von Hauterkrankungen

Pflanzen zur externen Behandlung von Hautkrankheiten finden Anwendung in Form von Salben, Cremes, Pasten, Schüttelmixturen, Puder, Lösungen, als Umschlag (nach der Regel feucht auf feucht), Pinselung, Einreibung, Teil- oder Ganzbäder u. a. m.

### 6.5.1 Pflanzen zur Behandlung akuter u. chronischer Dermatosen

**A.    Eiche – Quercus robur L. u. a.**

**Beschreibung:**
Der bekannte, bis zu 45 m hoch werdende Baum gehört zu den Buchengewächsen (Fagaceae). Er kommt in fast ganz Europa vor und bevorzugt feuchte Wälder und leicht sandigen Boden.

**Droge:** Cortex Quercus (Quercus cortex), *Eichenrinde*; sie schmeckt zusammenziehend und schwach bitter.

**Zubereitungsformen:**
● Cortex Quercus (Quercus cortex).

182

**Wirkung:** Enthält Catechingerbstoffe und Tannine und wirkt adstringierend und mild oberflächenanästhesierend, juckreizstillend, leicht entzündungshemmend; *vorwiegend für äußere Anwendung.*

**Indikationen:**
▷ Abkochungen für Umschläge bei nässenden Ekzemen
▷ Bäder bei chronischen Hautkrankheiten wie Hämorrhoiden und Analfissuren, Frostbeulen, vermehrtem Fußschweiß
▷ Gurgelungen bei Erkrankungen der Mundhöhle
▷ Ulcus cruris

**Rezepturen:** | Nr. 121, 125 |

**Fertigpräparate:**

| Bezeichnung | Darreichung |
| --- | --- |
| **Silvapin Eichenrinden-Extrakt E** (Monopräparat) | 150 g für 1 Vollbad, Teilbäder entspr. weniger |
| **Quercus-Essenz Wala** (Monopräparat) | 2 Teelöffel auf 1 Tasse warmen Wassers zu Umschlägen, 2–3 Eßlöffel auf 1 Vollbad |

**Anleitung für** feuchte Verbände **(feuchte Umschläge)** bei oberflächlichen, entzündlichen, nässenden, krustösen, vesikulobulbösen und errosiven Hautveränderungen:

> Ein Leintuch oder Mullkompressen mit Mullbinden locker auf der erkrankten Haut fixieren und mit der Flüssigkeit tränken. Erneut anfeuchten, so bald der Verband trocken und warm wird, etwa nach 10–20 Minuten. Dreimal täglich, morgens, mittags und abends, jeweils über 1 bis 2 Stunden anwenden. Zwischenzeitlich eine feuchte Kompresse locker anwickeln. Die Umschläge niemals mit undurchlässigem Material abdecken!

Feuchte Verbände allgemein wirken *kühlend* durch die entstehende Verdunstungskälte, *entquellend, entzündungswidrig* und *juckreizstillend* sowie *säubernd* und *granulationsanregend* bei Ulcerationen.

183

## B. Sonstige Pflanzen

Die schleimhaltigen *Blätter* (Folia Malvae) und *Blüten* (Flores Malvae) der **Wilden Malve** oder **Käsepappel – Malva silvestris** (s. S. 119) finden auch als Abkochung für feuchte Umschläge bei **nässenden Ekzemen** Verwendung.

Wegen ihrer adstringierenden und juckreizstillenden Wirkung werden **Walnußblätter** (s. S. 177) zu Umschlägen und Bädern bei *akut entzündlichen Hauterkrankungen*, Erkrankungen der *Mundschleimhaut* und bei *Fußschweiß* benutzt.

**Rezeptur:**   Nr. 120

Die Blüten der bereits in Kap. 2 (s. S. 32) besprochenen **Kamille – Chamomilla recutita** haben bei äußerer Anwendung antiphlogistische und antibakterielle Wirkungen auf *entzündliche Hauterkrankungen, Hämorrhoiden, Analfissuren* und *-ekzeme, Pruritus ani, Erkrankungen im Genitalbereich.* Darreichungsformen sind Salben, Cremes, Puder, Waschungen, Spülungen, Umschläge, Bäder; Inhalationen s. S. 110.

**Rezepturen Nr.**   126, 127

### Fertigpräparate:

| Bezeichnung | Darreichung |
|---|---|
| **Chamo Bürger Puder/Salbe** (Monopräparat) | 3 × täglich dünn einpudern; mehrmals tägl. dünn auftragen |
| **Kamillosan Creme/Salbe** (Monopräparat) | 3 × täglich dünn auftragen |
| **Kamillencreme-ratiopharm N** (Monopräparat) | 3 × täglich auftragen |
| **Kamillosan Konzentrat** Lsg. (Monopräparat) | Umschläge, Waschungen, Spülungen: 1–mehrmals tägl. 1 Eßlöffel auf 1 Ltr. Wasser; Säuglingsbäder: 1 Eßlöffel auf 10 Ltr. Wasser 1 × täglich; Sitzbäder, Teilbäder: 1 Eßlöffel auf ca. 1 Ltr. Wasser, mehrmals täglich |

| Bezeichnung | Darreichung |
|---|---|
| **Perkamillon** Liqu.<br>(Monopräparat) | Dämpfe, Wundbehandlung, Umschläge,<br>Einläufe und Spülungen: 1 Eßlöffel auf<br>1 Ltr. Wasser; Teil-, Sitz-, Voll-, Darm-<br>bäder: 15–30 ml (1–2 Eßlöffel) auf 20 Ltr.<br>Wasser; Pinselungen und Massage im<br>Mundbereich: Unverdünnt |
| **Kamille Spitzner** Lsg.<br>(Monopräparat) | Zum Mundspülen und Gurgeln:<br>10–20 Tropfen auf 1 Glas warmes Wasser;<br>Inhalation: 40–60 Tr. auf 100 ml;<br>Umschläge, Spülungen, Einläufe, Teilbäder:<br>1 Eßlöffel auf 1 Ltr. Wasser; Vollbäder:<br>50 ml; Pinselungen: Unverdünnt |

## Behandlung mit Holzteeren:

Holzteere sind Endprodukte der Holzdestillation und haben eine entzündungshemmende, hornbildende, antiinfektiöse und juckreizstillende
Wirkung bei Hauterkrankungen.

## Indikationen:

▷ Atopisches Ekzem
▷ Chronisch lichenifizierte oder infiltrierte Ekzeme
▷ Psoriasis vulgaris

## Kontraindikationen:

◀ Nässende oder infektiöse Dermatosen

Zur Anwendung kommen:
● **Wacholderteer – Pix Juniperi**
● **Birkenholzteer – Pix Betulina**
● **Buchenteer – Pix Fagi**
● **Nadelholzteer – Pix liquida**

Die Substanzen sind in Salben oder Pasten in 0,5–1 %iger Konzentration
eingearbeitet.

## Fertigpräparat:

● **Polytar flüssig** (Wacholder- und Nadelholzteer)

185

### 6.5.2 Pflanzen zur Behandlung von Wunden und Verletzungen

**A.** **Arnika – Arnica montana** L. (s. Kap. 3, S. 100).

Zubereitungen der Arnika stehen wegen ihrer antiphlogistischen, antiseptischen, durchblutungs- und resorptionsfördernden Wirkung bei der Behandlung von Wunden und Verletzungen *an erster Stelle.*

**Indikationen:**

▷ Blutergüsse
▷ Distorsionen
▷ Quetschungen
▷ Kontusionen
▷ Frakturen

▷ Gehirnerschütterung
▷ Erkrankungen der Mundschleimhaut
▷ Halsinfekte
▷ Krampfadern
▷ Venenentzündungen

**Kontraindikation:**

◀ Arnikaallergie

**Nebenwirkungen:** Hauterscheinungen durch Überempfindlichkeit gegen Arnika.

**Rezeptur:** | Nr. 128 |

**Fertigpräparate:**

| Bezeichnung | Darreichung |
|---|---|
| **Arnika-Essenz Wala** (Monopräparat) | *Umschläge:* 2 Teelöffel auf 1 Tasse lauwarmen Wassers; *Vollbad:* 2–3 Eßlöffel |
| **Arnika Wundtuch Wala** | Mit Arnika imprägniertes Falttüchlein zur Ersten Hilfe |
| **Arnika e Flor. 5 % Oleum Wala** (Monopräparat) | Tägliche Einreibungen, Vollbad: 2 ml |
| **Arnika-Salbe Weleda** (Monopräparat) | Tägliche Einreibungen |
| **Arnika-Salbe Wala** (Arnika, Beinwell, Formica ex animale) | Tägliche Einreibungen oder Salbenverbände |
| **Traumeel S** Salbe (Arnika, Ringelblume, Zaubernuß, Echinacea, Kamille, Beinwell, Gänseblümchen, Johanniskraut, Schafgarbe, Aconitum, Belladonna, Merc. sol. Hahnem. Hepar sulfuris) | Mehrmals täglich einreiben, bei Bedarf auch Salbenverband |

**Bemerkungen:** *Arnikaessenz* muß bei innerer und äußerer Anwendung *immer verdünnt* werden (etwa 1 Eßl. auf 1 l). Gleichzeitig mit der äußeren Anwendung empfiehlt sich eine innere Behandlung in Form einer D 4 (–D 6) Dilutio.

## B. Ringelblume – Calendula officinalis L.

**Beschreibung:**
Der Korbblütler (Asteraceae) ist einjährig, wird 20–50 cm hoch und hat von Juni bis Oktober orange-gelbe Blüten. Er wird in ganz Deutschland kultiviert, die Aussaat erfolgt im März/April. Verwildert durch Selbstaussaat wächst er an Wegrändern und Schuttplätzen.

**Droge:** Flores Calendulae sine Calycibus (Calendulae flos), *Ringelblumenblüten*; der Geschmack ist bitter und etwas salzig.

**Zubereitungsformen:**
- Flores Calendulae (Calendulae flos)
- Extractum Calendulae fluidum (Calendulae extr. fluid.)
- Tinctura Calendulae (Calendulae tinct.)
- Urtinktur

**Wirkung:** Enthalten sind Flavonoide, Carotinoide, Bitterstoffe, Glykoside und ätherisches Öl. Die Wirkung bei *äußerer* Anwendung: entzündungshemmend und granulationsfördernd, *innerlich:* gering spasmolytisch, antiphlogistisch und choleretisch.

**Indikationen:**
▷ Entzündungen von Haut- und Mundschleimhaut
▷ Schnitt-, Riß-, Quetsch- und Brandwunden
▷ Innerlich bei Gallenblasenbeschwerden

**Rezepturen:** | Nr. 129, 130, 131 |

**Fertigpräparate:**

| Bezeichnung | Darreichung |
| --- | --- |
| **Calendula-Essenz Wala** (Monopräparat) | Umschläge und Spülungen, 2 Teelöffel auf 1 Tasse lauwarmen Wassers |
| **Calendula e Flor. 10 %** **Oleum Wala** (Monopräparat) | Tägliche Einreibungen; Öldispersionsbad: 2 ml |
| **Calendula Salbe Weleda** | Tägliche Einreibungen |
| **Traumeel S** Salbe | siehe Seite 186 |

## C. Sonnenhut – Echinacea purpurea MOENCH und E. angustifolia DC.

(S. Kap. 4, S. 114). Die wundheilenden, entzündungshemmenden, immunabwehrsteigernden Eigenschaften des Sonnenhuts haben sich auch bei der äußerlichen Behandlung bewährt und werden eingesetzt zur Behandlung *schlecht heilender älterer Wunden, Ulcus cruris, Neurodermitis, Ekzeme.*

### Fertigpräparate:

| Bezeichnung | Darreichung |
|---|---|
| **Echinacin-Salbe Madaus** (Monopräparat) | Äußerlich |
| **Echinacea Purp. Planta Tota Weleda Salbe** (Monopräparat) | Äußerlich |
| **Echinacea-Essenz Wala** (Monopräparat) | 1 Eßlöffel auf $^{1}/_{2}$ Tasse lauwarmen Wassers zu Umschlägen, mit der gleichen bis doppelten Menge lauwarmen Wassers verdünnt zu Spülungen oder zum Gurgeln |

## D. Virginischer Zauberstrauch (Zaubernuß) – Hamamelis virginiana L.

### Beschreibung:
Der aus Nordamerika stammende, bis zu 7 m hoch werdende Strauch gehört zur Familie der Hamamelidaceae. Er trägt im Vorfrühling, vor dem Laubaustrieb leuchtend gelbe Blüten, weshalb er auch in unseren Gärten oft zu finden ist.

**Droge:** Folia Hamamelidis (Hamamelidis folium), *Hamamelisblätter*; Cortex Hamamelidis (Hamamelidis cortex), *Hamamelisrinde.*

### Zubereitungsformen:
- Folia Hamamelidis (Hamamelidis folium)
- Cortex Hamamelidis (Hamamelidis cortex)
- Extractum Hamamelidis (Hamamelidis extr.)
- Aqua Hamamelidis (Hamamelidis aqu.)
- Tinctura Hamamelidis (Hamamelidis tinct.)

**Wirkung:** Durch Gehalt an Gerbstoffen, Flavonoiden und ätherischem Öl *adstringierend, entzündungshemmend* und *lokal blutstillend.*

**Indikationen:**
▷ Hämorrhoiden und deren Begleiterscheinungen
▷ Hautverletzungen
▷ Lokale Entzündungen
▷ Phlebitis
▷ Ulcus cruris

**Fertigpräparate:**

| Bezeichnung | Darreichung |
|---|---|
| **Hametum** Creme/Salbe (Monopräparat) | Nach Bedarf mehrmals täglich auftragen |
| **Hamasana** Salbe (Blätter und Rinde) | 2–3 × täglich dünn auftragen |
| **Hamamelis-Essenz Wala** (Blätter und Rinde) | *Umschläge:* 2 Teelöffel auf 1 Tasse lauwarmen Wassers; *Sitzbad bei Analerkrankungen:* 1 Eßlöffel zusammen mit je 1 Eßlöffel Aesculus- und Calendulaessenz |
| **Hamamelis Destillata** Salbe/Supp. (Monopräparat) | 2–3 × täglich anwenden |
| **Hämorrhoidalzäpfchen Weleda** (Hamamelis, Aesculus, Stib. metall. praep.) | 2–3 × täglich anwenden |
| **Traumeel S** | siehe Seite 186 |

## E.    Beinwell – Symphytum officinale L.

**Beschreibung:**

Das Rauhblattgewächs (Boraginaceae) ist eine ausdauernde, behaarte Pflanze von 30–150 cm Höhe, ihre schwarze Wurzel reicht bis zu 180 cm tief in den Boden. Von Mai bis Juni trägt sie rotviolette, weiße oder gelbliche Blüten. Sie kommt bei uns überall vor und liebt feuchte, nährstoffreiche Böden.

**Droge:** Radix Consolidae (Symphyti (Consolidae) radix), *Beinwellwurzel*; seltener: Consolidae herba (Symphiti (Consolidae) herba), *Beinwellkraut*.

**Zubereitungsformen:**

- Radix Consolidae (Symphyti rad.)
- Tinctura Consolidae (Symphyti tinct.)
- Urtinktur

**Wirkung:** Gehalt an Allantoin, Schleim- und Gerbstoffen, Pyrrolizidin-Alkaloiden; wirkt durchblutungs- und granulationsfördernd, antiphlogistisch.

**Indikationen:**

▷ Distorsionen
▷ Hämatome
▷ Kontusionen
▷ Schlecht heilende Wunden

▷ Tendovaginitis
▷ Thrombophlebitis
▷ Ulcus cruris

**Rezeptur:** | Nr. 132 |

**Fertigpräparate:**

| Bezeichnung | Darreichung |
|---|---|
| **Symphytum Weleda** Ungt./Dil. (Monopräparat) | Mehrmals täglich anwenden |
| **Kytta Plasma F** Umschlagpaste (Beinwell, Lavendel- und Kiefernöl) | Als Umschlag 0,5 cm dick die erkrankte Stelle bedecken, bis zu 5 Stunden lang |

**Bemerkungen:** Bei äußerer Applikation findet nur eine sehr geringe und daher wohl unbedenkliche Resorption der *Pyrrolizidin-Alkaloide* statt (s. auch Kap. 4., S. 121).
**Symphytum peregrinum** ist die unter dem Namen **Comfrey** bekannte Gartenpflanze.

**F.    Johanniskraut – Hypericum perforatum** L. (s. S. 227)

**Indikationen:**

▷ Schnitt- und Schürfwunden
▷ Prellungen
▷ Verstauchungen

▷ Verbrennungen
▷ Sonnenbrand
▷ Hexenschuß

190

▷ Gliederschmerzen

▷ Rheumatische Beschwerden

▷ Gicht

▷ Pflege von Amputationsstellen

▷ Dekubitus.

**Anwendung:** *Johanniskrautöl – Oleum Hyperici*

**Rezeptur:** | Nr. 133 |

**Fertigpräparat:**

| Bezeichnung | Darreichung |
|---|---|
| **Jukunda Rotöl** (Monopräparat) | Dünn auftragen |

### G.  Ananas – Ananas comosus (L.) MERRIL

Eine *beschleunigte Wundheilung* bei posttraumatischen und postoperativen Schwellungszuständen ist für das **Bromelain** nachgewiesen. Es ist ein aus dem *Preßsaft* der »Mutterstümpfe« (d. i. nach Abschneiden der Früchte) der **Ananas – Ananas comosus** (L.) MERRIL durch Acetonfällung proteolytischer Enzyme gewonnenes Gemisch.

**Wirkung:** *Proteolytisch; antiphlogistisch.*

**Indikationen:**

▷ Akute posttraumatische und postoperative Schwellungszustände

▷ Verdauungsbeschwerden bei Pankreaserkrankungen

**Kontraindikationen:**

◀ Blutungsneigung, Schwangerschaft

**Nebenwirkungen:** Selten Überempfindlichkeitsreaktionen

**Fertigpräparate:**

| Bezeichnung | Darreichung |
|---|---|
| **Traumanase/-forte** Drg. (Monopräparat) | *Stoßtherapie:* 3–4 × tägl. 3 Drg. oder 3 × 2 forte Drg.; *Erhaltungstherapie:* 3 × 2 Drg. oder 3 × 1 forte Drg. täglich; *Kinder:* Stoßtherapie: 3 × tägl. 1–2 Drg., Erhalt: 2–3 × 1 Drg. |
| **Bromelain-POS** Tbl. (Monopräparat) | 3 × 1 Tabl. täglich |
| **Phlogenzym** Filmtbl. (Bromelain, Trypsin, Rutosid) | 3 × 2 Tbl. täglich. Zur Stoßtherapie und in schweren Fällen vorübergehend bis zu 12 Tbl. |

### 6.5.3 Pflanzen zur Behandlung von Haar- und Nagelstörungen

Pflanzen zur Behandlung von Wachstumsstörungen von Nägeln und Haaren wie Brüchigwerden, Haarausfall, Kopfschuppen sind vor allem:

- **Birke – Betula pendula** ROTH u. **Birke – Betula pubescens** EHRH.
- **Brennessel – Urtica dioica** L. u. **Urtica urens** L.
- **Ackerschachtelhalm – Equisetum arvense** L.
- **Klette – Arcticum lappa** L.
  Droge: Radix Bardanae (Bardanae radix), *Klettenwurzel*

**Rezepturen:** | Nr. 134, 135, 136 |

### 6.5.4 Heilbäder, ätherische Öle

Eine beruhigende und leicht deckende Wirkung auf erkrankte Haut haben Bäder mit **Weizenkleie.**

**Indikationen:**

▷ Adjuvant bei juckenden und entzündlichen Dermatosen
▷ Decubitus
▷ Urticaria
▷ Windeldermatitis

**Fertigpräparate:**

| Bezeichnung | Darreichung |
|---|---|
| **Silvapin Weizenkleie-Extrakt E** | *Vollbad:* 150 g; *Teilbad:* entsprechend weniger; Badetemperatur 35–37°, Badedauer: 15–20 Minuten |

*Adstringierend* wirken Bäder mit **Eichenrinde** und **Walnußblättern** (s. S. 177 u. 182).
*Anregende Wirkung* auf den Stoffwechsel der Haut haben Bäder mit **Schachtelhalmkraut:**

**Rezeptur:** | Nr. 137 |

Vorwiegend *entzündungshemmend* ist ein Bad mit *Kamillen*zubereitungen (s. S. 184).
Bei *schlechter Hautdurchblutung* empfiehlt sich ein Bad aus **Rosmarinblättern** bzw. **Rosmarinöl** (s. Kap. 3.2.2, S. 95).

**Fertigpräparate:**

| Bezeichnung | Darreichung |
|---|---|
| **Silvapin Rosmarinblätter-Extrakt E** (Rosmarinblätter-, -öl) | Vollbad: 150 ml; Teilbäder: Entsprechend weniger |
| **Rosmarin-Bad Wala** | siehe Seite 96 |

**Rosmarinöl – Oleum Rosmarini** und **Lavendelöl – Oleum Lavandulae** sind auch hervorragende Mittel zur Behandlung einer *Candida-Mykose.*

**Rezeptur:** | Nr. 138 |

Stark *antimykotisch* wirkt frisch bereiteter **Knoblauchsaft** gegen verschiedene Arten von Dermatomykosen und Onychomykosen.
Auch *hartnäckige Fälle von Darmmykose* lassen sich mit einer **Knoblauchkur** (6 Zehen frischen Knoblauch täglich, über 4 Wochen) erfolgreich behandeln (nach ZIMMERMANN).

Reine mit einem Emulgator aufbereitete Öle, wie *Sojabohnenöl* oder *Erdnußöl*, können das weitere Austrocknen vorgeschädigter Haut verhindern:

**Indikationen:**

▷ Altershaut
▷ Chronische und subchronische Ekzeme
▷ Exsikkationsekzem
▷ Ichthyosis

▷ Neurodermitis
▷ Pruritus senilis
▷ Psoriasis
▷ Sebostase

**Fertigpräparate:**

● **Balneum Hermal** (Sojabohnenöl)
● **Ölbad Cordes** (Sojabohnenöl)
● **Ölbad Cordes F** (Erdnußöl)

## 6.6 Pflanzen zur Ableitung über die Haut

Unter dem Begriff »*Hautausleitungsverfahren*« finden sich die verschiedensten Methoden, wie *Einreiben* mit bestimmten Pflanzen, *Baunscheidtverfahren* (Erzeugen winziger Wunden durch ein Gerät, in die dann eine bestimmte Salbe eingerieben wird) oder *Moxibustion* (Abbrennen von Beifußkraut auf der Haut) und *Akupunktur* in der asiatischen Medizin. Mit diesen Hautirritationen sollen künstlich Hautrötung, Pustel- und Blasenbildung hervorgerufen werden, um damit schmerzhafte Erkrankungen zu behandeln. Die Schmerzbekämpfung dabei erklärt man sich mit kutivisceralen Reflexen über Headsche Zonen, mit Schmerzverdeckung durch Setzen eines anderen Reizes und mit systemisch antiphlogistischen Effekten durch Erzeugung einer lokalen Entzündungsreaktion. In der *Phytotherapie* finden folgende Methoden Verwendung:

● Applikation hautreizender Substanzen als Liniment, Salbe, Kataplasma und Pflaster,
● heiße Wickel mit pflanzlichen Beigaben,
● lokale Injektion von Irritantien.

Benutzte Pflanzen sind:


**A.    Schwarzer Senf – Brassica nigra** (L.) W. D. J. Koch

**Beschreibung:**
Der Kreuzblütler (Brassicaceae) wird 30–60 cm hoch und wächst auf nährstoffreichen lehmhaltigen Äckern und Brachen. Im Juni hat er gelbe Blüten, aus denen die schwarzen Samen hervorgehen.

**Droge:** Semen Sinapis (Sinapis nigri semen), *Senfsamen.*

**Zubereitungsformen:**
● Semen Sinapis (Sinapis semen)
● Oleum Sinapis (Sinapis Ol.)

**Wirkung:** Aus dem *Senfölglukosid Sinigrin* bildet sich unter Einfluß eines pflanzeneigenen Enzyms das wirksame, flüchtige, zu Tränen reizende **Allylsenföl.** Es erzeugt auf der Haut eine intensive Hyperämie und stechende Schmerzen, denen heftige Entzündungen folgen. Schließlich kommt es zu Blasenbildung und Nekrosen.

**Indikationen:**

▷ Bronchopneumonie
▷ Pleuritis
▷ Rheumatische Erkrankungen
▷ Sinusitis maxillaris

**Anwendung bei Sinusitis maxillaris:**

> 1–2 Eßl. Senfmehl mit wenig lauwarmem Wasser zu einem dicken Brei anrühren, messerrückendick auf eine Kompresse streichen und diese mit Verbandgaze bedecken. Augen gut mit Vaseline und einem Wattebausch abdecken. Mit der vorbereiteten Kompresse einige *Sekunden* lang die Kiefer- (und evtl. Stirn-)höhlen betupfen (nicht liegen lassen!). Wirkt sekretionsfördernd und durch das eingeatmete Öl leicht antibiotisch.

**Senfmehlpackung bei Bronchopneumonie und Pleuritis** (nach BRAUN u. FROHNE):

> 100 g Semen Sinapis pulv. mit lauwarmem Wasser zu einem dicken Teig anrühren und in Leinwand gepackt für maximal 10 Minuten auf die Brust legen (Vorsicht bei Kindern, nicht länger als 3–5 Minuten liegen lassen!); dann erfolgt das Reinigungsbad von 36 °C.

**Fertigpräparat:**

| Bezeichnung | Darreichung |
| --- | --- |
| **Charta Sinapisata** | Fertiges Senfpflaster; in lauwarmes Wasser tauchen und auflegen |

**Bemerkungen:** Zubereitungen aus Senfsamen *nicht auf große Hautareale* anwenden.
*Nie zu lange auf der Haut belassen* (gewünscht wird lediglich eine Hautrötung; *besondere Vorsicht bei Kindern!*), da durch Allylsenf erzeugte Blasen oft eiternde, schwer zu beeinflussende Ulcerationen hervorrufen.

Hautableitend wirken auch Wickel mit Frischpflanzen wie der **Zwiebelwickel** (geschnitten) oder der **Kohlwickel** (Weißkohl mit heißem Wasser überbrühen und grob zerstampfen) bei *akuten Mittelohr-* und *Halsentzündungen*.

## B.   Heublumen – Flores Graminis (Graminis flos)

**Droge:** Heublumen sind *Blüten, Samen, Stengel-* und *Blätterteile* des Heus; die Zusammensetzung variiert je nach Lage der Wiese, von der das Heu stammt. Der typische Geruch kommt durch einen Fermentationsprozeß während des Trocknens zustande.

**Wirkung:** Heublumen als Wärmeträger bewirken am Applikationsort eine Hautrötung und dadurch reflektorisch eine *Muskelentspannung* oder *Schmerzlinderung* (über eine Mehrdurchblutung innerer Organe mittels kutivisceraler Reflexe).

**Indikationen:**
▷ Akute Myalgien
▷ Rheumatische und arthritische Erkrankungen
▷ Unterstützend bei Nieren-, Blasen- und Galleleiden

**Kontraindikationen:**
◀ Akute entzündliche Dermatosen
◀ Akute rheumatische Schübe
◀ Offene Hautareale

**Nebenwirkungen:** Allergische Reaktionen sind möglich.

**Die Anwendung des Heublumensacks:**

| |
|---|
| Den Heublumensack mit soviel kochendem Wasser begießen, daß er gerade bedeckt ist, 5 Minuten ziehen (nicht kochen) lassen. Das Wasser abgießen und unter Ausdrücken (Hände mit kalten Waschlappen schützen) gut abtropfen lassen. Oder den angefeuchteten Heublumensack in einem Kartoffeldämpfer ca. 1 Stunde durchdämpfen. Der Heusack kann mit einer Temperatur von 42 °C aufgelegt werden und 30 bis 60 Minuten liegen bleiben. |

**Fertigpräparat:**

| Bezeichnung | Darreichung |
|---|---|
| **Kneipp Heupack Herbatherm N** Kompressen (Geschnittenes Wiesenheu mit Blüten 95 %, Steinklee 5 %) | 3–4 × wöchentlich |

**Bemerkung:** Da Heu gerne von Milben und Mykotoxin bildenden Mikroorganismen besiedelt wird, *empfiehlt sich* die Benutzung *fertiger* Heublumensäcke.

**C. Spanischer Pfeffer (Paprika) – Capsicum annuum** L. / **Cayennepfeffer – Capsicum frutescens** L.

**Droge:** Fructus Capsici (Capsici fructus), *Paprikafrüchte*; Fructus Capsici acer (Capsici fructus acer), *Cayennepfeffer*.

**Zubereitungsformen:**
- Extractum Capsici (Capsici extr.)
- Tinctura Capsici (Capsici tinct.)

**Wirkung:** Hauptwirkstoff ist das *Capsicain*. Es erregt bei äußerer Applikation die Wärme- und Schmerzrezeptoren von Haut- und Schleimhaut und täuscht damit ein brennend heißes Gefühl vor, ohne direkt zellschädigend zu sein. Es entwickelt sich eine Hyperämie, weswegen Capsicain auch als *Rubefaciens* bezeichnet wird. Innerlich wirkt es anregend auf Peristaltik und Diurese.

**Indikationen:**
▷ Akute Muskelschmerzen
▷ Rheumatische Beschwerden

**Nebenwirkungen:** Allergische Reaktionen sind möglich.

**Fertigpräparate:**

| Bezeichnung | Darreichung |
|---|---|
| **Rheumaplast N** Pflaster (Capsicum) | Auf die schmerzende Stelle aufkleben, dort belassen, bis die Wärmewirkung nachläßt, maximal 2 Tage; evtl. nach 2 Wochen wiederholen |
| **ABC Wärme-Pflaster N** Pflaster (Capsicum, Arnika) | Auf die betreffende Stelle kleben, dort belassen, bis die Wärmewirkung nachläßt; max. 2 Tage, evtl. nach 2 Wochen wiederholen |
| **Kneipp Rheumasalbe Capsicum N** (Monopräparat) | 2–3 × tgl. bis zur Aufnahme in die Haut einreiben |

**D. Nordamerikanisches Wintergrün – Gaultheria procumbens L.**

**Droge:** Folia Gaultheriae procumbensis (Gaultheriae procumbensis folium), *Wintergrünblätter.*

**Zubereitungsformen:**
- Folia Gaultheriae procumbensis (Gaultheriae procumbensis folium)
- Oleum Gaultheriae (Gaultheriae Ol.)

**Wirkung:** Das ätherische Wintergrünöl (im wesentlichen *Methylsalicylat*) wirkt lokal hyperämisierend.

**Indikationen:**
▷ Myalgien
▷ Rheumatische Beschwerden

**Fertigpräparat:**

| Bezeichnung | Darreichung |
|---|---|
| **Kneipp Rheuma Bad** (Wintergrünöl, Wacholderholzöl) | 10 ml für ein Vollbad |

**Bemerkungen:** Echtes Wintergrünöl wird heute oft durch billigeres *synthetisches Methylsalicylat* ersetzt.

*Lokal hyperämisierend* wirken auch Einreibungen mit:
- Gereinigtem **Terpentinöl** – Oleum Terebinthinae rectificatum
- **Latschenkiefernöl** – Oleum Pini pumilionis
- **Kiefernnadelöl** – Oleum Pini sibiricum

**Indikationen:**
▷ Ableitung auf die Haut bei inneren Erkrankungen
▷ Nerven-, Muskel- und Gelenkschmerzen

**Fertigpräparate:**

| Bezeichnung | Darreichung |
|---|---|
| **Leukona-Rheumasalbe** (Terpentinöl, Campher, Rosmarinöl) | Zu Verbänden und Massagen |
| **Nervfluid Fides S Mixtur** (Latschenkiefernöl, Campher, Eucalyptusöl) | Einreibungen |
| **Kytta Plasma** | siehe Seite 190 |

**E.  Mistel – Viscum album** L. (siehe Seite 271)

**Droge:** Herba Visci albi (Visci albi herba), *Mistelkraut.*

**Indikationen:**
▷ Segmenttherapie bei degenerativ-entzündlichen Gelenkerkrankungen (im Sinne einer unspezifischen Reiztherapie über die Haut)
▷ Palliativtherapie bei malignen Tumoren.

**Fertigpräparat:**

| Bezeichnung | Darreichung |
|---|---|
| **Plenosol N** Injektionslösung (Mistelkraut) | Intrakutane bzw. intravenöse Anwendung (siehe Spezialinformation) |

## 6.7 Rezepturen bei Hauterkrankungen

**Brennessel-Teekur**

 **Rp.** Urticae herb. 200.0
D. S. 2 Eßl. auf 1 l Wasser, kochend überbrühen, 10 Minuten ziehen lassen. Die erste Tasse morgens nüchtern, den Rest über den Tag verteilen, kleinschluckweise trinken. Tagesmenge: 1–2 l, Kurdauer: 1–2 Monate (nach RAUCH u. KRULETZ, Lit. Nr. 34).

**Brennessel-Kaltansatz-Kur**

 1 Handvoll frischer Blätter (getrocknet entsprechend weniger) kleinschneiden, mit lauwarmem Wasser übergießen, zugedeckt über Nacht stehen lassen. Morgens abseihen und $^{1}/_{4}$ l nüchtern, den Rest tagsüber kleinschluckweise trinken, über 1–2 Monate (nach RAUCH u. KRULETZ, Lit. Nr. 34).

**Erfrischender Stoffwechseltee**

 **Rp.** Fruct. Berberidis 10.0
Fruct. Cynosbati sine Sem. ad 50.0
M. f. spec. D. S. 2 Teel. auf 1 Tasse, heiß überbrühen, 5 Minuten ziehen lassen (nach BRAUN u. FROHNE, Lit. Nr. 2).

**Berberitzentee**

 **Rp.** Cortex Berberidis Rad. 100.0
D. S. 1 Teel. auf $^{1}/_{4}$ l Wasser, heiß überbrühen, 5 Minuten ziehen lassen und abseihen. 1 Tasse tagsüber verteilt, über 5–6 Wochen (nach RAUCH u. KRULETZ, Lit. Nr. 34).

**Kieselkräuter-Tee**

(114) **Rp.** Herb. Equiseti 30.0
Herb. Galeopsid. 20.0
Herb. Polygoni avicul. 20.0
Herb. Pulmonariae 20.0
Rhiz. Graminis 10.0
M. f. spec. D. S. 1 gehäufter Teel. auf $^{1}/_{4}$ l Wasser, kalt ansetzen und über Nacht stehen lassen, morgens 15 Minuten auf kleiner Flamme köcheln lassen. 1–2 Tassen täglich, 8 Wochen lang (nach RAUCH u. KRULETZ, Lit. Nr. 34).

## Kindliche Dermatosen und chronische Ekzeme

 **Rp.** Herb. Violae tricol.     200.0
D. S. 2 Teel. auf 1 Tasse Wasser, heiß überbrühen, 5 Minuten ziehen lassen, täglich morgens und abends eine Tasse, für 2–3 Monate (nach WEISS, Lit. Nr. 40).

**Rp.** Infus Herb. Viol. tricol.     20.0/180.0
Sirup. Violae     ad     200.0
D. S. 3 mal täglich 1 Eßlöffel voll einnehmen (aus Lit. Nr. 40).

## Teemischung bei akuten Ekzemen

 **Rp.** Herb. Violae tricol.
Fol. Juglandis
Herb. Urticae
Cortex Berberidis Rad.
Rad. Bardanae     a̅a̅ 20.0
M. f. spec. D. S. 1 gehäuften Teel. mit $^{1}/_{4}$ l kaltem Wasser übergießen und über Nacht stehen lassen. Morgens erhitzen, nur einmal kurz aufwallen lassen und 20–30 Sekunden ziehen lassen. 3 mal täglich 1 Tasse, über 6–8 Wochen (nach RAUCH u. KRULETZ, Lit. Nr. 34).

## Teemischung bei chronischen Ekzemen

 **Rp.** Fol. Betulae
Cort. Berberidis
Rad. Saponariae
Fol. Juglandi     a̅a̅ ad 100.0
M. f. spec. D. S. 1 Teel. auf $^{1}/_{4}$ l Wasser, kalt ansetzen und über Nacht stehen lassen, morgens einmal kurz aufwallen und 20–30 Sekunden ziehen lassen, abseihen. 2 mal 1 Tasse täglich, über 2 Monate (nach RAUCH u. KRULETZ, Lit. Nr. 34).

## Walnußblättertee

**Rp.** Fol. Juglandi     100.0
D. S. 1 Teel. voll auf $^{1}/_{4}$ l Wasser, heiß überbrühen und 3 Minuten ziehen lassen, 2–3 mal 1 Tasse täglich.
Oder: 2 Teel. Frischblätter auf $^{1}/_{4}$ l Wasser, kochend übergießen, 20–30 Sekunden ziehen lassen, dabei einmal umrühren und abseihen (nach RAUCH u. KRULETZ, Lit. Nr. 34).

## Walnußblätterabkochung für äußere Anwendung

 **Rp.** Fol. Juglandi 200.0 (500.0)
D. S. Für Umschläge 5–6 Teel. voll in 200 ml Wasser kurz aufkochen lassen, abseihen. 500 g Blätter für die Bereitung eines Vollbades (nach BRAUN u. FROHNE, Lit. Nr. 2).

## Psoriasistee

 **Rp.** Herb. Violae tricol.
Herb. Equiseti
Cort. Quercus
Rad. Saponariae rubr.
Fruct. Juniperi
Fol. Trifolii fibr. $\overline{aa}$ 20.0
M. f. spec. D. S. 2 Teel. mit $^{1}/_{4}$ l kaltem Wasser übergießen und über Nacht stehen lassen. Morgens erhitzen, nur kurz aufwallen lassen und 20–30 Sekunden ziehen lassen. 2 mal täglich 1 Tasse mindestens 3–4 Monate (nach RAUCH u. KRULETZ, Lit. Nr. 34).

 **Rp.** Rad. Sarsaparillae
Cort. Frangulae ana 20.0
Herb. Fragariae ad 50.0
M. f. spec. D. S. 2 Teel. pro Tasse, heiß überbrühen, 5 Minuten ziehen lassen (nach BRAUN u. FROHNE, Lit. Nr. 2).

## Haferstrohbad bei Hautausschlägen, rheumatischen Beschwerden, als Tonikum und Entspannungsmittel

 **Rp.** Stramentum Avenae 300.0
D. S. Angegebene Menge mit 2 l Wasser 30 Minuten kochen, nach dem Abseihen dem Badewasser zusetzen. Badedauer 15–20 Minuten. Badetemperatur 35–37 °C (aus Lit. Nr. 42).

## Pruritus senilis

 **Rp.** Ol. Rosmarini
Ol. Lavandulae
Adeps suilis ad 100.0
M. f. ung. D. S. 2 mal täglich dünn einreiben (nach MAIWALD).

## Eichenrindenabkochung

**Rp.** Cort. Quercus 100.0 (500.0)
D. S. 2 Eßl. voll in 500 ml Wasser kochen und abseihen. Für Gurgelungen und Umschläge: Abgekühlt, unverdünnt, mehrmals tägl. Für ein Teilbad (Sitz- oder Fußbad) werden 500 g Eichenrinde in 4–5 l Wasser gekocht. Bei Körpertemperatur 2mal täglich, 15–20 Minuten lang (nach WIDMAIER, Lit. Nr. 42).

## Kamillentee für äußere Anwendung

**Rp.** Flor. Chamomillae 200.0
D. S. 1–2 Teel. voll mit $^1/_4$ l kochendem Wasser übergießen, 10 Minuten ziehen lassen.
Zu **Umschlägen** wird Leinen, Mull etc. mit dem Aufguß durchtränkt und auf die entsprechenden Körperpartien gelegt.
Zur Bereitung eines **Vollbades** 100 g Kamillenblüten mit 1 l kochendem Wasser übergießen, 10 Minuten ziehen lassen, den Aufguß dem Badewasser zugeben, Badedauer 15–20 Minuten, Badetemperatur 35–37 °C.
Zur **Mundspülung** wird der unverdünnte Teeaufguß verwendet.
Zur **Inhalation** und zum **Gesichtsbad** wird der Teeaufguß mit 2 Eßl. Kamillenblüten bereitet (aus Lit. Nr. 42).

## Fertigung eines Kamillenkissens bei Abszessen und Furunkeln

**Rp.** Flor. Chamomillae
Fol. Altheae
Fol. Malvae
Herb. Meliloti
Sem. Lini $\overline{aa}$ 10.0
M. f. spec. D. S. Entsprechende Menge der Teemischung in ein Stoffsäckchen füllen, in heißes Wasser legen, auswringen und möglichst heiß auf die entsprechende Hautpartie legen.
**Trockenes Kamillenkissen:** Auf den Deckel eines Kochtopfs legen, erhitzen und heiß (42 °C) auf die betreffende Stelle legen (nach WIDMAIER, Lit. Nr. 42).

## Arnikatinktur zur äußeren Anwendung bei Prellungen, Verstauchungen, Muskel- und Nervenschmerzen

**Rp.** Flor. Arnicae 100.0
Aquae vitae mind. 40 % 400.0
D. S. Den Ansatz 10 Tage stehen lassen, filtrieren und in einer lichtgeschützten Flasche aufbewahren. Bei Kopfschmerzen Tinktur mit der gleichen Menge Wasser verdünnen und die entsprechenden Stellen damit einreiben. Zu Umschlägen mit der vierfachen Wassermenge verdünnen (aus Lit. Nr. 42).

| Ringelblumenaufguß |
| --- |

(129) **Rp.** Flor. Calendulae 50.0
D. S. 1–2 Teel. Blüten mit $^1/_4$ l kochendem Wasser übergießen, 10 Minuten ziehen lassen.
Bei **Entzündungen im Mund- und Rachenraum** mit dem noch warmen Aufguß mehrmals täglich spülen oder gurgeln.
Zur Behandlung von **Wunden** wird ein Tuch mit dem Aufguß durchtränkt und auf die Wunden gelegt. Die Umschläge mehrmals täglich wechseln (aus Lit. Nr. 42).

Ringelblumensalbe bei Bauchschmerzen, Gelenk- und Muskelschmerzen, Krampfadern, Venenentzündung, zur Wundheilung

(130) **Rp.** Flor. Calendulae 10.0
Adeps suil. ad 100.0
D. S. Frisch gepflückte Blumen mit dem Schweineschmalz im Wasserbad erwärmen, bis das Schmalz flüssig wird. Mehrere Minuten im flüssigen Zustand ausziehen lassen. Anschließend durch Mull oder ein Leintuch seihen und den Inhalt im Tuch gut auspressen. Salbe mehrmals täglich auf die betroffenen Stellen dick auftragen, evtl. mit Mull abdecken, besonders über Nacht. Salbe im Kühlschrank aufbewahren (aus Lit. Nr. 42).

Hautpflegesalbe bei rissigen Händen und Lippen, zur Fußpflege, zum Schutz der Gesichtshaut in der Winterszeit

(131) **Rp.** Calendula θ 20.0
Eucerin. anh.
Vaselin. alb. $\overline{aa}$ ad 100.0
M. f. ung. D. S. Mehrmals täglich einreiben (aus Lit. Nr. 42).

Beinwellwurzelsalbe bei Blutergüssen, Prellungen, Verstauchungen, Muskel- und Nervenschmerzen, zur Massage

(132) **Rp.** Lanol. 45.0
Olivae ol. 35.0
Symphyti ad us. ext. 20.0
M. f. ung. D. S. Mehrmals täglich auftragen, auch als Salbenverband (nach WIDMAIER, Lit. Nr. 42).

## Johanniskrautöl

**Rp.** Flor. Hyperici        30.0
      Olivae ol.           1000.0
D. S. Frisch gesammelte Johanniskrautblüten im Mörser zerreiben, in die Flasche geben und das Olivenöl dazugießen. Inhalt an einem warmen Ort (Sonne) 5 Tage unverschlossen der Gärung überlassen, dann Flasche verschließen.
Ansatz dem Sonnenlicht so lange aussetzen, bis die Mischung eine leuchtend rote Farbe angenommen hat (ca. 3 Wochen). Der Flascheninhalt wird durch Mull filtriert. Nach weiteren 7 Tagen das Johanniskraut vorsichtig vom auf dem Boden der Flasche befindlichen Wasser trennen und in Flaschen abfüllen. Haltbarkeit ca. 1 Jahr.
Für Einreibungen oder Kompressen (nach WIDMAIER, Lit. Nr. 42).

## Teeaufguß bei Kopfschuppen und zur Förderung des Haarwachstums

**Rp.** Fol. Urticae       50.0
      Fol. Betulae       50.0
M. f. spec. D. S. 1 Teel. auf $^1/_4$ l Wasser, kochend überbrühen, 3 Minuten ziehen lassen. Morgens und abends den Haarboden damit einreiben (nach RAUCH u. KRULETZ, Lit. Nr. 34.

## Haarkurtee

**Rp.** Herb. Urticae
      Herb. Equiseti
      Fol. Rosmarini
      Rad. Bardanae     $\overline{aa}$ ad   200.0
M. f. spec. D. S. 1 Eßl. mit $^1/_2$ l Wasser kalt ansetzen und über Nacht ziehen lassen. Morgens erhitzen, nur einmal kurz aufwallen lassen und 20–30 Sekunden ziehen lassen. 2–3 Tassen täglich schluckweise trinken, mindestens 8 Wochen lang (nach RAUCH u. KRULETZ, Lit. Nr. 34).

## Teemischung zur Zustandsverbesserung von Haut, Haaren und Nägeln

**Rp.** Cortex Berberidis       50.0
**Rp.** Herb. Urticae        20.0
      Herb. Violae tricol.    10.0
      Fol. Juglandis       20.0
M. f. spec.

D. S. 1 Eßl. Berberitzenrinde auf ¼ l Wasser, ½ Stunde kochen lassen. Dann 1 Teel. der obigen Mischung damit überbrühen, 3 Minuten ziehen lassen. 2–3 × täglich 1 Tasse, mindestens 8 Wochen lang (aus Lit. Nr. 44).

## Schachtelhalmbad bei Granulationsstörungen, schlecht heilenden Wunden, Ulcus cruris

 **Rp.** Herb. Equiseti 150.0
D. S. Angegebene Menge mit ½ l kochendem Wasser übergießen, 1 Stunde ziehen lassen, filtrieren und dem Badewasser zugeben. Badezeit 15–25 Minuten, Badetemperatur 35–37 °C. Aufguß auch zu Teil- und Sitzbädern geeignet (aus Lit. Nr. 42).

## Mixtur bei Candida-Mykose

⒔⒏ **Rp.** Ol. Rosmarini
Ol. Lavandulae $\overline{aa}$ 5.0
M. f. mixt. D. S. Bei Mykose im Genitalbereich: Je 1 Tropfen in die rechte und linke Leistenbeuge, 1 Tropfen auf den Schlüpfer. Mehrmals täglich (nach MAIWALD).

## Tabelle 5. Hautkrankheiten

Legende:
- ● gut geeignet
- ○ geeignet
- ▼ stärker
- ▽ schwächer

Wirkung / Pflanze

| Pflanze | adstringierend | antibakteriell | antimykotisch | antiphlogistisch | dermatotrop | durchblutungsfördernd | entzündungshemmend | granulationsfördernd | immunstimulierend | juckreizstillend | kieselsäurehaltig | lokal hyperämisierend | reizlindernd | resorptionsfördernd | stoffwechselanregend | wundheilend | Droge, verwendeter Pflanzenteil | Allergien möglich | giftig | externe Anwendung | interne Anwendung | extern + intern |
|---|---|---|---|---|---|---|---|---|---|---|---|---|---|---|---|---|---|---|---|---|---|---|
| Ananas | | | ● | | | | | | | | | | | | | ● | Sa | ▽ | | ● | | |
| Arnika | ● | | ● | ● | ● | ● | | | | | | | ● | | | ● | B | ▼ | | | | ● |
| Beinwell | | | ● | ● | | ● | | | | | | | | | | ● | W, K | | | ● | | |
| Berberitze | | | | | | | | | | | | | | | ● | | F, W | | | ● | | |
| Bierrettich | | ● | | | | | | | | | | ● | | | ● | | W | | | ● | | |
| Birke | | | | | | | | | | | | | | | ● | | Bl | | | ● | | |
| Birkenholz | ● | | ● | | | ● | | | | ● | | | | | | | T | | | ● | | |
| Bittersüßer Nachtsch. | ○ | | ● | | | | | | | ● | | | | | ● | | St | ▼ | | | | ● |
| Brennessel | | | | | | | | | | | | | | | ● | | K, W | | | ● | | |
| Buche | ● | | ● | | | ● | | | | ● | | | | | | | T | | | ● | | |
| Eichenrinde | ● | | ● | | | ○ | | | | | | | | | ○ | | R | | | ● | | |
| Erdnuß | | | | | | | | | | ● | | | ● | | | | Ö | | | ● | | |
| Feldstiefmütterchen | | | | ● | ● | | | | | ● | | | | | ○ | | K | | | ● | | |
| Haferstroh | | | | | | | | | | ● | | | ● | | | | Str | | | ● | | |
| Heublumen | | | | | | ● | | | | | | ● | | | | | B, Bl, S, St | ▽ | | ● | | |
| Huflattich | | | | | | | | | | | | | ○ | | | ● | Bl | | | ● | | |
| Johanniskraut | | ● | | | | | ● | ● | | | | | | ○ | ○ | ● | Ö | ▼ | | ● | | |
| Kamille, echte | ● | ● | | ● | | | | | | | | | | | | ● | B | ▽ | | | | ● |
| Knoblauch | | | ● | | | | | | | | | | | | | ● | Z | | | | | ● |
| Lavendel | ● | ● | | | | | | | | | | | | | | | Ö | ▽ | | ● | | |
| Lein | | | | | | | | | | | | | ● | | | | Ö | ▽ | | ● | | |
| Löwenzahn | | | | | | | | | | | | | | | ● | | Ge | | | ● | | |
| Lungenkraut | | | | | | | | | | | ○ | | | | ○ | | K | | | ● | | |

Droge: Bl = Blätter, B = Blüten, F = Früchte, K = Kraut, Ge = Gesamtpflanze, Ö = äther. Öl, R = Rinde, S = Samen, Sa = Saft, St = Stengel, Str = Stroh, T = Teer, W = Wurzel, Z = Zwiebel

Hautableitende Pflanzen S. Tab. 6

## Tabelle 5. Hautkrankheiten

● gut geeignet
○ geeignet
▼ stärker
▽ schwächer

| Pflanze \ Wirkung | adstringierend | antibakteriell | antimykotisch | antiphlogistisch | dermatotrop | durchblutungsfördernd | entzündungshemmend | granulationsfördernd | immunstimulierend | juckreizstillend | kieselsäurehaltig | lokal hyperämisierend | reizlindernd | resorptionsfördernd | stoffwechselanregend | wundheilend | Droge, verwendeter Pflanzenteil | Allergien möglich | giftig | externe Anwendung | interne Anwendung | extern + intern |
|---|---|---|---|---|---|---|---|---|---|---|---|---|---|---|---|---|---|---|---|---|---|---|
| Malve | | | | ● | | | | | | | | | | | | ● | Bl | | | ● | | |
| Meerrettich | ● | | | | | | | | | | | ● | | | ● | | W | | | | ● | |
| Nadelholz | ● | | ● | | ● | | ● | | | | | | | | | | T | | | ● | | |
| Pfeffer | | | | | | ● | | | | | | ● | | | | | F | | ▽ | ● | | |
| Quecke | | | | | | | | | | | ○ | | | | | ● | W | | | | ● | |
| Ringelblume | | | | ○ | | | ● | ● | | | | | | | | ● | B | | | | | ● |
| Rosmarin | | | ● | | ● | | | | | | | | | | | | Ö | | | ● | | |
| Saat-Hohlzahn | | | | | | | | | | | ○ | | | | ○ | | K | | | ● | | |
| Sarsaparille | | | | | | | | | | | | | | | ● | | W | | | | ● | |
| Schachtelhalm | | | | | | | | | | | ● | | | | ● | ● | K | | | | | ● |
| Schafgarbe | | | | | | ● | | | | | | | | | | ● | B, K | | ▽ | ● | | |
| Schlüsselblume | | | | | | | | | | | | | | ● | | ● | B, W | | | ● | | |
| Schwarzer Senf | ● | | | ● | | | | | | | | ● | | | | | S | | | ● | | |
| Seifenkraut | | | | | | | | | | | | | | | ○ | | W | | | | ● | |
| Sennespflanze | | | | | | | | | | | | | | | ○ | | Bl, F | | | | ● | |
| Sojabohne | | | | | | | | | ● | | | ● | | | | | Ö | | | ● | | |
| Sonnenhut | | | | | | | | | ● | | | | | | | ● | K, W | | | | | ● |
| Spitzwegerich | ○ | ○ | | | | | | | | | | | ● | | | ● | K | | | | ● | |
| Vogelknöterich | | | | | | | | | | | ○ | | | | ○ | | K | | | | ● | |
| Wacholder | | ● | ● | | | ● | | | | | | ● | | | | | T | | | ● | | |
| Walnuß | ● | | | ● | ○ | | | | | | | ● | | | ● | ○ | Bl | | | | | ● |
| Weizenkleie | | | | | | | | | ● | | | | | ● | | | Kl | | | ● | | |
| Wermut | | | | | | | | | | | | | | | ● | | K | | | | ● | |
| Wintergrün | | | | | | | | | | | | ● | | | | | Bl | | | ● | | |
| Zaubernuß | ● | | | | | | ● | ● | | | | | | | | ● | Bl, R | | | | | ● |

Droge: Bl = Blätter, B = Blüten, F = Früchte, K = Kraut, Ge = Gesamtpflanze, Ö = äther. Öl, R = Rinde, S = Samen, St = Stengel, Str = Stroh, T = Teer, W = Wurzel, WS = Wurzelstock, Z = Zwiebel

Hautableitende Pflanzen S. Tab. 6

# 7. Erkrankungen des Bewegungs-apparates

## 7.1 Entzündlich-rheumatische Erkrankungen

Auch wenn für die große Gruppe der entzündlich-rheumatischen Erkankungen, wie rheumatisches Fieber, rheumatoide Arthritis, Psoriasis arthropatica, Gelenkrheumatismus bei Jugendlichen (Stillsche Krankheit), keine spezifisch wirkenden pflanzlichen Mittel zur Verfügung stehen, können Phytotherapeutika dennoch durch *entzündungshemmende, analgetische* und in den *Stoffwechsel eingreifende* Wirkungsmechanismen die Krankheitserscheinungen günstig beeinflussen.

### A. Weide – Salix alba L. u. a.

**Beschreibung:**
Das Weidengewächs (Salicaceae) wird bis zu 25 m hoch, hat eine meist gewölbte breite Krone, silbergraue Zweige mit schmalen 5–10 cm langen Blättern. Es liebt feuchte Wiesen, Ufer, Gräben und erfreut im Frühjahr durch ihre weißen Kätzchen.

**Droge:** Cortex Salicis (Salicis cortex), *Weidenrinde;* sie riecht schwach würzig und schmeckt bitter und zusammenziehend.

**Zubereitungsformen:**
- Cortex Salicis (Salicis cortex)
- Urtinktur

**Wirkung:** *Salicylsäurewirkung:* antipyretisch, analgetisch, antirheumatisch.

**Indikationen:**
▷ Fieberhafte Erkrankungen
▷ Rheumatischer Formenkreis
▷ Kopfschmerz

**Nebenwirkungen:** *Allergien möglich*; gastrointestinale Beschwerden.

**Rezeptur:** Nr. 139

**Fertigpräparate:**

| Bezeichnung | Darreichung |
|---|---|
| **Tamanybonsan** Drg. (Monopräparat) | Bei Schmerzen 2 Drg. mit reichlich Flüssigkeit, maximal 8 Drg. täglich |
| **Kneipp Rheuma Tee N** (Weidenrinde, Bittersüß, Wacholder, Holunder, Sandelholz) | Morgens 1, abends 1–2 Tassen täglich |

**Bemerkungen:** Synthetische Salycilsäurederivate haben die Droge weitgehend verdrängt.

### B.  Blauer Eisenhut – Aconitum napellus L.

**Beschreibung:**

Der mehrjährige Eisen- oder Sturmhut ist ein Hahnenfußgewächs (Ranunculaceae), wird 50–150 cm hoch und hat von Juni bis August dunkelviolette Blüten. Er liebt feuchte Gebüsche, Bachsäume, Moore und wird auch in unseren Gärten kultiviert. Er gehört zu den **giftigsten** Pflanzen Europas.

**Droge:** Tubera Aconiti (Aconiti tuber), *Eisenhutknollen.*

**Zubereitungsformen:**

Da das Aconitin zu den am stärksten wirksamen Alkaloiden gehört, empfiehlt es sich, auf *Fertigpräparate* zurückzugreifen.

**Wirkung:** Das Hauptalkaloid *Aconitin* blockiert die Muskelendplatte; entzündungshemmend in Anfangsstadien; fiebersenkend. Äußerlich lokalanästhetisch.

**Indikationen:**

▷ Anfangsstadium akuter rheumatischer Erkrankungen
▷ Fieberhafte grippale Erkrankungen
▷ Lumbago
▷ Myogelosen
▷ Neuralgien
▷ Trigeminusneuralgie
▷ Migräne.

**Nebenwirkungen:** Vergiftungen beginnen mit Kribbeln in den Extremitäten, gefolgt von Kälte mit Untertemperatur, Lähmungserscheinungen bis zu Atem- und Herzrhythmusstörungen, Bewußtlosigkeit und **Exitus.**

> Dosis letalis: 5–6 mg Aconitinnitrat. Es sind Todesfälle mit geringeren Dosen, bzw. nach dem Verzehr von 1 g Wurzel bekannt.

**Fertigpräparate:**

| Bezeichnung | Darreichung |
|---|---|
| **Aconitysat Bürger** Tr. (Monopräparat) | 3 × 5–10 Tropfen verdünnt, Höchstdosis von 30 Tropfen als Einzeldosis nicht überschreiten |
| **Aconitum Comp. Wala** Glob./Amp. (Eisenhut, Tollkirsche, Giftsumach) | *Akut:* Mehrmals tägl. 5–10 Glob.; 1 × 1 Amp. täglich; *Chronisch:* 3 × 5–10 Glob. 1–3 × 1 Amp. wöchentlich |
| **Aconit Nervenöl Wala** (Eisenhut, Kampher, Lavendel, Quarz) | Für tägliche Einreibungen |

**Bemerkungen: Aconitum D30** 1 × 5 Globuli, nach 2 Stunden gefolgt von **Belladonna D30** (3 × je 5 Globuli im Abstand von 12 Stunden) sind altbewährte homöopatische Mittel im *Anfangsstadium akuter Erkrankungen.*
Auch die immunstimulierende Wirkung des **Sonnenhuts – Echinacea purpurea** und **Echinacea angustifolia** (s. Kap. 4, S. 114 und Kap. 12, S. 269) vermag positiv in den Entzündungsprozeß akuter rheumatischer Erkrankungen einzugreifen.

**Rezeptur:** | Nr. 140 |

**Fertigpräparat:**

| Bezeichnung | Darreichung |
|---|---|
| **Echinacin** Liqu./Capsetten/Amp. (Preßsaft) | 3 × 20 Tr.; 3–4 × 1 Caps. 1–3 Amp. i. m.; Kontraindikationen und Nebenwirkungen beachten! |

Weitere Präparate s. S. 115.

## 7.2 Degenerativ-rheumatische Erkrankungen

Bei der Behandlung chronischer rheumatischer Erkrankungen sollten phytotherapeutisch immer stoffwechselaktivierende Pflanzen, die sogenannten **Antidyskratika**, mit einbezogen werden. Sie haben eine anregende Wirkung auf alle Ausscheidungsfunktionen über Niere, Galle, Darm und Haut. Die Therapie mit Phytotherapeutika, die entsprechend dem Langzeitverlauf chronischer rheumatischer Krankheiten eine Langzeitbehandlung sein sollte, ist dabei nur ein Therapiebaustein. Überdacht werden sollte vor allem die Ernährung im Sinne von Reduktion tierischen Eiweißes, möglichst frischer und naturbelassener Nahrung, Verzicht auf Zucker und Weißmehl, Durchführung von Säfte- und Rohkostkuren.

Folgende Antidyskratika, die sich in ihrer Wirkung stärken und günstig beeinflussen und daher meist als Teemischung gegeben werden, haben sich bewährt (s. auch Kap. 6., S. 173 ff.):

**A.   Löwenzahn – Taraxacum officinale** WIGGERS (s. a. S. 71)

Löwenzahn verbessert bei Langzeitanwendung die gesamte Stoffwechsellage, was sich günstig auswirkt bei Erkrankungen wie:

- Darmträgheit
- Diabetische Stoffwechsellage
- Gicht
- Haut- und Blutkrankheiten

- Rheumatismus
- Störungen der Leber- und Gallefunktion
- Übergewicht.

Eine *Stoffwechselkur* mit Löwenzahn, allein oder in einer Teemischung, sollte *mindestens über 6 Wochen* durchgeführt werden.

**Rezepturen:**  Nr. 141, 142, 144, 145

**Fertigpräparate:**

| Bezeichnung | Darreichung |
| --- | --- |
| **Kneipp Löwenzahn-Pflanzensaft** (Preßsaft aus dem Kraut) | 3 × 1 Eßlöffel |
| **Taraleon** Tr. (Wurzel und Kraut) | 3 × täglich $\frac{1}{2}$ Stunde vor dem Essen 10–15 Tropfen in wenig Wasser |
| **Salus Rheuma-Tee Kräutertee Nr. 12** (Löwenzahnkraut, Birke, Brennessel, Fenchel, Ringelblume, Schachtelhalm, Schafgarbe, Wacholder) | Täglich 2–3 Tassen |

**Bemerkungen:** Zur *Frühjahrskur* eignen sich auch die frischen, jungen Löwenzahnblätter als Salat, Brotbelag oder Zusatz zu Suppen, Gemüse etc.

Im Herbst empfiehlt sich eine 4–6wöchige Kur mit **Wacholdersaft** oder **-sirup**, morgens und abends 1 Eßl. voll.

Auch die **Brennessel – Urtica dioica** und **Urtica urens** (s. S. 173) eignet sich allein oder in Kombination als *stoffwechselaktivierendes Mittel.* Die Einnahme erfolgt in Form von Salaten aus den frischen Blattspitzen, als Preßsaft (aus frischen Blättern bereitet oder als Fertigpräparat) oder als Tee.

**Rezeptur:** | Nr. 143 |

**Fertigpräparate:**

| Bezeichnung | Darreichung |
|---|---|
| **Kneipp Brennessel-Pflanzensaft** (Preßsaft aus Brennesselsaft) | 3 × täglich 1 Eßlöffel |
| **Salus Rheuma-Tee Kräutertee Nr. 12** | siehe Seite 212 |

**B.** Die Blätter der **Birke – Betula pendula** ROTH und **Betula pubescens** EHRH. (s. S. 155)

beeinflussen vor allem durch ihre *diuretische,* und damit vermehrt *harnsäuremobilisierende* Wirkung den Stoffwechsel günstig.

**Rezeptur:** | Nr. 146 |

**Fertigpräparate:**

| Bezeichnung | Darreichung |
|---|---|
| **Kneipp Birkenblätter-Pflanzensaft** (Monopräparat) | 3 × täglich 1 Eßlöffel |
| **Kneipp Blutreinigungs-Tee** (Birke, Wacholder, Pfefferminze) | Morgens 1 Tasse |
| **Weleda Birkenelixier; Sirup** | 2–3 × täglich 1 Teelöffel in Tee, Sprudel oder Wasser; kurmäßig über 6–8 Wochen |
| **Salus Rheuma-Tee Kräutertee Nr. 12** | siehe Seite 212 |

**C.** Auch der **Bittersüße Nachtschatten – Solanum dulcamara** L.
(s. S. 177),

ein *typisches Antidyskratikum*, ist in Teemischungen zur Behandlung des chronischen Rheumatismus enthalten.

**Rezeptur:** | Nr. 143 |

**Fertigpräparat: Kneipp Rheuma Tee N,** s. S. 210

Weitere Bestandteile antidyskratischer Mischungen mit vorwiegend *diuretischer* Wirkung sind:

- **Große Klette – Arcticum lappa** L. (Droge: Radix Bardanae, *Klettenwurzel*)
- **Gartenbohne – Phaseolus vulgaris** L. (Droge: Fructus Phaseoli sine semine, *Bohnenschalen*)
- **Sandsegge – Carex arenariae** L. (Droge: Rhizoma Caricis, *Sandseggenwurzelstock*)

**Rezepturen:** | Nr. 143 |

**Fertigpräparat:**

| Bezeichnung | Darreichung |
| --- | --- |
| **Sparheugin** Tr. (Klette, Birke, Wacholder u. a. m.) | 3 × tägl. 5–10 Tropfen |

**Bemerkungen:** Trotz möglicher Verschlimmerung in den ersten Tagen der Einnahme sollte die Therapie konsequent durchgeführt werden. Mit Nachlassen der Beschwerden kommt es zu einer Funktionsverbesserung, die durch Krankengymnastik unterstützt werden sollte.

**D.** **Teufelskralle – Harpagophytum procumbens** (BURCH.) DC./
**Harpagophytum zeyheri** DEC.

**Beschreibung:**

Obwohl der Name Teufelskralle in unserem botanischen System bereits für einige Glockenblumenarten vergeben ist, hat sich diese Bezeichnung für die in Südafrika heimische Pflanze aus der Familie der Pedaliaceae bei uns eingebürgert. In den Blattachseln der 1–1,5 m langen Triebe stehen leuchtend rote Blüten, aus denen sich holzige, mit Widerhaken versehene, langarmige Früchte entwickeln. Diese Widerhaken haben der Pflanze den Namen Teufelskralle gegeben.

**Droge:** Radix Harpagophyti (Harpagophyti radix), *Teufelskrallenwurzel.*

**Zubereitungsformen:**
● Radix Harpagophyti (Harpagophyti radix).

**Wirkung:** Antiphlogistisch, analgetisch, antiarthritisch; durch Bitterstoffe anregend auf die Magensaftsekretion.

**Rezeptur:** Nr. 147

**Fertigpräparate:**

| Bezeichnung | Darreichung |
|---|---|
| **Defenicid Teufelskralle Extrakt-Tabletten** (Monopräparat) | 3 × tägl. 2 Tbl. vor dem Essen |
| **Kai Fu** Kps. (Monopräparat) | *Rheumatische Beschwerden:* 3 × 1–2 Kapseln; *Magen-Darm-Beschwerden:* 2 × 1 Kap. m. Flüssigk. |

## 7.3 Pflanzen zur Behandlung der Gicht

**Herbstzeitlose – Colchicum autumnalis L.**

**Beschreibung:**
Das Zwiebelgewächs aus der Familie der Colchicaceae (früher Liliaceae, Liliengewächse) findet sich bei uns auf feuchten Wiesen und hat von September bis Oktober violette Blüten. Die Herbstzeitlose ist giftig.

**Droge:** Semen Colchici (Colchici semen), *Herbstzeitlosensamen.* Für homöopathische Zubereitungen auch die frischen *Knollen.*

**Zubereitungsformen:**
● Semen Colchici (Colchici semen)    ● Urtinktur

**Wirkung:** Der Hauptwirkstoff, das Alkaloid *Colchicin*, wirkt *entzündungshemmend* durch Leukozytenmobilisation und Phagozytoseaktivitätshemmung. (Keine urikostatische oder urikosurische Wirkung.)

**Indikation:** ▷ Akuter Gichtanfall

**Nebenwirkungen:** Bei Überdosierung Übelkeit, Erbrechen, choleraähnliche Durchfälle, Knochenmarksdepression, Haarausfall; in toxischen Dosen aufsteigende Lähmung. Tod durch Atemlähmung oder Kreislaufversagen.

**Kontraindikation:**

◄ Schwangerschaft

**Fertigpräparate:**

| Bezeichnung | Darreichung |
|---|---|
| **Colchysat Bürger** Tr. (Monopräparat) | *Im Anfall initial:* 2 × 25 Tropfen, Danach: 1–3 × 25 Tropfen alle 1–2 Stunden; *Tagesdosis* von 16 × 25 Tropfen nicht überschreiten! |
| **Colchicum-Dispert** Drg. (Monopräparat) | *Im Anfall:* 2 Drg. gefolgt von 1–3 Drg., alle 1–2 Stunden bis zum Abklingen der Schmerzen; *Tagesdosis* von 16 Drg. nicht überschreiten! |

## 7.4 Äußerliche Behandlung von Krankheiten des Bewegungsapparates

Eine Möglichkeit, Beschwerden bei Erkrankungen des Bewegungsapparates zu lindern, sind Ableitungen über die Haut (mittels **Heublumen, Capsicum, Wintergrün, Koniferenölen** und **Mistelinjektionen**), wie sie in Kap. 6.6 eingehend beschrieben sind.
Die **Arnika – Arnica montana** L. (s. S. 100, 186) in Form der *Tinctura Arnicae* (1 Eßl. Tinctura Arnicae auf ½ l Wasser für kühlende Umschläge, häufig wechseln) oder als *Salbenzubereitung* ist ein wirksames Mittel bei rheumatischen und neuralgischen Schmerzen.

**Nebenwirkung:** Allergie möglich.

**Fertigpräparate:** Kap. 6, S. 186.

Bei subakuten und chronischen Formen rheumatischer Erkrankungen werden neben Wärmeanwendungen *Einreibungen* als unterstützende Behandlung eingesetzt. Verwendet werden vor allem ätherische Öle in spirituöser Lösung wie **Kalmusöl, Bilsenkrautöl, Wacholderöl, Rosmarinöl** etc., kombiniert mit alkoholischen Zubereitungen ähnlich wirkender Pflanzen.

**Rezepturen:** Nr. 148, 149, 150, 151, 152

**Fertigpräparate:**

**Weleda-Rheumasalbe M** (Rosmarinöl, Lärchenterpentin u. a.).
**Discimigon Salbe** (Wacholder, Johanniskraut, Birkenteer u. a. m.).

216

## 7.5 Rezepturen für Erkrankungen des Bewegungsapparates

**Rheumatee**

 **Rp.** Fol. Betulae
Cort. Salicis
Flor. Sambuci
Flor. Spireae
Herb. Violae tricol.    a̅a̅ ad 100.0
M. f. spec. D. S. 1 Eßl. der Mischung mit siedendem Wasser (ca. 150 ml)
übergießen. 5 Minuten stehenlassen und durch ein Teesieb geben, 2–3
Tassen täglich trinken (aus Lit. Nr. 42).

**Tropfen zur Immunstimulation**

 **Rp.** Extr. Echinaceae angust. fluid.    100.0
D. S. Zur Immunstimulierung 3 × täglich 20–30 Tropfen (nach WIDMAIER,
Lit. Nr. 42).

**Löwenzahnkur**

 **Rp.** Radix Taraxaci cum Herba    100.0
D. S. 1–2 Teel. auf ¹/₄ l Wasser, kurz aufkochen, 10 Minuten ziehen lassen,
morgens und abends je 1–2 Tassen über 6 Wochen. Zusätzlich 2 Eßl.
Löwenzahnsaft täglich (nach WEISS, Lit. Nr. 40).

**Species antirheumaticae et antidyscraticae**

 **Rp.** Rad. Taraxaci c. Herb.
Fruct. Juniperi
Fol. Sennae
Cort. Frangul.
Fruct. Carvi    a̅a̅ 20.0
M. f. spec. D. S. 1–2 Teel. auf ¹/₄ l Wasser, kochend überbrühen.
15 Minuten ziehen lassen, morgens und abends je 1 Tasse (nach WEISS,
Lit. Nr. 40).

**(143) Rp.** Herb. Urticae
Stipit. Dulcamar.
Rhiz. Caricis
Fol. Sennae

20.0    Fruct. Foenicul.                                             $\overline{aa}$

M. f. spec. D. S. 1–2 Teel. auf 1 Tasse Wasser, kochend überbrühen, 15 Minuten ziehen lassen, täglich morgens und abend je 1 Tasse, 6 Wochen lang (nach Weiss, Lit. Nr. 40).

---

Stark abführender Tee für die antidyskratische Stoßtherapie

**(144) Rp.** Fol. Sennae
Rad. Taraxaci c. Herb.           $\overline{aa}$ 40.0
Fol. Menth. pip.
Fruct. Foenicul.                 $\overline{aa}$ 20.0
M. f. spec. D. S. 1–2 Eßl. auf $^{1}/_{2}$ l Wasser, kochend überbrühen und 15 Minuten ziehen lassen, in zwei Hälften morgens und abends trinken (Lit. Nr. 40).

---

Antidyskratische Mixtur

**(145) Rp.** Extr. Gramin.
Extr. Taraxaci
Extr. Frangulae fluid.           $\overline{aa}$   10.0
Aqu. Foeniculi
Aqu. Petroselini                 $\overline{aa}$ ad 150.0
D. S. 2–3mal täglich 1 Eßl., einige Wochen hindurch (Lit. Nr. 40).

---

Gicht- und Rheumatee

**(146) Rp.** Fol. Betulae
Herb. Urticae
Cort. Frangulae                  $\overline{aa}$ 30.0
M. f. spec. D. S. 1 Teel. mit $^{1}/_{4}$ l kochendem Wasser übergießen, 5–10 Minuten ziehen lassen. Abends vor dem Schlafengehen 1 Tasse trinken, nicht länger als 3 Wochen trinken (Lit. Nr. 42).

---

Teufelskrallentee

**(147) Rp.** Rad. Harpagophyti conc.           100.0
D. S. 1 Teel. mit 2 Tassen heißen Wassers übergießen, den Ansatz über Nacht stehen lassen, dann abseihen. In 3 Portionen über den Tag verteilt trinken (Lit. Nr. 2).

## Kalmusspiritus für Einreibungen

**Rp.** Ol. Calami                    1.0
Aethanol. 70 %      ad 100.0
D. S. Zum Einreiben (Lit. Nr. 42).

## Kalmusbad bei rheumatischen Erkrankungen

**Rp.** Rhiz. Calami          100.0
D. S. Die gesamte Menge in 1 l kaltem Wasser 10 Minuten ziehen lassen, zum Kochen bringen und weitere 10 Minuten kochen lassen. Als Morgenbad, Badetemperatur 35–37 °C. Badedauer: 10 Minuten. Anschließend 1 Stunde Bettruhe (Lit. Nr. 42).

## Einreibungen bei rheumatischen Beschwerden

**Rp.** Ol. Calami                2.0
Spirit. Angelicae Compos.  ad 100.0
D. S. Zur Einreibung (Lit. Nr. 40).

**Rp.** Ol. Juniperi             2.0
Spirit. Calami       ad 100.0
D. S. Für Einreibungen (Lit. Nr. 40).

**Rp.** Ol. Hyoscyami      20.0
Chloroformii         30.0
Spirit. Angelicae compos.  50.0
D. S. Für Einreibungen. Vor Gebrauch schütteln (Lit. Nr. 40).

## Tabelle 6. Krankheiten des Bewegungsapparates

| ● gut geeignet<br>○ geeignet<br>▼ stärker<br>▽ schwächer<br><br>Pflanze \ Wirkung | analgetisch | antiphlogistisch | antipyretisch | antirheumatisch | diuretisch | durchblutungsfördernd | entzündungshemmend | hautableitend | immunstimulierend | stoffwechselanregend | Droge, verwendeter Pflanzenteil | Allergien möglich | giftig | externe Anwendung |
|---|---|---|---|---|---|---|---|---|---|---|---|---|---|---|
| Arnika | ● | | | | | ● | ● | | | | B | | ▼ | ● |
| Bilsenkraut | | | ● | | | | | | | | Ö | | ▼ | ● |
| Birke | | | | | ○ | | | | | ● | Bl | | | |
| Bittersüßer Nachtschatten | | | | | | | | | | ● | St | | ▼ | |
| Brennessel | | | | | ○ | | | | | ● | Bl, K, W | | | |
| Eisenhut | ● | | | ● | ○ | | ● | | | | KN | | ▼ | |
| Gartenbohne | | | | | ○ | | | | | ● | Sch | | | |
| Große Klette | | | | | ○ | | | | | ● | W | | | |
| Herbstzeitlose | | | | | | | ● | | | | S | | ▼ | |
| Heublumen | | | | | | | | ● | | | B, Bl, K | ▼ | | ● |
| Kalmus | | | ● | | | | | | | | K | | | ● |
| Koniferen | | | | | | | | ● | | | K | | | ● |
| Löwenzahn | | | | | ○ | | | | | ● | Ge | | | |
| Mistel | | | | | | | | ● | | | K | | | |
| Paprika | | | | | | | | ● | | | F | | | ● |
| Rosmarin | | | | ○ | | | | | | | Ö | | | ● |
| Sandsegge | | | | | ○ | | | | | ● | WS | | | |
| Sonnenhut | | | | | | | | | ● | | K, W | | | ● |
| Teufelskralle | ○ | ● | | ● | | | | | | | W | | | |
| Wacholder | | | | ● | | | | | | ○ | F, Ö | | | ● |
| Weide | ● | | ● | ● | | | | | | | R | | ▽ | |
| Wintergrün | | | | | | | | ● | | | Bl | | | |

Droge: Bl = Blätter, B = Blüten, F = Früchte, K = Kraut, KN = Knolle,
Ge = Gesamtpflanze, Ö = Öl, R = Rinde, S = Samen, Sch = Schale, St = Stengel,
W = Wurzel, WS = Wurzelstock

# 8. Erkrankungen des Nervensystems

## 8.1 Pflanzen zur Behandlung von Schlafstörungen

Pflanzliche Mittel bei Schlafstörungen fördern die Schlafbereitschaft, einen Einfluß auf die sog. REM-Rhasen haben sie nicht.

### A. Baldrian – Valeriana officinalis L.

**Beschreibung:**
Das Baldriangewächs (Valerianaceae), ist ausdauernd, wird 150 cm hoch und hat von Mai bis August weiße bis hellrosa, duftende Blüten. Es ist in ganz Europa verbreitet und liebt feuchte Standorte.
Zur Gewinnung von Valepotriaten werden meist der in Indien und Pakistan vorkommende Valeriana wallichii und der neuweltliche Valeriana edulis verwendet.

**Droge:** Radix Valerianae (Valerianae radix), *Baldrianwurzel*; der Geruch ist würzig, der Geschmack süßlich und zugleich bitter.

**Zubereitungsformen:**
- Radix Valerianae (Valerianae radix)
- Extractum Valerianae fluidum (Valerianae extr. fluid.)
- Tinctura Valerianae (Valerianae tinct.)

**Wirkung:** Durch ätherisches Öl *sedierend*, durch aus der Wurzel isolierte, lipophile (nicht in Tee und galenischen Zubereitungen der Droge enthaltene) *Valepotriate* thymoleptische und *tranquillierende* Wirkung; daneben spasmolytisch und muskelrelaxierend.

**Indikationen:**
▷ Einschlafstörungen
▷ Nervös bedingte, krampfartige Schmerzen im Magen-Darmbereich
▷ Lampenfieber
▷ Prüfungsangst
▷ Psychomotorische Labilität

**Rezepturen:** | Nr. 153, 154, 155, 156, 160, 163, 164 |

**Fertigpräparate:**

| Bezeichnung | Darreichung |
|---|---|
| **Kneipp Baldrian-Pflanzensaft Nerventrost** (Baldrianwurzel) | 3 × täglich 1 Eßlöffel |
| **Kneipp Pflanzendragees Baldrian** (Monopräparat) | 3 × täglich 1–2 Drg. zwischen d. Mahlzeiten; zum Einschlafen 2–4 Drg. |
| **Valdispert** Drg. (Monopräparat) | 1–3 Drg. mehrmals tägl.; zum Einschlafen 3–6 Drg., ½ vor dem Schlafengehen |
| **Baldrian-Phyton** Drg./Tr. (Monopräparat) | 1–3 × tägl. 2–3 Drg.; 3 oder mehrmals tägl. 15–30 Tr.; als Schlafmittel 40–60 Tropfen |
| **Thüringer Baldriantinktur** (Monopräparat) | 1 Teel. ½ Std. vor dem Schlafengehen verdünnt mit ½ Glas Wasser; zur Beruhigung ½ Teel. 2–3 × tägl., Kinder die Hälfte. |

**Bemerkungen:** Baldrian wirkt nur bei *ausreichend hoher Dosierung* (z. B. 1 Teel. Tinktur, durchschnittliche Tagesdosis 5–10 g), was mit Dosisangaben von Fertigpräparaten nicht immer der Fall ist. Er hat *keinen* Einfluß auf die Konzentrationsfähigkeit oder Fahrtüchtigkeit.

### B. Hopfen – Humulus lupulus L.

**Beschreibung:**

Die zweihäusige, bis zu 7 m hoch werdende Schlingpflanze ist ein Hanfgewächs (Cannabinaceae). Aus den weiblichen Blüten entwickeln sich im September die gelbgrünen Fruchtzapfen. Beheimatet in Osteuropa, werden sie bei uns in gemäßigten Zonen Bayerns und Baden-Württembergs kulturmäßig angebaut.

**Droge:** Strobuli Lupuli (Lupuli strobuli), *Hopfenzapfen*; Glandulae Lupuli (Lupuli glandula), *Hopfendrüsen*. Der Geruch ist kräftig würzig, der Geschmack kratzend und sehr bitter.

**Zubereitungsformen:**
- Strobuli Lupuli (Lupuli strobuli)
- Extractum Lupuli (Lupuli extr.)
- Extractum Lupuli fluidum (Lupuli extr. fluid.)
- Tinctura Lupuli (Lupuli tinct.).

**Wirkung:** Wirkstoffe sind Harzsubstanzen mit Bitterstoffen wie das *Humulon* und *Lupulon*, Gerbstoffe, Flavonoide, östrogene Hormone. Die Wirkung ist *sedativ* und sexuell dämpfend.

**Indikationen:**

▷ Schlafstörungen
▷ Nervöse Gastropathien
▷ Sexuelle Übererregbarkeit bei Männern

**Rezepturen:** | Nr. 154, 155, 156, 157, 161, 164 |

**Fertigpräparate:**

| Bezeichnung | Darreichung |
|---|---|
| **Luvased** Drg. (Baldrian, Hopfen) | *Zur Beruhigung* morgens und mittags 1–2 Drg.; zur Schlafförderung abends 2–4 Drg. |
| **Hovaletten N** Filmtbl. (Hopfen, Baldrian) | *Zur Beruhigung:* 3 × täglich 2–3 Filmtabl., *Kinder ab 3 J.:* 3 × tägl. 1–2 Filmtabletten; *Jugendliche ab 12 J.:* 3 × tägl. 2 Filmtabl.; *Schlafstörungen:* 4 Filmtabl., *Kinder ab 3 J.:* 2 Filmtabl.; *Jugendliche ab 12 J.:* 3 Filmtabl. am frühen Abend und unmittelbar vor dem Schlafen |
| **Euvegal-Saft N** (Hopfen, Baldrian) | 2–3 × täglich 5 ml |

**C. Melisse – Melissa officinalis** L. (s. Kap. 2, S. 36)

**Droge:** Folia Melissae (Melissae folium), *Melissenblätter*.

**Wirkung:** Die beruhigende, krampfstillende und karminative Wirkung ist vor allem auf das ätherische Öl, *Oleum Melissae* zurückzuführen.

**Indikationen:**

▷ Einschlafstörungen
▷ Magenkrankheiten (siehe Seite 32)
▷ Nervöse Herz- und Magenbeschwerden

**Rezepturen:** | Nr. 155, 156, 157 |

**Fertigpräparate:**

| Bezeichnung | Darreichung |
|---|---|
| **Kneipp Melissen-Pflanzensaft** | 3 × täglich 1 Eßlöffel |
| **Heumann Beruhigungstee Tenerval N** (Melisse, Baldrian) | Erw. u. Kdr. ab 11 J. tagsüber 1 Teel., abends 1–2 Teel. auf 1 Tasse; Kdr. 7–10 J. $^3/4$ Teel.; Kdr. 4–6 J. $^1/2$ Teel.; Kleinkdr. bis 3 J. $^1/4$ Teel. |
| **Kneipp Nerven- und Schlaftee N** (Melisse, Baldrian, Orangenschalen) | Tagsüber 1–2 × eine Tasse und abends 2 Tassen |
| **Klosterfrau Melissengeist** Liqu. (Äther. Öle aus Melisse, Alant, Engelwurz, Ingwer, Nelkenbaum, Enzian, Galgant, Schwarzer Pfeffer, Muskatbaum, Pomeranzenschale, Zimt, Sennespfl. Kardamom) | 1 Teelöffel mit 2 Teelöffeln Wasser verdünnt, 1–3 × tägl. |

## D.  Hafer – Avena sativa L.

### Beschreibung:

Der einjährige, 60–150 cm hoch werdende Hafer gehört zu den Süßgräsern (Poaceae). Er wird bei uns seit etwa 3000 Jahren, vorwiegend in Mittel- und Nordeuropa, kultiviert.

**Droge:** Herba Avenae recens (Avenae herba recens), *Hafer*; Fructus Avenae excorticatus (Avenae fruct. excort.), *Hafergrütze*; Stramentum Avenae (Avenae stramentum), *Haferstroh*; die ganze, frische, blühende Pflanze für die homöopathische Urtinktur.

### Zubereitungsformen:

- Herba Avenae recens (Avenae herba recens)
- Fructus Avenae excorticatus (Avenae fruct. excort.)
- Stramentum Avenae (Avenae stramentum)
- Tinctura Avenae (Avenae tinct.)
- Urtinktur

**Wirkung:** Sedativum.

224

**Indikationen:**

▷ Nervöse Erschöpfung
▷ Schlafstörungen

**Rezepturen:** Nr. 162, 163

**Fertigpräparate:**

| Bezeichnung | Darreichung |
|---|---|
| **Passiflora/Avena Comp. Wala** Supp./Supp. für Kinder (Hafer, Hopfen, Baldrian, Passionsblume) | Abends 1–2 Supp. |
| **Nervuton N** Tr. (Hafer, Baldrian, Hopfen) | 3 × tägl. vor dem Essen 15–25 Tr., Kinder: 7–15 Tr. |
| **Avena Sativa Dil. D 20** DHU | 10 Tropfen vor dem Schlafengehen |
| **Requiesan** | s. S. 226 |

**E.  Passionsblume – Passiflora incarnata** L.

**Beschreibung:**
Die tropische Schlingpflanze aus der Familie der Passionsblumengewächse (Passifloraceae) wird wegen ihrer schönen violett-grünen Blüten in Italien und an geschützten Orten auch bei uns zur Berankung von Veranden und Hauswänden gezogen.

**Droge:** Herba Passiflorae (Passiflorae herba), *Passionsblumenkraut.*

**Zubereitungsformen:**
• Urtinktur; die Verwendung der Droge selbst ist nicht üblich.

**Wirkung:** Mild sedativ und spasmolytisch.

**Indikationen:**
▷ Schlafstörungen; Tagessedativum

**Rezeptur:** Nr. 163

**Fertigpräparate:**

| Bezeichnung | Darreichung |
|---|---|
| **Biral forte** Drg. (Passionsblume, Baldrian) | 3 × täglich 3 Drg. nach den Mahlzeiten, in leichten Fällen 3 × 2 Drg. |
| **Plantival N** Tr./**forte** Drg. (Passionsblume, Baldrian) | Erwachsene und Kinder ab 6 J.: 3 × tägl. 20–30 Tropfen/3 × 1–2 Drg. *Schlafstörungen:* 3–4 Dragees vor dem Schlafengehen |
| **Passiflora Nerventonikum Wala** (Passionsblume, Hopfen, Baldrian, Hafer, Johanniskraut, Weißdorn, Weide) | Vor dem Schlafengehen 1–3 Teelöffel in etwas heißem Wasser |
| **Passiflora/Avena Comp.** | siehe Seite 225 |

Wegen ihrer leichten sedativen Wirkung sind in einigen Fertigarzneimitteln auch Zubereitungen der **Pomeranze – Citrus aurantium L. ssp. aurantium** (Droge: *Pericarpium Aurantii*) und des **Kalifornischen Mohns – Eschscholtzia californica** A. CHAM. (Droge: *Herba Eschscholtziae – Kalifornisches Mohnkraut*) enthalten.

**Rezeptur:** Nr. 156

**Fertigpräparate:**

| Bezeichnung | Darreichung |
|---|---|
| **Requiesan** Tr. (Kalifornischer Mohn, Hafer) | 30–40 Tropfen in heißer Flüssigkeit, vor dem Schlafengehen; *Bei Barbiturat-Gewöhnung:* Zusätzlich die gleiche Dosis 1 Stunde vor dem Schlafengehen; Kinder: 10–20 Tropfen |
| **Klosterfrau Melissengeist** | siehe Seite 224 |

## 8.2 Pflanzen zur Behandlung depressiver Zustände

### A. Johanniskraut – Hypericum perforatum L.

**Beschreibung:**

Die ausdauernde, 30–60 cm hoch werdende formenreiche Pflanze aus der Familie der Hartheugewächse (Hypericaceae) wächst bei uns auf sonnigen, nährstoffarmen Böden wild. Am Stengel verlaufen 2 Längsleisten (andere, medizinisch nicht verwendete, wild wachsende Arten haben vier Längsleisten), die ovalen Blätter sind durchsichtig punktiert (Sitz der Öldrüsen). Von Juli bis September trägt sie goldgelbe, schwarz punktierte Blüten.

**Droge:** Herba Hyperici (Hyperici herba), *Johanniskraut*; es riecht schwach aromatisch und schmeckt herb-bitter und zusammenziehend.

**Zubereitungsformen:**
- Herba Hyperici (Hyperici herba)
- Oleum Hyperici (Hyperici ol.)
- Extractum Hyperici fluidum (Hyperici extr. fluid.)
- Tinctura Hyperici (Hyperici tinct.)

**Wirkung:** Die Hauptinhaltsstoffe sind *Hypericin*, ätherisches Öl, Flavonoide, Gerbstoffe mit sedativer, antidepressiver, anxiolytischer Wirkung. *Allmählicher Wirkungseintritt, volle Wirkung erst nach 2–3 Wochen.* Äußerlich antiphlogistisch.

**Indikationen:**

Als sog. *Phyto-Tranquillizer* bei

▷ Angst
▷ Bettnässen
▷ Depressive Verstimmungen
▷ Erschöpfung
▷ Klimakterische Beschwerden

▷ Migräne
▷ Nervöse Unruhe
▷ Schlafstörungen
▷ Stottern
▷ Wetterfühligkeit
▷ Äußerlich: Wundheilmittel
  (siehe Kapitel 6, S. 190)

**Nebenwirkungen:** Durch photosensibilisierende Eigenschaften insbesondere bei hellhäutigen Personen, langer Einnahmedauer und starker Sonneneinwirkung (auch Solarium), *sonnenbrandähnliche Hauterscheinungen.*

**Rezepturen:** | Nr. 158, 159 |

**Fertigpräparate:**

| Bezeichnung | Darreichung |
|---|---|
| **Hyperforat** Tr./Amp. (Monopräparat) | 2–3 × täglich 20–30 Tr.; *Schulkinder:* 2 × täglich 10 Tropfen; Amp.: tägl. 1–2 ml i. m. oder langsam i. v. |
| **Hyperforat** Drg. (Johanniskraut) | 3 × 2 Drg. täglich |
| **Esbericum** Kps. (Monopräparat) | 1–2 × tägl. 1–2 Kps. |
| **Neuroplant forte** Kps. (Monopräparat) | Morgens und mittags je 1 Kapsel täglich |
| **Sedariston** Tr. (Johanniskraut, Baldrian, Melisse) | 3 × täglich 20 Tr., *Kinder 2–5 J.:* 3 × tägl. 4–7 Tr.; *Kinder bis 12 J.:* 3 × tägl. 7–10 Tr. |
| **Sedariston Konzentrat** Kps. (Johanniskraut, Baldrian) | 2–3 Kapseln täglich *Schulkinder:* 1 Kps. tägl. |
| **Neurapas** Tbl. (Johanniskraut, Baldrian, Passionsblume, Kaliforn. Mohn, Lerchensporn) | 1–3 × täglich 2 Tabl. |
| **Hewepsychon duo** Tr. | siehe Seite 229 |

## B. Rauschpfeffer (Kava-Kava) – Piper methysticum G. FORST.

**Beschreibung:**

Das Pfeffergewächs (Piperaceae) ist auf der Inselwelt des Südpazifiks beheimatet. Der Kava-Trank, eine Zubereitung des Wurzelstocks, gilt bei Südseebewohnern als Rauschmittel bei rituellen Anlässen. Er ruft ein Gefühl der Behaglichkeit und Zufriedenheit hervor, vertreibt Ängste, ohne die Willenskraft zu schwächen oder das Bewußtsein einzuengen. Hohe Dosen bewirken eine ZNS-Sedierung mit Müdigkeit und Schlafneigung.

**Droge:** Rhizoma Kava-Kava (Kava-Kava rhizoma), *Kava-Kava-Wurzelstock.* Er riecht schwach aromatisch und schmeckt schwach bitter, seifig und kratzend. Beim Kauen der Droge kommt es zur Anästhesie der Mundschleimhaut und Zunge und zu vermehrtem Speichelfluß.

228

**Zubereitungsformen:**
Die Verordnung der Droge ist nicht üblich.

**Wirkung:** Anxiolytisch, leicht euphorisierend, muskelrelaxierend, spasmolytisch; lokal anästhesierend und analgetisch.

**Indikationen:**
▷ Antriebsarmut
▷ Depressive Verstimmung
▷ Klimakterische Beschwerden
▷ Konzentrations- und Leistungsschwäche
▷ Nervöse Angst-, Spannungs- und Unruhezustände
▷ Psychovegetative Erschöpfung

**Fertigpräparate:**

| Bezeichnung | Darreichung |
|---|---|
| **Kavosporal forte** Kps. (Monopräparat) | Morgens und abends je 1 Kps. |
| **Hewepsychon duo** Tr. (Kava-Kava, Johanniskraut) | 4 × täglich 20 Tropfen; Akut: 6 × tägl. 50 Tropfen |

Zubereitungen der **Schlangenwurzel – Rauwolfia serpentina** (L.) BENTH. (als Antihypertonikum s. Kap. 3, S. 92) als Neuroleptikum haben heute wegen der *starken Nebenwirkungen* (Muskelschwäche, Parkinsonismus, Angstzustände, Depressionen), keine Bedeutung mehr.

## 8.3 Pflanzen zur Behandlung von Störungen des Allgemeinbefindens, vegetativer Dystonie, Erschöpfungszuständen

Die funktionell bedingten Störungen dieser Krankheitsgruppe äußern sich in mannigfaltigen Symptomen wie
● Ängstlichkeit
● Blutdrucklabilität
● Herzbeschwerden
● Interesselosigkeit
● Kopf-Nacken-Beschwerden
● Kälte-Wärme-Störungen

- Kreislaufstörungen
- Müdigkeit
- Psychosexuelle Probleme
- Psychische Erschöpfung
- Reizbarkeit
- Schnelles Erröten oder Erblassen
- Schwindel
- Selbstunzufriedenheit
- Verdrießlichkeit.

Pflanzliche Mittel haben hierbei einen bedeutenden Stellenwert und sind auch geeignet zur adjuvanten bzw. ausschleichenden Therapie bei Tranquillizer-Abhängigkeit.

### 8.3.1 Interna

**A.    Baldrian – Valeriana officinalis L.**

Die Pflanze (s. S. 221) eignet sich wegen ihrer sedativen, entspannenden und kreislauffördernden Wirkung für *nervöse Angst-* und *Unruhezustände, nervösen Magen, nervöses Herz, Schlafstörungen.* Wichtig dabei ist die ausreichend hohe Dosierung, wegen der schnelleren Resorption am besten als **Tinktur:**

> Morgens, mittags, abends je 1 Teelöffel Tinctura Valerianae in 1 Tasse Baldriantee, mit 1 Teelöffel Honig süßen.

**Rezepturen:** | Nr. 153, 154, 155, 156, 160, 163, 164

**Fertigpräparate:**

| Bezeichnung | Darreichung |
|---|---|
| **Kneipp Baldrian Pflanzensaft Nerventrost** | siehe Seite 222 |
| **Kneipp Pflanzendragees Baldrian** | siehe Seite 222 |
| **Valdispert** | siehe Seite 222 |
| **Baldrian Phyton** | siehe Seite 222 |

## B. Der Hopfen – Humulus lupulus L.

zeigt seine *sedierende* Wirkung besonders im Bereich der Sexualsphäre. Einsatzbereiche sind daher besonders die sexuelle Übererregbarkeit des Mannes sowie Menstruationsbeschwerden junger Mädchen.

**Rezepturen:** Nr. 154, 155, 156, 157, 161, 164

**Fertigpräparate:**

| Bezeichnung | Darreichung |
| --- | --- |
| **Ardreysedon** Drg. (Hopfen, Baldrian) | Erw. 2–3 × tgl. 1 Drg.; zur Schlafförderung 2–3 Drg. 1 Std. v. d. Zubettgehen; Kdr. 1–2 Drg. tgl. |
| **Hovaletten N** | siehe Seite 223 |
| **Euvegal-Saft N** | siehe Seite 223 |


## C. Die Melisse – Melissa officinalis L. (s. S. 36 u. 223)

hat mild sedative, spasmolytische, kreislaufstimulierende und die Abwehr stärkende Eigenschaften.

**Indikationen:**

▷ Nervöse Herz- und Magenbeschwerden
▷ Nervöse Unruhe
▷ Pavor nocturnus

**Rezepturen:** Nr. 155, 156, 157

**Fertigpräparate:**

| Bezeichnung | Darreichung |
| --- | --- |
| **Euvegal-Tropfen N** (Melisse, Baldrian, Passionsblume) | 3 × täglich 20–30 Tropfen *Schulkinder:* 3 × täglich 10–20 Tropfen; *Kleinkinder:* täglich 5–10 Tropfen |
| **Kneipp Melissen-Pflanzensaft** | siehe Seite 224 |
| **Heumann Beruhigungstee Tenerval N** | siehe Seite 224 |

### D. Hafer – Avena sativa L. (s. S. 224)

Oft werden homöopathische Zubereitungen verwendet. Die Urtinktur eignet sich gut als mildes *Tagessedativum* (mehrmals täglich 10 Tropfen). 5–10 Tr. der D 20 Dilutio vor dem Schlafengehen fördern das Ein- und Durchschlafen (gut auch für Kinder geeignet). Vitalisierend auf müde, kraftlose Dystoniker wirkt ein gelegentlich eingelegter *Hafertag* (wie auch gegen die Ketoacidose beim Diabetiker).

**Rezepturen:** Nr. 162, 163

**Fertigpräparate:**

| Bezeichnung | Darreichung |
|---|---|
| **Vivinox-Beruhigungsdragees** (Hafer, Baldrian, Hopfen, Mistel) | Mehrmals tgl. 1–3 Drg., v. a. Schlafengehen 2–4 Drg. |
| **Passiflora/Avena Comp. Wala** | siehe Seite 225 |

### E. Passionsblume – Passiflora incarnata L.

Die angenehm duftende Pflanze (siehe Seite 225) hilft bei:

▷ Erregungszuständen
▷ Nervösen Herzbeschwerden
▷ Nervöser Unruhe
▷ Reizbarkeit im Klimakterium
▷ Schlafstörungen.

*Anwendung der Urtinktur:*
5–7 Tropfen der Urtinktur mehrmals täglich, bei eintretender Wirksamkeit auf 1–2 × täglich reduzieren und bei vermehrtem Bedarf wieder steigern.

**Rezeptur:** Nr. 163

**Fertigpräparate:**

| Bezeichnung | Darreichung |
|---|---|
| **Biral forte** | siehe Seite 226 |
| **Plantival N** | siehe Seite 226 |
| **Passiflora Nerventonikum Wala** | siehe Seite 226 |
| **Euvegal-Tropfen N** | siehe Seite 231 |

| Bezeichnung | Darreichung |
|---|---|
| **Stramonium Pentarkan Tr.** (Passionsblume, Stechapfel, Ignatiusbohne, Calc. phosph., Zinc. valer.) | 3 × täglich 10–20 Tropfen. Besonders geeignet für *Kinder* als Tages- und Nacht-Sedativum, auch bei Hyperaktivität |

Als mildes Sedativum bei kindlichen Unruhezuständen gilt die

**F.    Pomeranze – Citrus aurantium** L. ssp. **aurantium** (s. S. 45)

(10 Tropfen der Tinktur pur oder in Kamillentee).

**Fertigpräparat:**
● **Kneipp Nerven- und Schlaftee** (siehe Seite 224)

**G.    Johanniskraut – Hypericum perforatum** L. (siehe Seite 227)

Mit den Zubereitungen des Johanniskrauts lassen sich Zustände wie:
▷ Angst
▷ Depressive Verstimmung
▷ Klimakterische Beschwerden
▷ Nervöse Unruhe
▷ Psycho-vegetative Erschöpfung
gut beeinflussen. *Die Abenddosis ist die wirksamste.*

Bewährt sind sie auch zur *Entzugstherapie* bei *Tranquillizer-Abusus.* Man kombiniert den Tranquillizer anfangs mit dem Phytotherapeutikum und schleicht dann langsam aus.

**Rezepturen:** Nr. 158, 159

**Fertigpräparate:**

| Bezeichnung | Darreichung |
|---|---|
| **Kytta-Sedativum N** Tr. (Johanniskraut, Passionsblume, Baldrian, Hopfen, Weißdorn, Mistel) | Morgens u. mittags 30 Tr., abends 50 Tr.; Kdr. bis 3 × tgl. 10 Tr. |
| **Hyperforat** | siehe Seite 228 |
| **Esbericum** | siehe Seite 228 |
| **Sedariston** | siehe Seite 228 |
| **Neurapas** | siehe Seite 228 |
| **Hewepsychon Duo** | siehe Seite 229 |

**H.    Rauschpfeffer (Kava-Kava) – Piper methysticum** G. FORST
(siehe Seite 228)

Die *entspannende, stimmungsaufhellende* Wirkung von Kava-Kava läßt sich ebenfalls bei allen Formen von Angst-, Spannungs-, Unruhe- und Erschöpfungszuständen sowie bei klimakterischen Beschwerden einsetzen.

**Fertigpräparate:**

| Bezeichnung | Darreichung |
|---|---|
| **Kavosporal** | siehe Seite 229 |
| **Hewepsychon duo** | siehe Seite 229 |

**I.    Ginseng – Panax ginseng** C. A. MEYER (siehe Kapitel 12, S. 267)

Als Mittel bei:
▷ Libidoverlust
▷ Potenzschwäche
▷ Überforderungs- und Erschöpfungssyndrom
▷ Wechseljahresbeschwerden
wird der Ginseng verwendet.

**Anwendung:**
*Initial:* 3 × 10 Tropfen der D 1-Dilutio; *Langzeittherapie:* 2 × 5 Tropfen täglich.

**Nebenwirkungen:** Bei Langzeitanwendung höherer Dosen Durchfall, *Bluthochdruck*, Schwellungen und Spannungen in den Brüsten.

**Fertigpräparate:**

| Bezeichnung | Darreichung |
|---|---|
| **Ginseng Kneipp Dragees** (Monopräparat) | 3 × täglich 2–3 Dragees |
| **Ginsana Ginseng** Kps./Liqu. (Monopräparat) | 2 Kapseln täglich; 15 ml täglich |

## 8.3.2 Externa

Ätherische Öle enthaltende Pflanzen haben durch ihre Duftstoffe stimmungsmodifizierende Einflüsse über das limbische System. Erforscht werden diese Wirkungen in den jungen Gebieten der Psychophysiologie und Psychoneuroendokrinologie.
Aufgenommen werden die Duftstoffe als *Inhalation* bei Teezubereitungen, über die *Aromalampe* (s. S. 127) oder als *Bad*.
Entspannend, stimmungsaufhellend oder beruhigend wirken Bäder mit **Baldrian, Lavendel, Rosmarin, Melisse, Hopfen.**

**Rezepturen:** | Nr. 164, 165, 166, 167 |

**Fertigpräparate:**

| Bezeichnung | Darreichung |
|---|---|
| **Lavendel Bademilch Wala** | 1–2 Eßlöffel auf 1 Vollbad (spät nachmittags); 1–2 Teelöffel auf 1 Ltr. Wasser zu Waschungen (abends) |
| **Rosmarinbad-Konzentrat Wala** | 1–2 Teelöffel auf 1 Vollbad (vormittags); $^1/_2$ Teelöffel auf 1 Ltr. Wasser zu Waschungen (morgens) |

## 8.4 Rezepturen bei Erkrankungen des Nervensystems

---

| Baldriantee bei Nervosität und Einschlafstörungen |

**(153)** **Rp.** Rad. Valerianae         100.0
D. S. 1–2 Teel. mit $^1/_4$ l kochendem Wasser übergießen, 10–15 Minuten ziehen lassen. 2–3 mal tägl. und vor dem Schlafengehen 1 Tasse warm trinken.
Oder **Kaltmazerat:** 2 Teel. der zerkleinerten Wurzel mit $^1/_4$ l kaltem Wasser übergießen, 8 Stunden ziehen lassen. Abends 1–2 Tassen warm trinken.
Oder **Kombination von Aufguß und Mazerat:** 2 Teel. Droge mit 1 Tasse kochendem Wasser übergießen, 12 Stunden ziehen lassen, vor dem Schlafengehen 1–2 Tassen kalt trinken (nach Weiss, Lit. Nr. 40).

---

| Tinktur bei Schlaflosigkeit |

**(154)** **Rp.** Extr. Lupuli
      Tinct. Valerian.       $\overline{aa}$ 20.0
D. S. Abends vor dem Schlafengehen 30 Tropfen (aus Lit. Nr. 40).

---

| Teemischungen bei Einschlafstörungen und nervösen Erregungszuständen |

**(155)** **Rp.** Rad. Valerian.       30.0
      Strob. Hum. Lupuli   25.0
      Flor. Lavandulae    15.0
      Fol. Melissae      30.0
M. f. spec. D. S. 1 Eßl. der Mischung mit $^1/_4$ l kochendem Wasser übergießen, 10–15 Minuten ziehen lassen. Vor dem Schlafengehen 1 Tasse warm und schluckweise trinken (aus Lit. Nr. 42).

**(156)** **Rp.** Pericarp. Aurantii   10.0
      Strob. Lupuli     20.0
      Fol. Melissae     15.0
      Fol. Menthae pip.   15.0
      Rad. Valerianae    40.0
M. f. spec. D. S. 1 Eßl. voll mit 1 Tasse heißem Wasser übergießen, 10–15 Minuten bedeckt stehenlassen und abseihen. 2–3 mal täglich und vor dem Schlafengehen 1 Tasse frisch bereiteten Tee trinken (aus Lit. Nr. 42).

**(157)** **Rp.** Rad. Angelicae     20.0
Fol. Rosmarini     10.0
Fol. Melissae     30.0
Fol. Lavandulae     10.0
Strobulis Lupuli     20.0
Herb. Millefolii     10.0
M. f. spec. D. S. 1–2 Teel. auf 1 Tasse Waser, heiß überbrühen und 10 Minuten bedeckt ziehen lassen, abends 1–2 Tassen vor dem Schlafengehen (aus Lit. Nr. 40).

Johanniskrauttee

**(158)** **Rp.** Herb. Hyperici     200.0
D. S. 1–2 Teel. voll mit $^1/_4$ l kochendem Wasser übergießen, 10 Minuten ziehen lassen. 2–3mal täglich 1 Tasse trinken. Dauer der Anwendung: Zur Erzielung der Wirkung ist eine Anwendung über mehrere Wochen oder Monate erforderlich (aus Lit. Nr. 42).

Tropfen bei depressiver Verstimmung, tageszeitlichen Stimmungs-schwankungen, Schlafstörungen, Wetterfühligkeit, Enuresis

**(159)** **Rp.** Extr. Hyperici fluid.     100.0
D. S. Bei Bedarf mehrere Wochen lang 3mal täglich 5–10 Tropfen ein-nehmen (aus Lit. Nr. 42).

Beruhigungsmittel bei funktionellen Herzbeschwerden

**(160)** **Rp.** Spirit, aether.
Tinct. Valerianae
Spirit. Menthae pip.     $\overline{aa}$ 10.0
D. S. 3 × täglich 20 Tropfen (aus Lit. Nr. 42).

Tee bei sexueller Übererregtheit

**(161)** **Rp.** Rad. Valerianae
Strobuli Lupuli     $\overline{aa}$ ad 50.0
D. S. 1 Eßl. der Mischung mit $^1/_4$ l kochendem Wasser übergießen, 10 Minuten ziehen lassen. 3mal täglich 1 Tasse trinken (aus Lit. Nr. 42).

Tinktur bei nervöser Erschöpfung, Appetitlosigkeit, mangelnder Konzentration, in der Rekonvaleszenz, bei Schlaflosigkeit

 **Rp.** Avena sat. θ           100.0
D. S. Mehrmals täglich 5–10–15 Tropfen einnehmen. Auch als Entwöhnungshilfe bei der **Raucherentwöhnung** geeignet. Bei Schlaflosigkeit abends 20 Tropfen einnehmen (aus Lit. Nr. 42).

Tinktur bei nervöser Unruhe, Reizbarkeit, Erschöpfung, Schlafstörungen

 **Rp.** Passiflora θ
Avena sat. θ
Tinct. Val. θ        a̅a̅ 10.0
D. S. 3mal täglich 10 Tropfen. Bei Schlafstörungen 30 Tropfen vor dem Schlafengehen (nach WIDMAIER, Lit. Nr. 42).

Bad zur unterstützenden Behandlung bei Einschlaf- u. Durchschlafstörungen, Nervosität, Übererregbarkeit, Spannungszuständen

 **Rp.** Rad. Valerianae
Strobuli Lupuli       a̅a̅ 100.0
D. S. Die ganze Menge mit ca. 2 l kochendem Wasser übergießen, 20 Minuten ziehen lassen, durchseihen und dem Badewasser zugeben. Badedauer 10–20 Minuten, Badetemperatur 35–37 °C (aus Lit. Nr. 42).

Melissenbad

 **Rp.** Fol. Melissae          100.0
D. S. Die ganze Menge mit 1 l heißem Wasser übergießen, nach etwa 20 Minuten durch ein Teesieb geben und dem Badewasser zusetzen (nach WIDMAIER, Lit. Nr. 42).

Entspannendes und beruhigendes Lavendelbad

 **Rp.** Flor. Lavandulae       100.0
D. S. Die Blüten mit 1–2 l kaltem Wasser zum Kochen bringen, 15 Minuten ziehen lassen, abseihen und dem Badewasser zusetzen (aus Lit. Nr. 42).

Lavendelspiritus DAB 6 bei nervösen Beschwerden

 **Rp.** Ol. Lavandulae       0.3
Aethanol. 90 %       75.0
Aquae purif.         25.0
D. S. Die Mischung nach 3 Tagen filtrieren. Bei nervösen Beschwerden 10–15 Tropfen mit Wasser verdünnt einnehmen. Äußerlich zu Einreibungen unverdünnt anwenden (aus Lit. Nr. 42).

## Tabelle 7. Krankheiten des Nervensystems

| Wirkung / Pflanze | angstlösend | antidepressiv | euphorisierend | kreislaufanregend | lokal analgesierend | muskelrelaxierend | schlaffördernd | sedierend | sexuell dämpfend | spasmolytisch | tranquillierend | vitalisierend | zentralerregend | Droge, verwendeter Pflanzenteil | Allergien möglich |
|---|---|---|---|---|---|---|---|---|---|---|---|---|---|---|---|
| Baldrian | ● | | | ● | ● | ● | | ● | | ○ | | | | W | |
| Ginseng | | | | | | | | | | | | ● | ○ | W | |
| Hafer | | | | | | | ● | ● | | | | | | K, Str | |
| Hopfen | | | | | | | ● | ● | ○ | | | | | Za | |
| Johanniskraut | ● | ● | | | | | | ○ | | | | ● | | K | ▼ |
| Kalifornischer Mohn | | | | | | | ○ | ○ | | | | | | K | |
| Kava – Kava | ● | ● | ○ | | ● | ● | | | | ● | | | | WS | |
| Melisse | | | | ● | | | ● | ○ | | ● | | | | Bl | |
| Passionsblume | | | | | | | ● | ● | | ● | | | ○ | K | |
| Pomeranze | | | | | | | ○ | ○ | | ○ | | | | Sch | ▼ |
| Schlangenwurz | | ● | | | | | | ● | | | | | | W | |

● gut geeignet
○ geeignet
▼ stärker
▽ schwächer

Droge: Bl = Blätter, B = Blüten, K = Kraut, Sch = Schale,
Str = Stroh, W = Wurzel, WS = Wurzelstock, Za = Zapfen

# 9. Gynäkologische Erkrankungen

## 9.1 Pflanzen zur Behandlung von Regelstörungen

### 9.1.1 Menstruationsfördernde Pflanzen (Emmenagoga)

Mittel, mit denen eine Amenorrhoe oder Oligomenorrhoe beeinflußt werden können, gehören zu den *drastischen Laxantien* wie **Aloe** oder **Sadebaum**, die gleichzeitig auch *abortiv* wirken.

> Diese Mittel sollten hierfür nicht eingesetzt werden.

Auch die häufiger benutzten Pflanzen:

**Gottesgnadenkraut – Gratiola officinalis** L. und **Raute – Ruta graveolens** L. können *abortive Wirkungen* haben.

**Rezepturen:** Nr. 168, 169

Unterleibsdurchblutend und mensesnormalisierend wirken Zubereitungen der **Schafgarbe – Achillea millefolium** L. (s. S. 71).

**Rezeptur:** Nr. 169

Wegen der kräftigenden und funktionsnormalisierenden Wirkung auf den Unterleib ist das Kraut des **Frauenmantels – Alchemilla xanthochlora** ROTHM. (s. S. 57) Bestandteil zahlreicher species gynaecologicae.

**Rezeptur:** Nr. 169

Unterstützend können auch *Kombinationen* mit Karminativa und Diuretika eingesetzt werden.

### 9.1.2 Menstruations- und blutungshemmende Pflanzen

**A.   Hirtentäschel – Capsella bursa-pastoris** MEDICUS

**Beschreibung:**
Der 20–40 cm hoch werdende Kreuzblütler (Brassicaceae) hat von Mai bis Oktober kleine weiße Blüten, aus denen sich die kleinen herz-

förmigen Früchte entwickeln. Er ist bei uns überall an Wegrändern, Brachland, Gärten und Wiesen verbreitet.

**Droge:** Herba Bursae pastoris (Bursae pastoris herba), *Hirtentäschelkraut.*

**Zubereitungsformen:**
- Herba Bursae pastoris (Bursae pastoris herba)
- Extractum Bursae pastoris fluidum (Bursae pastoris extr. fluid.)

**Wirkung:** hämostyptisch.

**Indikationen:**
Unterstützend bei:
▷ Menorrhagien
▷ Metrorrhagien
▷ Nasenbluten

**Rezepturen:** | Nr. 170, 171 |

**Fertigpräparat:**

| Bezeichnung | Darreichung |
|---|---|
| **Styptysat Bürger** Tr. (Monopräparat) | 3 × täglich 20–30 Tropfen |

**B.  Kanadische Gelbwurzel – Hydrastis canadensis** L.

Sie hat eine erregende Wirkung auf den Uterus und wirkt dadurch positiv auf *Polymenorrhoen* ohne organischen Befund.

**Droge:** Rhizoma Hydrastis (Hydrastis rhizoma), *Gelbwurzelstock.*

**Nebenwirkungen:** Verlangsamung des Herzschlags, in hohen Dosen *lähmend auf das ZNS.*

**Zubereitungsform:**
- Extr. Hydrastis fluid.

## C.  Fuchskreuzkraut – Senecio nemorensis L. ssp. fuchsii ČELAK

Auch Zubereitungen dieser Pflanze wirken *hämostyptisch* bei kapillären und arteriellen Blutungen.

**Indikationen:**
▷ Funktionelle Metrorrhagien
▷ Hypermenorrhoen
▷ Nasen- und Zahnfleischbluten
▷ Verlängerte Wochenbettblutungen

**Bemerkungen:** Wegen des Gehalts an *Pyrrolizidin-Alkaloiden* (siehe Seite 121) ist insbesondere eine *Langzeitanwendung nicht zu empfehlen.* Günstiger ist der Rückgriff auf Homöopathika.

**Fertigpräparate:**

| Bezeichnung | Darreichung |
|---|---|
| **Millefolium Pentarkan DHU** (Fuchskreuzkraut, Schafgarbe, Sadebaum, Blutwurzel, Berufskraut) | 3 × täglich 10–20 Tropfen; *Akut:* $1/2$–1 stündlich |
| **Senecion** Tr. (Fuchskreuzkraut, Ascorbinsäure) | 3 × täglich 10–20 Tr.; in Notfällen Einzeldosis erhöhen |

Bewährt bei zu starker Regelblutung haben sich auch der bereits oben erwähnte **Frauenmantel** und die **Schafgarbe.**

**Rezeptur:** | Nr. 171 |

## D.  Mönchspfeffer (Keuschlamm) – Vitex agnus castus L. (s. S. 246)

Wegen der FSH-hemmenden und LH- und prolaktinfördernden Wirkung nimmt der Mönchspfeffer einen günstigen Einfluß auf *Zyklusstörungen*, die auf eine Gelbkörperinsuffizienz zurückzuführen sind.

### 9.1.3 Pflanzen zur Behandlung von Dysmenorrhoe und neurovegetativen Störungen

**A.    Echte Kamille – Matricaria chamomilla L.**

Ein Teeaufguß aus Blüten der Kamille (siehe Seite 32), warm und schluckweise getrunken, ist oft schon ausreichend krampf- und schmerzlindernd bei dysmenorrhoischen Beschwerden.

**Rezepturen:**   Nr. 172, 176

**B.    Schafgarbe – Achillea millefolium L.** (siehe Seite 71)

Sie vermag durch ihre *spasmolytische Komponente* krampfartige Menstruationsbeschwerden und vegetative Beschwerden des kleinen Beckens günstig zu beeinflussen.

**Rezepturen:**   Nr. 173, 174

**Fertigpräparat:**

| Bezeichnung | Darreichung |
|---|---|
| **Kneipp Schafgarbe-Pflanzensaft Frauentrost** | 3 × täglich 1 Eßlöffel |

**C.    Tollkirsche – Atropa belladonna L.** (siehe Seite 48)

Bei *starken Krämpfen* wird man auf ihre Zubereitungen zurückgreifen.

**Rezeptur:**   Nr. 175

**Fertigpräparate:**

| Bezeichnung | Darreichung |
|---|---|
| **Belladonna/Chamomilla Wala** Glob./Amp. | *Akut:* Mehrmals täglich 5–10 Globuli; 1 × 1 Amp. täglich; *Chronisch:* 1 × tägl. 5–10 Globuli; 1–3 × wöchtl. 1 Amp. |
| **BellaVal Bürger** Tr. (Tollkirsche, Baldrian, Hopfen, Passionsblume, Weißdorn) | 3 × täglich 20–30 Tr. |

## D.  Schneeball – Viburnum prunifolium L.

Spezifisch gegen *Dysmenorrhoe* wirkt die Rinde dieser in Amerika heimischen Pflanze.

**Droge:** Cortex Viburni prunifolii (Viburni prunifolii cortex), *Schnellballrinde.*

**Zubereitungsformen:**

● Cortex Viburni prunifolii (Viburni prunifolii cortex)
● Extractum Viburni prunifolii fluidum (Viburni prunifolii extr. fluid.)

**Wirkung:** Spasmolytisch, speziell auf die Uterusmuskulatur.

**Indikationen:**

▷ Spasmolytikum, besonders bei Dysmenorrhoe

**Rezeptur:** | Nr. 176 |

**Fertigpräparat:**

| Bezeichnung | Darreichung |
| --- | --- |
| **Viburnum Pentarkan DHU** Tr. (Schneeball, Wanzenkraut, Wilder Jasmin, Tigerlilie, Uzara) | 3 × täglich 10–20 Tropfen; *Akut:* 1/2-1 stündlich |

## E.  Gänsefingerkraut – Potentilla anserina L.

**Beschreibung:**

Das mehrjährige, 20–40 cm hoch werdende Rosengewächs (Rosaceae), mit niederliegendem kriechendem Stengel und zentraler Blattrosette trägt von Mai bis September goldgelbe Blüten. Es liebt feuchten, tonigen Boden und kommt bei uns überall vor.

**Droge:** Herba Anserinae (Anserinae herba), *Gänsefingerkraut.*

**Zubereitungsformen:**

● Herba Anserinae (Anserinae herba)
● Tinctura Anserinae (Anserinae tinct.)
● Urtinktur

**Wirkung:** Innerlich und äußerlich adstringierend; spasmolytisch.

244

**Indikationen:**

▷ Dysmenorrhoe
▷ Lokal bei Mund- und Rachenschleimhautentzündungen
▷ Unspezifische akute Durchfallerkrankungen

**Rezeptur:** Nr. 177

**Fertigpräparat:**

| Bezeichnung | Darreichung |
|---|---|
| **Cefadian** Tbl. (Monopräparat) | 2–3 × täglich 2 Tabl. |

**F.** **Wanzenkraut – Cimicifuga racemosa** (L.) NUTT. (siehe Seite 248)

Die bei den klimakterischen Beschwerden näher besprochene Pflanze vermag auch dysmenorrhoische Beschwerden und damit verbundene neurovegetative und psychische Begleiterscheinungen günstig zu beeinflussen.

**Fertigpräparat:**

| Bezeichnung | Darreichung |
|---|---|
| **Remifemin** Tbl./Lsg. (Monopräparat) | 2 × täglich 2 Tabletten; 2 × täglich 40 Tropfen |

**G.** **Lokale Einreibungen**

Krampflösend und schmerzlindernd wirken auch lokale Einreibungen von Unterbauch und Kreuzbein mit ätherischen Ölen wie **Kamillenöl, Melissenöl, Fenchelöl, Pfefferminzöl.**

**Rezeptur:** Nr. 178

**Fertigpräparat:**

| Bezeichnung |
|---|
| **Melissenöl Wala** (Melisse, Majoran, Kümmel, Fenchel) |

## 9.2 Pflanzen zur Behandlung von prämenstruellem Syndrom und Mastodynie

**A.** **Mönchspfeffer (Keuschlamm) – Vitex agnus castus L.**

**Beschreibung:**
Der im Mittelmeerraum beheimatete Strauch gehört zu den Eisenkrautgewächsen (Verbenaceae). Er hat violette Blüten und schwarze kugelige Früchte.

**Droge:** Fructus Agni casti (Agni casti fructus), *Mönchspfefferfrüchte*; sie riechen aromatisch und schmecken etwas pfefferartig, scharf und aromatisch.

**Zubereitungsformen:**
• Wird nur als Fertigarzneimittel verwendet.

**Wirkung:** Beeinflussung der Gonadotropinsekretion der Hypophyse (Hemmung der FSH-, Förderung der LH- und Prolaktinausschüttung).

**Indikationen:**
▷ Klimakterische Beschwerden
▷ Mangelnde Stilleistung
▷ Mastodynie
▷ Menstruationsstörungen infolge primärer und/oder sekundärer
▷ Gelbkörperinsuffizienz
▷ Prämenstruelles Syndrom

**Fertigpräparate:**

| Bezeichnung | Darreichung |
|---|---|
| **Agnolyt** Tr. (Monopräparat) | Morgens nüchtern 40 Tropfen, über mehrere Monate ohne Unterbrechung |
| **Castufemin N** Tr. (Monopräparat) | 20 Tropfen täglich |
| **Mastodynon N** Tr. (Mönchspfeffer, Caulophylum thal., Cyclamen, Ignatia, Iris, Lilium tigrinum) | 2 × täglich 30 Tropfen, morgens und abends über mindestens 3 Monate, auch während der Menstruation |

**B.  Wolfstrapp – Lycopus europaeus** L. und **L. virginicus** L.
(siehe Kapitel 10.1.1, S. 258)

Der Wolfstrapp vermag das Spannungsgefühl und die Schmerzen in der Brustdrüse bei der *Mastodynie* günstig zu beeinflussen.

**Fertigpräparate:**

| Bezeichnung | Darreichung |
|---|---|
| **Cefavale** Tr. (Monopräparat) | 2 × täglich 10–15 Tropfen |
| **Thyreogutt mono** Tr./Tbl. (Wolfstrapp) | 3 × täglich 10 Tr./2 Tbl.; ca. 10 Tage vor dem Einsetzen der Regelblutung beginnen und über 3–4 Zyklen fortsetzen |

## 9.3 Pflanzliche Mittel bei Störungen der Milchsekretion

*Anregend* auf die Milchbildung wirken die Karminativa:

- **Anis – Pimpinella anisum** L. (siehe Seite 54)
- **Fenchel – Foeniculum vulgare** Mill. (siehe Seite 53)
- **Kümmel – Carum carvi** L. (siehe Seite 52)
- **Melisse – Melissa officinalis** L. (siehe Seite 36)
- **Basilikum – Ocimum basilicum.**
- **Majoran – Origanum majorana.**

Dabei ist auf *reichliche Flüssigkeitszufuhr* zu achten.

**Rezeptur:**  Nr. 179

**Fertigpräparate:**

| Bezeichnung | Darreichung |
|---|---|
| **Weleda Milchbildungstee** (Anis, Fenchel, Kümmel, Brennessel) | 1 Teelöffel auf 1 Tasse; 3–6 Tassen täglich |
| **Oleum Lactagogum Weleda** (Kümmel, Lavendel, Rosmarin, Arnica, Birke, Ringelblume) | *Äußerlich:* 2–3 × täglich leicht in die Brust einstreichen, beginnend nach dem Einschießen der Milch |

Maßnahmen, die die Milchbildung *hemmen*, sind Einschränkung der Flüssigkeitszufuhr und Hochbinden der Brust. Von den pflanzlichen Mitteln steht an erster Stelle der **Salbei – Salvia officinalis** L. (s. S. 111) allein oder in Kombination mit **Hopfen – Humulus lupulus** L. (s. S. 222) und **Walnuß – Juglans regia** L. (s. S. 177).

**Rezeptur:** Nr. 180

Bei *Sekretstau* und beginnender *Mastitis* helfen Umschläge mit **Steinkleetee – Melilotus officinalis** (L.) PALLAS (s. S. 103), Einreibungen mit **Wobe-Mugos-E-Salbe** und innerlich **Bittersalz** (Magnesiumsulfat, 1 Teel. auf $^1/_2$ l Wasser nüchtern getrunken).

**Rezeptur:** Nr. 181

## 9.4 Pflanzen zur Behandlung von klimakterischen Beschwerden

Klimakterische Erscheinungen äußern sich in Hitzewallungen, Kälteschauer, Schweißausbrüchen, Schwindel, Herzklopfen und pektanginösen Beschwerden, Schlafstörungen, Angstzuständen, Abnahme der Leistungsfähigkeit, Antriebsschwäche, Stimmungslabilität, Depressionen, Reizbarkeit, Kopfschmerzen und Migräne.

Pflanzliche Mittel zur Behandlung sind:

**A.** **Wanzenkraut (Traubensilberkerze) – Cimicifuga racemosa** (L.) NUTT. **var. racemosa**

**Beschreibung:**
Das Hahnenfußgewächs (Ranunculaceae) ist eine in Nordamerika beheimatete Staude, sein Wurzelstock enthält östrogene Substanzen.

**Droge:** Rhizoma (Radix) Cimicifugae (Cimicifugae rhizoma), *Traubensilberkerzen-Wurzelstock.*

**Zubereitungsformen:**
Verwendung der Droge nicht üblich.

**Wirkung:** Östrogenartig

248

**Indikationen:**

▷ Klimakterische Beschwerden
▷ Menstruationsstörungen infolge Corpus-luteum-Insuffizienz
▷ Prämenstruelle neurovegetative und psychische Störungen

**Fertigpräparate:**

| Bezeichnung | Darreichung |
| --- | --- |
| **Cefakliman** Tbl. (Wanzenkraut, Lachesis, Sepia, Lilium tigrinum) | 2–4 × täglich 2–3 Tabl. |
| **Klimadynon** Tbl./Lsg. (Monopräparat) | morgens und abends je 1 Tbl./ 30 Tr. einnehmen |
| **Cimicifuga Pentarkan DHU** Tr. (Wanzenkraut, Lachesis, Sanguinaria, canad. Sepia, Leonurus card.) | 3 × täglich 10–20 Tropfen; *Akut:* $^1\!/_2$ Stunde–stündlich |
| **Remifemin** | siehe Seite 245 |

**Bemerkungen:** Die volle Wirkung tritt erst nach etwa *vierwöchiger Einnahmezeit* ein. Cimicifuga vermag auch zyklusabhängige Blutdruckschwankungen und Kopfschmerzen günstig zu beeinflussen.


**B.  Johanniskraut und Rauschpfeffer**

Das bei Behandlung depressiver Zustände besprochene **Johanniskraut – Hypericum perforatum** L. (s. Seite 227) und der **Rauschpfeffer (Kava-Kava) – Piper methysticum** L. (s. Seite 228) vermögen klimakterische Ausfallserscheinungen durchgreifend zu bessern.

**Rezepturen:** Nr. 182, 183

**Fertigpräparate:**

| Bezeichnung | Darreichung |
| --- | --- |
| **Hyperforat** | siehe Seite 228 |
| **Neuroplant** | siehe Seite 228 |
| **Esbericum** | siehe Seite 228 |
| **Hewepsychon duo** | siehe Seite 229 |
| **Kavosporal** | siehe Seite 229 |

## 9.5 Pflanzen zur Behandlung von Sexualstörungen

**A.**  **Zubereitungen der Küchenschelle – Pulsatilla pratensis** MILL.

(meist homöopatisch als θ-D 2) helfen bei Regelstörungen psychisch und vegetativ labiler Frauen, bei Abneigung gegen Männer (bzw. den Ehemann) und bei zu starkem Fluor bei sexueller Erregung (n. MAIWALD).

**Fertigpräparate:**

| Bezeichnung | Darreichung |
|---|---|
| **Rephamen N** Tr. (Küchenschelle, Wanzenkraut u. a.) | 3 × täglich 10–15 Tr. vor d. Mahlz. |
| **Feminon N** Tr. (Küchenschelle, Wanzenkraut, Mönchspfeffer, Phosphorus, Cal. carb. Hahn.) | 3 × täglich 20 Tropfen vor dem Essen |

**B.**  **Läusesamen – Mönchspfeffer – Weißer Germer**

Der **Läusesamen – Sabadilla officinalis** L. als D 3–D 4 Dilutio *(10 Tropfen abends)* kann sich hilfreich bei *Libidoverlust* und *Frigidität* nach Einnahme von Kontrazeptiva erweisen (nach MAIWALD). Der in Kap. 9.2 (s. S. 246) besprochene **Mönchspfeffer – Vitex agnus castus** L. hilft auch die *Abneigung vor sexuellem Zusammensein* zu überwinden.
*Sexuell entspannend* wirkt auch das Antihypotonikum **Weißer Germer – Veratrum album** L. (s. S. 96), als D 2-Dilutio, *2 × 10 Tropfen morgens*.

**C.**  **Weide – Kaffeestrauch – Majoran – Hopfen**

*Sexuell dämpfend* (nach MAIWALD) sind Bereitungen der **Weide – Salix alba** L. u. a. Arten *(als θ, 4–5 Tr., 2 × täglich)* und des **Kaffeestrauchs – Coffea arabica** L. u. a. *(2–3 Tassen mit Milch nach dem Essen)*. Die sexuelle Übererregtheit junger Männer (zu häufige Erektionen, Zwangsonanie) wie die allgemeine äußere Reizüberflutung lassen sich mildern durch Einnahme von Teeaufgüssen des **Majoran – Origanum majorana** L. (**Droge:** Herba Majoranae (Majoranae herba), *Majorankraut*).

**Rezeptur:** | Nr. 184 |

Die sexuell sedierenden Eigenschaften des **Hopfens – Humulus lupulus** L. wurden bereits in Kap. 8 (s. S. 222 u. Rezeptur Nr. 161) erörtert.

## 9.6 Pflanzen zur Behandlung des Fluor Albus und von Organerkrankungen im Genitalbereich

Der *konstitutionelle Fluor* ohne Krankheitsbefund ist ein Leiden vorwiegend junger Mädchen und jüngerer Frauen. Pflanzliche Behandlungsmöglichkeiten sind Uterustonika wie die **Schafgarbe – Achillea millefolium** L. (s. S. 71 u. 243) und die Kieselsäuredroge **Schachtelhalm – Equisetum arvense** L. (s. S. 151) sowie die

**A.  Weiße Taubnessel – Lamium album L.**

**Beschreibung:** Die ausdauernde bis 50 cm hoch werdende Pflanze aus der Familie der Lippenblütler (Lamiallae) trägt von April bis September weiße Blüten. Sie wächst bei uns überall an Wegrändern, Schuttplätzen, Äckern, Gärten wild. Ihren Namen hat sie aufgrund der Ähnlichkeit mit der Brennessel, die Brennhaare fehlen ihr aber völlig.

**Droge:** Flores Lamii albi (Lamii albi flos), *Taubnesselblüten*; sie sind fast geruchlos und schmecken schwach bitter und schleimig.

**Zubereitungsformen:**
- Flores Lamii albi (Lamii albi flos)
- Tinctura Lamii albi (Lamii alb. tinct.)
- Urtinktur

**Wirkung:** Mucilaginosum, schwaches Expektorans und Diuretikum.

**Indikationen:**
▷ Bronchitis        ▷ Fluor albus (innerlich und äußerlich)

**Rezeptur:** | Nr. 185 |

**B.  Sonstige Pflanzen**

Wohl wegen seiner Gerbstoffe wird der **Frauenmantel – Alchemilla xanthochlora** ROTHM. (s. S. 57) traditionell innerlich und äußerlich zu Waschungen und Spülungen bei Fluor albus verwendet.
Bei *akuten Reizzuständen* im Genitalbereich kommen lokale Anwendungen als *Spülung* oder *Sitzband* mit **Kamille – Matricaria chamomilla** L. (s. S. 32 u. 184), der schleimhaltigen **Malve – Malva sylvestris** L. (s. S. 119), **Salbei – Salvia officinalis** L. (s. S. 111) oder **Eichenrinde – Cortex Quercus** L. (s. S. 182) in Frage.

**Rezepturen:** | Nr. 186, 187 |

Genitalmykosen sind gut mit einer Mischung aus **Lavendel- und Rosmarinöl** zu behandeln.

**Rezeptur:** | Nr. 188 |

## 9.7 Rezepturen bei gynäkologischen Erkrankungen

---

### Menstruationsfördernde Teemischung

 **Rp.** Herb. Gratiolae
Fol. Rutae
Fol. Sennae
Fruct. Foeniculi $\overline{aa}$ 25.0
M. f. spec. D. S. 1 Eßl. mit $^1/_2$ l kochendem Wasser übergießen, 20 Minuten ziehen lassen, morgens nüchtern im Verlaufe von einer Stunde zu trinken (aus Lit. Nr. 40).

 **Rp.** Herb. Millefolii
Herb. Alchemillae
Fol. Rutae $\overline{aa}$ 25.0
M. f. spec. D. S. 1 gehäuften Teel. mit $^1/_4$ l Wasser kochend überbrühen, 5 Minuten ziehen lassen, 3 mal 1 Tasse täglich (nach RAUCH u. KRULETZ, Lit. Nr. 34).

---

### Fluidextrakt bei zu starker Regelblutung

 **Rp.** Extr. Bursae past. fluid.     50.0
D. S. 4 mal täglich $^1/_2$ Teelöffel voll einnehmen (aus Lit. Nr. 2).

---

### Regelmildernder Tee

 **Rp.** Herb. Alchemillae
Herb. Bursae past.
Herb. Millefolii
Rhiz. Tormentillae $\overline{aa}$ 25.0
M. f. spec. D. S. 1 gehäufter Teelöffel auf $^1/_4$ l Wasser, kochend überbrühen, 5–10 Minuten ziehen lassen. 10 Tage vor Eintritt der Menses mit 2 mal 1 Tasse beginnen. Bei übermäßigen Blutungen 3–4 mal täglich 1 Tasse (nach RAUCH u. KRULETZ, Lit. Nr. 34).

---

### Kamillentee

 **Rp.** Flor. Chamomillae     100.0
D. S. 2 Teel. auf 1 Tasse Wasser, heiß überbrühen, bedeckt 5–10 Minuten ziehen lassen, gut warm, langsam und schluckweise trinken. Mehrmals täglich 1 Tasse (aus Lit. Nr. 40).

## Schafgarbentee

 **Rp.** Herb. Millefol. 100.0
D. S. 1 Teel. auf 1 Tasse, heiß überbrühen und zugedeckt 5 Minuten ziehen lassen. 3 mal täglich 1 Tasse.
Für Sitzbäder: 100 g auf 20 l Wasser (nach Rauch u. Kruletz, Lit. Nr. 34).

## Tee bei Regelbeschwerden

 **Rp.** Rad. Taraxaci c. Herb. 50.0
    Fol. Trifolii fibr. 20.0
    Herb. Millefolii 20.0
    Rhiz. Calami 10.0
M. f. spec. D. S. 1 Eßl. der Mischung mit $^1/_4$ l kochendem Wasser übergießen, 10 Minuten ziehen lassen. 3 mal täglich 1 Tasse zwischen den Mahlzeiten trinken (aus Lit. Nr. 42).

## Spasmolytikum bei Menstruationsbeschwerden

 **Rp.** Extr. Belladonnae 0.6
    Extr. Frangulae fluid. ad 40.0
D. S. Abends vor dem Schlafengehen 20–25 Tropfen (aus Lit. Nr. 40).

**Rp.** Cort. Viburni prunifolii
    Flor. Chamomillae
    Fol. Menthae pip. ana 20.0
M. f. spec. D. S. 2 Teel. auf 1 Tasse, heiß überbrühen, 5–10 Minuten bedeckt ziehen lassen. 3 mal täglich 1 Tasse (nach Braun u. Frohne, Lit. Nr. 2).

## Gänsefingerkrauttee bei Dysmenorrhoe

**Rp.** Herb. Anserinae 100.0
D. S. 1–2 Teel. mit $^1/_4$ l kochendem Wasser übergießen, 10–15 Minuten ziehen lassen. 3 mal täglich 1 Tasse trinken.
Ein Aufguß mit Milch statt Wasser soll die krampflösende Wirkung verstärken (so heiß wie möglich trinken).
Für Kompressen Mull oder ähnliches Material mit dem warmen Teeaufguß durchtränken (aus Lit. Nr. 42).

## Oleum carminativum – Koliköl

 **Rp.** Ol. Chamomillae infus.   20.0
Ol. Carvi
Ol. Foeniculi   $\overline{\overline{aa}}$ ggts.   X
Ol. Menth. pip.   1.2
D. S. Zum Einreiben des Unterleibs (aus Lit. Nr. 40).

## Tee zur Förderung der Milchbildung

 **Rp.** Fruct. Anisi
Fruct. Foenicul.
Herb. Alchemillae
Fol. Melissae   $\overline{\overline{aa}}$ 25.0
M. f. spec. D. S. 1 gehäuften Teel. auf $^1/_4$ l Wasser, kochend überbrühen.
3–5 Minuten ziehen lassen, 4–6 mal 1 Tasse trinken, bei Eintritt ausreichender Milchsekretion nach Bedarf (nach Rauch u. Kruletz, Lit. Nr. 34).

## Tee zur Hemmung der Milchsekretion

 **Rp.** Fol. Salviae   30.0
Strob. Lupuli   30.0
Fol. Juglandis   40.0
M. f. spec. D. S. 1 gehäufter Teel. auf $^1/_4$ l Wasser, kochend überbrühen,
5 Minuten ziehen lassen, 3 mal 1 Tasse täglich (nach Maiwald).

## Steinkleetee

 **Rp.** Herb. Meliloti   100.0
D. S. 2 Teel. mit $^1/_2$ l handwarmem Wasser ansetzen, einige Zeit (am besten über Nacht) ziehen lassen. Äußerlich für Umschläge (nach Rausch u. Kruletz, Lit. Nr. 34).

## Teemischung bei klimakterischen Beschwerden

 **Rp.** Herb. Hyperici   30.0
Herb. Millefolii   30.0
Fol. Crataegi cum Flor.   30.0
Fol. Melissae   10.0
M. f. spec. D. S. 1 Eßl. mit $^1/_4$ l kochendem Wasser übergießen, 10 Minuten ziehen lassen, 3 mal täglich 1 Tasse zwischen den Mahlzeiten trinken (aus Lit. Nr. 42).

**Rp.** Herb. Hyperici
Fol. Melissae
Herb. Alchemillae
Herb. Millefolii
Herb. Meliloti            a̅a̅ 20.0
M. f. spec. D. S. 1 gehäufter Teel. auf ¹/₄ l Wasser, kochend überbrühen,
5 Minuten ziehen lassen, 3 mal täglich 1 Tasse trinken, 6 Wochen lang, nach
3 wöchiger Pause wiederholen (nach RAUCH u. KRULETZ, Lit. Nr. 34).

---

Majorantee bei sexueller Übererregung

 **Rp.** Herb. Majorani            100.0
D. S. 1 Eßl. auf 1 l Wasser, heiß überbrühen, 5 Minuten ziehen lassen,
3–6 mal täglich 1 Tasse schluckweise trinken (nach MAIWALD).

---

Tinktur bei Fluor albus und Dysmenorrhoe

 **Rp.** Lamii alb. θ            50.0
D. S. 3–4 mal täglich 30 Tropfen einnehmen. Bei akuten Beschwerden
halbstündlich 30 Tropfen bis zu 15 g pro Tag (aus Lit. Nr. 42).

---

Schleimhaltiges Mittel für Spülungen

 **Rp.** Fol. Malvae            50.0
D. S. 2–3 Eßl. auf 1 l Wasser, kurz aufkochen und abgekühlt für Waschungen oder Vaginalspülungen verwenden (nach WEISS, Lit. Nr. 40).

---

Entzündungshemmende Spülung

 **Rp.** Flor. Chamomillae
Fol. Salviae            a̅a̅ 50.0
D. S. 2–3 Eßl. auf 1 l Wasser als Aufguß. Zur äußeren Anwendung (aus Lit.
Nr. 40).

---

Mischung bei Genitalmykose

**Rp.** Ol. Lavandulae
Ol. Rosmarini
D. S. Jeweils morgens und abends je 1 Tropfen der Mischung quer über den
Schamhügel und rechts und links in die Leistenbeuge (nicht auf Schleim-
häute bringen) (nach MAIWALD).

255

# Tabelle 8. Gynäkologische Erkrankungen

● gut geeignet
○ geeignet
▶ stärker
▷ schwächer

| Pflanze | adstringierend | abortiv | antidysmenorrhoisch | antimykotisch | antiphlogistisch | anxiolytisch | fluorbeeinflussend | klimakterische Beschwerden lindernd | mastodynielindernd | menstruationsfördernd | menstruationshemmend | milchanregend | milchhemmend | neuro-vegetativ ausgleich. | sexuell anregend | sexuell dämpfend | spasmolytisch | Droge, verwendeter Pflanzenteil | Allergien möglich | giftig | externe Anwendung | interne Anwendung | externe + interne | homöopath. Zubereitung |
|---|---|---|---|---|---|---|---|---|---|---|---|---|---|---|---|---|---|---|---|---|---|---|---|---|
| Anis | | | | | | | | | | | | ● | | | | | | F | | | | | ● | |
| Basilikum | ● | | | | ● | | | | | | | ● | | | | | | K | | | | ● | | |
| Eichenrinde | | | | | | | | | | | | | | | | | | R | | | ● | | | |
| Fenchel | | | ● | | ● | | ○ | | | | | ● | | ○ | | | ● | Ö,F | ▷ | | | ● | ● | |
| Frauenmantel | ● | | ○ | | | | | | | | ● | | | | | | | K | | | | | ● | |
| Fuchskreuzkraut | | | | | | | | | | | | | | | | | | K | | | | | | |
| Gänsefingerkraut | ○ | | ● | | | | | | | | | | | | | | | K | | | | | | |
| Gottesgnadenkraut | | ○ | | | | | | | | ● | | | | | | | | K | | | | | | ● |
| Hirtentäschel | | | | | | | | | | | ● | | | | | | | K | | | | ● | ● | |
| Hopfen | | | | | | | | ● | | | | | | ● | | ● | ● | Za | | | | ● | | |
| Johanniskraut | | | | | | | | | | | | | ○ | ● | | | | K | ▶ | | | ● | | |
| Kaffeestrauch | | | | | | | | | | | | | | | | ○ | | S | | | | ● | | |
| Kamille, echte | | | ○ | | ● | | | | | | | | | ○ | | | ● | B,Ö | ▷ | | | | | |
| Kanad. Gelbwurzel | | | | | | | | | | | ● | | | | | | | W | | | | ● | ● | |
| Kava – Kava | | | | | | | | ● | | | | | | ● | | | | WS | | | | | ● | |

| Droge | Drogenteil |
|---|---|
| Küchenschelle | K |
| Kümmel | F |
| Läusesamen | S |
| Lavendel | Ö |
| Majoran | K |
| Malve | B |
| Melisse | Ö, K |
| Mönchspfeffer | F |
| Pfefferminze | Ö |
| Raute | Bl, K |
| Rosmarin | Ö |
| Salbei | Bl |
| Schachtelhalm | K |
| Schafgarbe | B, K |
| Schneeball | R |
| Steinklee | K |
| Tollkirsche | Bl |
| Walnuß | Bl |
| Wanzenkraut | WS |
| Weide | R |
| Weiße Taubnessel | B |
| Weißer Germer | W |
| Wolfstrapp | K |

Droge: Bl = Blätter, B = Blüten, F = Früchte, K = Kraut, Ö = äther. Öl, R = Rinde, S = Samen, W = Wurzel, WS = Wurzelstock, Za = Zapfen

# 10. Endokrine Erkrankungen

## 10.1 Pflanzen zur Behandlung von Schilddrüsenerkrankungen

### 10.1.1 Pflanzliche Mittel bei Hyperthyreose

Phytotherapeutika können eingesetzt werden bei leichteren Formen der Schilddrüsenüberfunktion und bessern vor allem die subjektiven Beschwerden, besonders die Übererregbarkeit des Herzens.

**A.**  **Wolfstrapp – Lycopus europaeus L. und Lycopus virginicus L.**

**Beschreibung:**
L. virginicus ist in Amerika beheimatet, L. europaeus, der von Juli bis September kleine weiße, innen purpurrot gepunktete Blüten trägt, wächst bei uns an feuchten Wiesen, Ufern und Erlenbrüchen. Sie sind Lippenblütler (Lamiaceae).

**Droge:** Herba Lycopi (Lycopi herba), *Wolfstrappkraut.*

**Zubereitungsformen:**
Verwendung als Fertigarzneimittel.

**Wirkung:** Hemmung der gonadotropen und thyreotropen Hypophysenvorderlappen-Hormone, Senkung des Prolaktinspiegels. Die Wirkung beruht vermutlich auf dem Gehalt an *Lithospermsäure.*

**Indikationen:**
▷ Leichte Formen der Schilddrüsenüberfunktion mit
▷ vegetativ-nervösen Beschwerden
▷ Spannungsgefühl und Schmerzen in der Brustdrüse
▷ (Mastodynie)

**Kontraindikationen:**
◀ Euthyreote Struma
◀ Schilddrüsenunterfunktion

**Nebenwirkungen:** Bei plötzlichem Absetzen der Lycopus-Medikation kann es zu einem *Rebound-Phänomen* mit vermehrter TSH-Sekretion (und Prolaktinsekretion) und *Verstärkung* der Beschwerden kommen.

**Nebenwirkungen:** Eine Lycopus-Medikation stört die Schilddrüsendiagnostik mit Radioisotopen.

**Fertigpräparate:**

| Bezeichnung | Darreichung |
|---|---|
| **Lycoaktin M** Tbl./Tinkt. (Monopräparat) | 2–3 × täglich 1 Tabl. 3 × täglich 10–15 Tr. |
| **Thyreogutt mono** Tr./Tbl. (Wolfstrapp) | 3 × täglich 10 Tr.; 2 Tabletten; Mastodynie: Ca. 10 Tage vor Einsetzen der Regelblutung beginnen und über 3–4 Zyklen fortsetzen. |
| **Mutellon** Tr. (Wolfstrapp, Herzgespann, Baldrian) | 3 × täglich 30 Tropfen, evtl. steigern auf 3 × täglich 40 Tropfen |

Das in Kap. 3.2.2 erwähnte **Herzgespann – Leonurus cardiaca** L. (s. S. 97) ist Bestandteil pflanzlicher Hyperthyreosemittel, da es die unangenehmen Herzbeschwerden der Hyperthyreose, wie Herzklopfen, Frequenzbeschleunigung positiv beeinflussen kann.

**Fertigpräparat:**
**Mutellon** s. oben.


### 10.1.2 Pflanzliche Mittel bei Hypothyreose

**Blasentang – Fucus vesiculosus L.**

Der Stellenwert pflanzlicher Hypothyreosemittel ist nicht sehr hoch. Adjuvant oder bei milden Formen der Jodmangelstruma allein ist eine Behandlung mit den getrockneten *Thalli* des **Blasentangs – Fucus vesiculosus** möglich. Der Jodgehalt des Blasentangs beträgt bis zu 2 %, ein Viertel bis ein Drittel sind organisch gebunden. Da ein Dekokt aus Fucus vesiculosus sehr schlecht schmeckt, ist eine D 1-D 4-Dilutio zu empfehlen.

**Nebenwirkungen:** Bei übermäßigem Gebrauch Symptome einer Schilddrüsenüberfunktion möglich.

**Rezeptur:** | Nr. 189 |

**Bemerkung:** Blasentang enthaltende Schlankheitsmittel gehen wohl von der Überlegung aus, durch Anregung der Schilddrüsentätigkeit den Grundumsatz zu erhöhen, was wegen möglicher Nebenwirkungen abzulehnen ist. *Völlig unsinnig* ist die *äußere Anwendung* zum *»Schlankbaden«.*

Unterstützend bei einer hypothyreoten Stoffwechsellage können auch Kuren mit stoffwechselanregenden Mitteln durchgeführt werden, wie sie in Kap. 6 und 7 beschrieben sind.

## 10.2 Pflanzliche lipidsenkende Mittel

**A.** **Knoblauch – Allium sativum** L. (siehe Kap. 3.2.1, S. 93)

Die Pflanze *senkt* erhöhte Serum-Cholesterin- und Triglyceridwerte und LDL-Cholesterin und erhöht die HDL-Cholesterinwerte. Sie verbessert die Fließeigenschaften des Blutes, senkt den Blutdruck, wirkt *antibakteriell* und *antimykotisch.* Verwendet werden die *frischen Zehen* (ideale Einnahmeform), Knoblauch-Trockenpulver- und Ölmazerate und das ätherische Knoblauchöl, dessen Wirksamkeit fraglich ist.

Da die wirksamen Inhaltsstoffe sehr instabil sind, hängt die Wirksamkeit von Fertigpräparaten entscheidend vom Herstellungsverfahren ab. Der typische Geruch entsteht auch bei Einnahme von Fertigpräparaten durch Transpiration und Exhalation, es wird lediglich der Mundgeruch vermieden.

**Fertigpräparate:**

| Bezeichnung | Darreichung |
|---|---|
| **Carisano** Drg. (Monopräparat) | 3 × täglich 2 Dragees |
| **Sapec** Drg. (Monopräparat) | 3 × täglich 1 Dragee |

**Bemerkungen:** Die Einnahme von Knoblauch ersetzt nicht die Diät. Die Wirkung des Knoblauchs sollte nach 2–3 monatiger Einnahmedauer eintreten.

**B.    Hafer – Avena sativa L.** (siehe Seite 224)

Eine adjuvante diätetische Maßnahme bei Hypercholesterinämie ist die Einnahme der Kleie des **Hafers – Avena sativa** L. Die *Haferkleie* ist ein Nebenprodukt bei der Herstellung von Haferflocken. Sie besteht aus den Randschichten, dem Keimling und den äußeren Schichten des Mehlkörpers und enthält den überwiegenden Anteil an Ballaststoffen, Vitaminen und Mineralstoffen des Korns. Durch die *tägliche Gabe von 100 g Haferkleie* wird innerhalb von 10 Tagen das Gesamtcholesterin um 13 %, das LDL-Cholesterin um 14 % gesenkt, das HDL-Cholesterin bleibt unbeeinflußt.

**Fertigpräparat:**

**Kölln Haferkleie Flocken**

β-**Sitosterin**, ein Begleitstoff fetter Öle, wie des Baumwollsamenöls oder des Maiskeimöls, vermag den Cholesterinspiegel durch Hemmung der Resorption aus Nahrung und Galle zu senken.

**Fertigpräparat:**

| Bezeichnung | Darreichung |
|---|---|
| **Sitosterin Delalande** (Monopräparat) | 1–3 Btl. täglich vor den Mahlzeiten |

## 10.3  Pflanzliche Mittel zur Behandlung des Diabetes mellitus

Der Diabetes mellitus ist durch *pflanzliche Mittel nicht zu behandeln.* Dennoch sind zahlreiche Teemischungen mit **glukokinhaltigen** Drogen als »Antidiabetika« im Handel – gesicherte Erkenntnisse darüber liegen nicht vor.
Man kann sie allenfalls, neben den sonst notwendigen ärztlichen Maßnahmen, *zusätzlich* verordnen (dann ungesüßt), um die Compliance zu erhöhen, z. B. als *Haustee für Diabetiker:*

**Rezeptur:**  | Nr. 190 |

**Indische Büschelbohne – Cyanopsis tetragonoloba** (L.) TAUBERT

Ein anderes Additivum ist die Einnahme von *Guarmehl* aus dem Samen der Indischen Büschelbohne.

Es quillt in Wasser sehr stark unter Bildung einer viskösen, kolloidalen Lösung. Bei der Diabetestherapie soll die verlangsamte Weitergabe des durch Guarmehl verdickten Speisebreis vom Magen und die Resorptionsbehinderung im oberen Dünndarmabschnitt überschießende postprandiale Blutzuckerwerte verhindern.

**Nebenwirkungen:** Völlegefühl, Blähungen, Diarrhoe.

**Fertigpräparat:**

| Bezeichnung | Darreichung |
|---|---|
| **Glucotard** Granulat (Monopräparat) | 1–3 × 1 Einzeldosis mit insgesamt mindestens $^1/_4$ Ltr. Flüssigkeit unzerkaut vor den Mahlzeiten |

**Bemerkungen:** Wie bei jedem Quellmittel ist bei der Einnahme auf ausreichende Flüssigkeitszufuhr zu achten.

Die Wirkung der **Acarbose**, einem Pseudotetrasaccharid, beruht auf einer Verzögerung der Glucosefreisetzung aus der Nahrung und damit der Glucoseresorption durch kompetitive Hemmung der Amylase und Saccharase im Dünndarm. Es wird dadurch, ähnlich wie beim Guarmehl, ein ausgeglicheneres Blutzuckerprofil und eine Verminderung des postprandialen Blutzuckeranstiegs erreicht.

**Nebenwirkungen:** Meteorismus, Völlegefühl, Diarrhoe.

**Fertigpräparat:**

| Bezeichnung | Darreichung |
|---|---|
| **Glucobay 50/100** Tbl. (Monopräparat) | Anfangs 3 × täglich 1 Tbl. zu 50 mg; danach 3 × täglich 2 Tbl. zu 50 mg, oder 3 × 1 Tbl. zu 100 mg bis zu 3 × 2 Tbl. zu 100 mg |

## 10.4   Rezepturen bei endokrinen Erkrankungen

Tropfen bei Hypothyreose

 **Rp.** Fucus vesiculosus D 2 Dil.     20.0
D. S. Anfangs 3 mal täglich 1 Tropfen, langsam auf 3 mal täglich 5 Tropfen steigern und dann in umgekehrter Reihenfolge zum Ausgang von 1 Tropfen zurückkehren. Der Turnus kann wiederholt und jahrelang fortgeführt werden (ärztliche Kontrollen notwendig) (aus Lit. Nr. 44).

Haustee für Diabetiker

 **Rp.** Herb. taraxaci
  Fol. vaccinii vitis     $\overline{aa}$ 20.0
  Herb. galegae off.     40.0
M. f. spec. D. S. 1–2 Eßl. auf 1 Tasse Wasser, abkochen und 2 mal täglich vor dem Essen warm trinken (aus Lit. Nr. 44).

# 11. Augenkrankheiten

## 11.1 Pflanzen zur Behandlung von Augenkrankheiten

**A.** **Augentrost – Euphrasia officinalis L.**

**Beschreibung:**
Der 10–20 cm hohe Rachenblütler (Scrophulariaceae) ist ein Halb-schmarotzer, da er mit seinen Saugwurzeln den Wurzeln benachbarter Gräser Nährstoffe entzieht. Bis auf tropische und extrem kalte Gebiete kommt er überall auf der Erde vor.

**Droge:** Herba Euphrasiae (Euphrasiae herba), *Augentrostkraut*, es ist von angenehmem Geruch und schmeckt leicht bitter.

**Zubereitungsformen:**
- Herba Euphrasiae (Euphrasiae herba)
- Tinctura Euphrasiae (Euphrasiae tinct.)
- Urtinktur

**Wirkung:** *Ungesichert*; möglicher antiphlogistischer und adstringieren-der Effekt.

**Indikationen:**
▷ Blepharitis
▷ Hordeolum
▷ Unspezifische Konjunktivitis
▷ Überanstrengung der Augen äußerlich
(Innerlich: Homöopathische Zubereitungen)

**Rezepturen:** Nr. 191, 192, 193, 194, 195

**Fertigpräparate:**

| Bezeichnung | Darreichung |
|---|---|
| **Euphrasia Augentropfen Weleda** (Monopräparat) | 3–6 × täglich 1 Tropfen in Binde-hautsack einträufeln |
| **Euphrasia-Einzeldosis-Augen-tropfen Wala** (Augentrost, Rosenöl) | Täglich 1–2 Eintropfungen |

| Bezeichnung | Darreichung |
|---|---|
| **Ocutrulan Salbe** (Augentrost, Ruta, Echinaceae august.) | 1–2 × tägl. stecknadelkopfgroße Menge in den Bindehautsack einbringen oder auf das Augenlid auftragen |
| **Species Ophthalmicae Weleda Tee** (Augentrost, Tausendgüldenkraut, Spitzwegerich, Fenchel) | Innerlich und äußerlich für **Umschläge**: 1 Teelöffel auf 1 Tasse |

## Species Ophthalmicae Umschlag:

Kompressen oder kleine Wattebäusche in lauwarmem Tee tränken und 20 Minuten auf die geschlossenen Augen legen. Mehrmals erneuern.

**B.     Fenchel – Foeniculum vulgare L.**

Beruhigend bei überreizten Augen z. B. nach langen Autofahrten oder übermäßigem Fernsehen sind Umschläge mit Zubereitungen als *Fenchelwasser* (Aqua Foeniculi) oder *Fencheltee* (Kap. 2, S. 53).

**Rezeptur:** | Nr. 195 |

**Fertigpräparat:**
**Species Ophthalmicae Weleda** s. oben.

## 11.2 Rezepturen bei Augenkrankheiten

---

Augentrosttee

**(191)** **Rp.** Herb. Euphrasiae 100.0
D. S. 1 Eßl. auf ½ l Wasser, 10 Minuten kochen; unverdünnt zu Augenumschlägen (aus Lit. Nr. 40).

---

Tinktur bei Blepharitis und Konjunktivitis

**(192)** **Rp.** Tinct. Euphrasiae 100.0
D. S. 3mal täglich 5 Tropfen einnehmen.
Äußerlich zu Umschlägen 10 Tropfen auf 150 ml Wasser (aus Lit. Nr. 42).

---

Augenwasser bei Ermüdungserscheinungen der Augen

**(193)** **Rp.** Euphrasia θ 10.0
D. S. 3mal täglich 5–10 Tropfen einnehmen.
Äußerlich zu Augenbädern oder Kompressen 10 Tropfen auf 1 Tasse Fencheltee (aus Lit. Nr. 42).

---

Augentrostbrei für Umschläge bei Gerstenkorn

**(194)** **Rp.** Herb. Euphrasiae 50.0
D. S. 5 Eßl. mit ¼ l kochendem Wasser übergießen, 10 Minuten ziehen lassen. Den Brei in Mull so heiß wie möglich auf das Gerstenkorn legen (aus Lit. Nr. 2).

---

Augentee

**(195)** **Rp.** Herb. Euphrasiae 30.0
Fol. Rutae 30.0
Fruct. Foenicul. 40.0
M. f. spec. D. S. 1 Teel. mit ¼ l heißem Wasser übergießen, 5 Minuten ziehen lassen. Innerlich: 2mal 1 Tasse täglich. Äußerlich für Umschläge (nach Rauch u. Kruletz, Lit. Nr. 34).

# 12. Adaptogene und Immunstimulantien

## 12.1 Pflanzliche Mittel zur unspezifischen Abwehrsteigerung (Adaptogene)

*Adaptogene* sind Arzneimittel, die nach prophylaktischer Einnahme auf die unterschiedlichsten Belastungen (Infektionen, Verletzungen, Strahlenexposition, Vergiftungen, körperlichen oder psychischen Überforderungen) einen *Antistreßeffekt* haben.

Sie stärken die unspezifische Widerstandskraft gegen nichtinfektiöse Stressoren, erhöhen die allgemeine Leistungsfähigkeit in Belastungssituationen und beugen dadurch möglichen Erkrankungen durch Überlastung des Organismus vor. Adaptogendrogen greifen dabei vermutlich in endokrinologische Mechanismen ein. Im Gegensatz zu Immunstimulantien (s. Kap. 12.2) kommt es hierbei zu keiner Zunahme immunologischer Parameter. Erst bei einer Infektion zeigt sich, daß der vorbehandelte Organismus rascher und effektiver immunologische Effektorzellen produzieren kann. Pflanzliche Mittel sind:

### A.    Ginseng – Panax ginseng C. A. Meyer

**Beschreibung:**
Die mehrjährige, 50 cm hoch werdende Staude aus der Familie der Efeugewächse (Araliaceae) ist bei uns mit zahlreichen Mythen behaftet, was Volksnamen wie »Essenz der Erdgottheit«, »Wunderwurzel aus Ostasien« oder »Wurzel des langen Lebens« belegen. Ihre Heimat ist China, Korea, die Mandschurei, Tibet, Japan. Als Droge wird die 4–6jährige ausgewachsene Wurzel verwendet, ihre Kultur ist schwierig.

**Droge:** Radix Ginseng (Ginseng radix), *Ginsengwurzel*; sie riecht erdig und schmeckt anfangs bitter, dann süßlich und etwas schleimig.

**Zubereitungsformen:**
- Ginseng radix »Korea« (Koreanische Ginsengwurzel)
- Ginseng radix »Ostasien« (Ostasiatische Ginsengwurzel)
- Ginseng radix »Ostasien« minutim concisus (Ostasiat.).
- Ginsengwurzel mittelfein geschnitten
- Ginseng radix pulv. »Ostasien« (Ostasiat. Ginsengwurzelpulver)
- Tinctura Ginseng (Ginseng tinct.)
- Extractum Ginseng fluidum (Ginseng extr. fluid.)

**Wirkung:** *Antistreßeffekte* gegen die unterschiedlichsten Noxen wie Infektionen, Strahlen, Gifte, körperlichen und psychischen Streß durch den Gehalt an Ginsenosiden (ACTH- und Cortison-Anstieg mit Angriffspunkt an der Hypophyse).

**Indikationen:**
▷ Aphrodisiakum (volksmedizinisch)
▷ Erschöpfungszustände
▷ Infektanfälligkeit
▷ Rekonvaleszenz
▷ Überanstrengung
▷ Zur körperlichen und geistigen Leistungssteigerung

**Nebenwirkungen:** Bei übermäßigem Gebrauch Schwellung und Spannung der Brüste, Hautausschläge, Nervosität, *Bluthochdruck.*

**Rezeptur:** | Nr. 196 |

**Fertigpräparate:**

| Bezeichnung | Darreichung |
| --- | --- |
| **Ginsana Ginseng** Kps./Liqu. (Monopräparat) | 2 Kapseln täglich; 1 Meßbecher pro Tag |
| **Ginseng Kneipp Dragees** | 2–3 Dragees, 3 × täglich |
| **Kumsan Ginseng Much** Kps. Tonicum (Monopräparat) | 2 Kapseln nach dem Frühstück, bei Bedarf auch zum Mittagessen; *Kinder ab 7 J.:* 1–2 Kps. tägl./morgens; bei Bedarf auch mittags 15 ml |

**Bemerkungen:** Die Droge wird häufig durch andere, wenig oder keine Ginsenoside enthaltende Ginsengarten verfälscht.
Neben dem »weißen Ginseng«, der gewaschen, zum Teil geschält und an der Sonne getrocknet wird, ist auch die »rote Ginsengwurzel« im Handel. Sie wird durch mehrstündiges Erhitzen im Wasserdampf gewonnen und erhält durch diese konservierende Maßnahme die rote Farbe.

**B.     Eleutherokokk (Taigastrauch) –
Eleutherococcus senticosus** Maxim.

**Beschreibung:**
Der mehrjährige, bis zu 3 m hoch werdende Strauch ist ein Efeugewächs (Araliaceae) und in der sibirischen Taiga, Südkorea, Japan, Nordost-

china beheimatet. Die Stengel sind mit Stacheln besetzt, was dem Strauch im englischen Sprachraum den Namen »Thorny ginseng« gegeben hat.

**Droge:** Radix Eleutherococci (Eleutherococci radix), *Taigawurzel*; sie ist geruchs- und geschmackslos.

**Zubereitungsformen:**

● Radix Eleutherococci concisus (Eleutherococci radix conc.).

**Wirkung:** *Antistreßeffekt* bei körperlichen und psychischen Belastungssituationen.

**Indikationen:**

▷ Erschöpfung
▷ Infektanfälligkeit
▷ Rekonvaleszenz
▷ Vegetative Dystonie
▷ Überanstrengung
▷ Zur körperlichen und psychischen Leistungssteigerung

**Kontraindikationen:**

◀ Bluthochdruck
◀ Herzinfarkt

**Rezeptur:** | Nr. 197 |

**Fertigpräparate:**

| Bezeichnung | Darreichung |
|---|---|
| **Eleukokk** Liqu./Drg. (Monopräparat) | 3 × 5 ml; 3 × 1 Drg. täglich Jugendl. 2 × tägl. 1 Drg. Schulkdr. 1 × 1 Drg. tägl. |

## 12.2 Pflanzliche Immunstimulantien

**A.   Sonnenhut und Wilder Indigo – Echinacea purpurea und Baptisia tinctoria**

Unspezifisch wirkende Immunstimulantien aktivieren Parameter der natürlichen Immunität, wie Makrophagen, polymorphkernige Leukozyten und natürliche Killerzellen.

Pflanzliche Immunstimulantien sind der

**Sonnenhut – Echinacea purpurea** MOENCH/**Echinacea angustifolia** DC,
der bereits in Kap. 4.1.4, S. 114 ausführlich behandelt wurde.

**Rezeptur:** | Nr. 198, 199 |

**Wilder Indigo – Baptisia tinctoria** (L.) E. P. VENT.

**Beschreibung:**
Der bis zu 1 m hoch werdende Schmetterlingsblütler (Fabaceae) ist eine
Pflanze Nordamerikas.

**Droge:** Radix Baptisiae (Baptisiae tinctoriae radix), wilde *Indigowurzel.*

**Zubereitungsformen:**
Wird nur als Fertigpräparat verwendet.

**Wirkung:** Unspezifisch immunstimulierend.

**Indikationen:**
▷ Akute und chronische Infektionen
▷ Infektanfälligkeit

**Fertigpräparate:**

| Bezeichnung | Darreichung |
|---|---|
| **Esberitox N** Lsg./Tbl./Supp. Amp. (Wilder Indigo, Sonnenhut, Lebensbaum) | 3 × täglich 50 Tropfen bzw. 3 Tabl.; Säuglinge und Kinder: Je nach Alter 3 × tägl. 10–30 Tropfen bzw. 1–2 Tabl.; *Rekt.:* Säuglinge: 1–2 Supp.; Kinder ab 1 J.: Tägl. 2–3 Supp.; Erwachsene: 3 × 1 Supp. täglich; *Parent.:* 1–2 Amp. täglich i. m. oder i. v. |
| **Resistan** Tr. (Wilder Indigo, Sonnenhut, Wasserhanf, Arnika) | *Akut:* Bis zu 6 × täglich 4 ml; Ab 3. Tag zur Weiterbehandlung: 3 × täglich 4 ml; Kinder von 4–12 J.: Halbe Dosis |
| **Pascotox N** Tbl. (Wilder Indigo, Sonnenhut, Wasserhanf, Zaunrübe, Lebensbaum, Lachesis) | *Akut:* 1. Dosis 4–6 Tabl.; mit folgenden stündlichen Gaben von 2 Tabl.; *Chronisch:* 3 × tägl. 2 Tabl.; Kinder unter 8 J.: Die Hälfte |

## B.  Lebensbaum – Thuja occidentalis L.

**Beschreibung:**

Das Zypressengewächs (Cupressaceae) ist ein immergrüner, bis zu 20 m hoher Baum von pyramidalem Wuchs. Er stammt aus Nordamerika, wird auch in unseren Breiten vielfach als Zierpflanze verwendet.

**Droge:** Herba Thujae (Thujae herba), *Lebensbaumkraut.* Meist werden die *Zweigspitzen* jüngerer Triebe verwendet: Summitates Thujae; sie riechen aromatisch und schmecken scharf, kampferartig.

**Zubereitungsformen:**
● Urtinktur; sonst nur als Fertigpräparat.

**Wirkung:** Die Hauptkomponente ist das *giftige Thujon*; unspezifisches Immunstimulanz.

**Indikationen:**
▷ Äußerlich: Warzenbehandlung
▷ Bakterielle Hautinfektionen
▷ Infektanfälligkeit
▷ Unspezifische Reiztherapie bei Atemwegsinfekten

**Nebenwirkungen:** Bei bestimmungsmäßiger Anwendung von Fertigarzneimitteln ist nicht mit Nebenwirkungen zu rechnen.
*Thujon* kann bei mißbräuchlicher Anwendung (als Teedroge oder Abortivum) zu klonisch-tonischen Krämpfen, Arrhythmien, Sehstörungen, Nieren- und Leberschädigung führen.

**Fertigpräparat:**
**Esberitox N** s. S. 270

**Bemerkungen:** *Warzen*, besonders weiche, isoliert stehende, gestielte Formen sprechen gut auf die Lokalbehandlung (1–2mal tägl. betupfen) mit der *Thuja-Urtinktur* an (oder innerlich als D 6-Dilutio, 2–3mal tägl. 5 Tr.). Juvenile Warzen sind auch gut mit *Chelidonium-Urtinktur* lokal zu beeinflussen.

## C.  Mistel – Viscum album L.

**Beschreibung:**

Das 20–50 cm hohe Mistelgewächs (Loranthaceae), ein immergrüner Halbschmarotzer, wächst auf den Ästen von Wald- und Obstbäumen.

271

Es hat von März bis April unscheinbare Blüten; die Früchte, weiße klebrige Beeren, reifen im November bis Dezember. Aufgrund ihrer Wirtsspezifität unterscheidet man drei Unterarten: Die Laubholzmistel wächst auf allen europäischen Laubbäumen, besonders auf Linden, Pappeln, Eschen, Apfel- und Birnbäumen, selten auf Eichen, nicht auf Buchen. Die Tannenmistel hat die Weißtanne zum Wirt, die Kiefernmistel Kiefern und Lärchen, seltener Fichten.

**Droge:** Herba Visci albi (Visci albi herba), *Mistelkraut* (Blätter, Blüten und Früchte).

**Zubereitungsformen:**

● Herba Visci (Visci herba)
● Tinctura Visci albi (Visci albi tinct.)
● Extractum Visci albi fluidum (Visci albi extr. fluid.)

**Wirkung:**

**Peroral:** mild *blutdrucksenkend* (Kap. 3.2.1, S. 93).

**Parenteral:** 1. i. c. zur *unspezifischen Reiztherapie* bei Erkrankungen des *Bewegungsapparates* (Kap. 6.6, S. 199).
2. i. v. und i. c.-Applikation in der *Onkologie*. Wissenschaftliche Untersuchungen belegen einen Anstieg der Leukozytenzahlen, der natürlichen Killerzellen-Aktivität sowie der antikörperbedingten Zytotoxizität. Es kommt zu einer Verlangsamung des Tumorwachstums, die Neigung zur Metastasierung wird herabgesetzt. Auch wenn die Diskussion über die Wirksamkeit von Mistelanwendungen noch voll im Gange ist, so rechtfertigen ärztliche Erfahrungen über

● Abnahme von Müdigkeit und depressiver Stimmung
● Besserung des Allgemeinbefindens
● Schmerzreduktion
● Schlafbesserung
● Zunahme von Appetit und Gewicht

den Einsatz von Mistelzubereitungen in der Onkologie.

**Indikationen:**

▷ Definierte Präcancerosen
▷ Maligne Tumoren und Systemerkrankungen
▷ Rezidivprophylaxe
▷ Segmenttherapie bei degenerativ-entzündlichen Erkrankungen
▷ Hypertonus.

**Kontraindikationen:**

◄ Chronisch-progrediente Infektionen (z. B. Tbc)
◄ Eiweißüberempfindlichkeit
◄ Hochfieberhafte Zustände

**Nebenwirkungen:** Lokal *entzündliche* Reaktionen, hohes *Fieber*, *Kreislaufstörungen, allergische* Reaktionen.

**Fertigpräparate:**

| Bezeichnung | Darreichung |
|---|---|
| **Iscador** M/-P/-Qu. (wässriger Mistelauszug) | Anwendung nur nach Kenntnis der Broschüre »Richtlinien für die Iscadorbehandlung« |
| **Helixor** A/-M/-P (wässriger Mistelkraut- auszug) | Anwendung nach den Spezialinformationen |
| **Plenosol N** (wässriger Auszug aus Mistelkraut) | Anwendung laut Spezialanweisung |
| **Eurixor** (wässriger Auszug aus Mistelkraut mit definiertem Mistellektin-I-Gehalt) | Anwendung laut Spezialanweisung |

**Bemerkungen:** Nach jüngsten Ergebnissen über die Anwendung von wäßrigen Mistelextrakten beim neuen Krankheitsbild des **chronischen Erschöpfungssyndroms** oder **CFS** (chronic fatigue syndrome), das sich in erhöhter Infektanfälligkeit, Lymphknotenschwellungen, Erschöpfung, Müdigkeit, Depression und Kopfschmerzen sowie einer Störung der zellulären Abwehrmechanismen äußert, lassen sich durch eine Mistel- therapie die *immunologischen Parameter* wieder *normalisieren*.

## 12.3 Rezepturen für Adaptogene und Immunstimulantien

Ginsengtee

 **Rp.** Radix Ginseng pulv.      100.0
D. S. Etwa 1 schwacher Teel. (1.5 g) Pulver mit einer Tasse kochendem Wasser überbrühen, 5–10 Minuten unter gelegentlichem Umrühren ziehen lassen, nach Belieben Honig hinzufügen, nicht abseihen!
Man kann das Ginsengwurzelpulver *auch pur* einnehmen und 1 Glas Wasser oder Fruchtsaft nachtrinken. *Nicht mehr als 1 Teel.* täglich.
Zur Einnahme eignet sich auch die Wurzel, indem man etwa 1.5 g von der Wurzel mit dem Messer abschneidet, sie solange lutscht, bis sie weich geworden ist und dann gut kaut und hinunterschluckt (aus Lit. Nr. 42).

Eleutherococcus-Tropfen

 **Rp.** Extr. Eleutherococci fluid.      100.0
D. S. 3 mal täglich 20–40 Tropfen einnehmen (aus Lit. Nr. 42).

Abwehrsteigernde Tropfen

 **Rp.** Extr. Echinaceae angust. fluid.    100.0
D. S. Zur Immunsteigerung und zur Vorbeugung in Zeiten der Erkältungsgefahr 3 mal täglich 20–30 Tropfen einnehnen (aus Lit. Nr. 42).

 **Rp.** Echinaceae θ      50.0
D. S. Akute Infekte: 5–20 Tropfen zweistündlich. Als *Arzneistoß* können zu Beginn 40 Tropfen, später weniger eingenommen werden (aus Lit. Nr. 42).

# III.
# Anhang

# 13. Quellenangaben

1. ARZNEIMITTELKOMMISSION DER DEUTSCHEN ÄRZTESCHAFT: Nutzen/Risiko-Bewertung Pyrrolizidinalkaloid-haltiger Fertigarzneimittel. Dt. Ärztebl. 89, Heft 30, 24. Juli 1992, S. 2568.

2. BRAUN, Hans; FROHNE, Dietrich: Heilpflanzen-Lexikon für Ärzte und Apotheker. Gustav Fischer, Stuttgart (1987).

3. BRAUN-FALCO, O.; PLEWIG, G.; WOLFF, H. H.: Dermatologie und Venerologie. Springer, Berlin (1984).

4. BRIESKORN, Carl Heinz: Salbei – seine Inhaltsstoffe und sein therapeutischer Wert. Z. f. Phytotherapie 12, Heft 2 (1991) S. 61–69.

5. BROCK, F. E.: Arnica montana bei Venenleiden. Z. f. Phytotherapie 12, Heft 5 (1991), S. 141–145.

6. CZYGAN, Franz-Christian: Anis (Anisi fructus DAB 10) – Pimpinella anisum L. Z. f. Phytotherapie 13, Heft 3 (1992), S. 101–106.

7. FINTELMANN, Volker: Klinisch-ärztliche Bedeutung des Hopfens. Z. f. Phytotherapie 13, Heft 5 (1992), S. 165–168.

8. FINTELMANN, Volker; MENSSEN, Hans Georg; SIEGERS, Claus-Peter: Phytotherapie Manual. Hippokrates, Stuttgart (1993).

9. FISCHER-RIZZI, Susanne: Himmlische Düfte. Hugendubel, München (1992).

10. FROHNE, Dietrich: Vaccinium myrtillus L. – Die Heidelbeere. Z. f. Phytotherapie 11, Heft 6 (1990), S. 209–213.

11. HÄNSEL, Rudolf: Phytopharmaka. Springer, Berlin (1991).

12. JEKAT, F. W.; WINTERHOFF, H.; KEMPER, F. H.: Anthrachinonhaltige Laxantien. Z. f. Phytotherapie 11, Heft 6 (1990), S. 177–184.

13. KOCH, Heinrich P.: Metabolismus und Pharmakokinetik der Inhaltsstoffe des Knoblauch. Z. f. Phytotherapie 13, Heft 3 (1992), S. 83–90.

14. LEMBECK, Fred: Das 1 × 1 des Rezeptierens. Thieme, Stuttgart (1967 3. Aufl.).

15. LENG-PESCHLOW, Elke; STRENGE-HESSE, Anke: Die Mariendistel (Silybum marianum) und Silymarin als Lebertherapeutikum. Z. f. Phytotherapie 12, Heft 5 (1991), S. 162–174.

16. MADAUS, Gerhard: Lehrbuch der biologischen Medizin. Leipzig (1938), Nachdruck Media-Verlag, Ravensburg (1987).

17. MAIWALD, Lucius: Bitterstoffe. 1. Phytotherapiekongreß Köln (April 1987). In: Der Kneipparzt, Heft 3 (1988), S. 28–31.

18. MAIWALD, Lucius: Heilpflanzen als unverzichtbarer Teil des Arzneispektrums. Der Kneipparzt, Heft 1 (1989), S. 12–18.

19. MAIWALD, Lucius: Nutzen und Risiko der Phytotherapie. Hufeland-Journal Heft 5 (1990), S. 11–13.

20. MAIWALD, Lucius: Pflanzliche Urologika – therapeutische Möglichkeiten. Kneipp-Physiotherapie Heft 2 (1986), S. 1–5.

21. MAIWALD, Lucius: Phytotherapie als Behandlungsform heute. Zeitschrift für Gesundheit und Umwelt. Heft 1 (1992), S. 21–24.

22. MAIWALD, Lucius: Phytotherapie bei der Hypertonie. Erfahrungsheilkunde, Heft 9 (1991), S. 563–567.

23. MAIWALD, Lucius: Phytotherapie einmal anders betrachtet. Der Kneipparzt, Heft 3 (1989), S. 25–28.

24. MAIWALD, Lucius: Phytotherapie in der Altersmedizin. Der Bayerische Internist Heft 1 (1990), S. 2–8.

25. MAIWALD, Lucius: Phytotherapie in der Praxis. Krankheiten des Verdauungstraktes (I). Therapeutikon Heft 3 (1989), S. 503–505.

26. MAIWALD, Lucius: Phytotherapie in der Praxis. Krankheiten des Verdauungstraktes (II). Therapeutikon Heft 4 (1990), S. 65–68.

27. MAIWALD, Lucius: Phytotherapie in der Praxis. Erkrankungen des rheumatischen Formenkreises (I). Therapeutikon Heft (1988). S. 251–254.

28. MAIWALD, Lucius: Phytotherapie in der Praxis. Erkrankungen des rheumatischen Formenkreises (II). Therapeutikon Heft 3 (1989), S. 179–181.

29. MAIWALD, Lucius: Wissenschaftstheoretische Grundlagen der Phytotherapie. Hufeland-Journal Heft 6 (1991), S. 89–93.

30. MAIWALD, Lucius; SCHWANTES, P. A.: Curcuma xanthorrhiza Roxb. Z. f. Phytotherapie 12, Heft 2 (1991), S. 35–45.

31. OTT, Anneliese: Haut und Pflanzen. Gustav Fischer, Stuttgart (1991).

32. PHYTOFORUM: Chronisches Erschöpfungssyndrom erfolgreich mit Mistel behandeln. Medisculab, Fellbach Heft 1 (1992), S. 19–20.

33. PROKSCH, Peter: Orthosiphon aristatus (Blume) Miquel – der Katzenbart. Z. f. Phytotherapie 13, Heft 2 (1992), S. 63–69.

34. RAUCH, Erich; KRULETZ, Peter: Heilkräuterkuren. Haug, Heidelberg (1986).

35. REUTER, Hans D.: II. Internationale Knoblauch-Symposium Berlin, 7. bis 10. März 1991. Z. f. Phytotherapie 12, Heft 3 (1991), S. 83–91.

36. ROTHMALER, Werner (Hrsg.): Exkursionsflora von Deutschland. Volk und Wissen, Berlin (1966, 3. Aufl.) und (1988, 7. Aufl.).

37. SCHIMMER, Oskar; FELSER, Claudia: Alchemilla xanthochlora Rothm. – der Frauenmantel. Z. f. Phytotherapie 13, Heft 6 (1992), S. 207–214.

38. SPRECHER, Ewald: Über die Qualität von Phytopharmaka. Z. f. Phytotherapie 12, Heft 4 (1991), S. 105–113.

39. WAGNER, Hildebert: NÖRR, Heidrun; WINTERHOFF, Hilke: Drogen mit »Adaptogenwirkung zur Stärkung der Widerstandskräfte. Z. f. Phytotherapie 13, Heft 2 (1992), S. 42–54.

40. WEISS, Rudolf F.: Lehrbuch der Phytotherapie. Hippokrates, Stuttgart (1982 5. Aufl.) und (1991 7. Aufl.).

41. WICHTL, M. (Hrsg.): Teedrogen. Wissenschaftl. Verlagsgesellschaft mbH, Stuttgart (1989).

42. WIDMAIER, Wolfgang: Pflanzenheilkunde. Biol.-Med. Verlagsges., Schorndorf (1986, Band 1), (1988, Band 2).

43. Zeitschrift für Phytotherapie. Hippokrates, Stuttgart. Hefte 6 (1990), 2 (1991), 3 (1991), 5 (1991), 2 (1992), 3 (1992), 6 (1992).

Sowie Aufzeichnungen der Vorträge von Prof. Dr. med., Dipl.-Chem. LUCIUS MAIWALD im Rahmen der Weiterbildungswochen für Naturheilverfahren vom Oktober 1990, Februar 1991, April 1991, Oktober 1991, April 1992, Mai 1992.

Die Rezepturen stammen aus den Quellenangaben Nr. 2, 9, 34, 40 und 42 sowie aus:

44. MEYER, Ernst (Hrsg.): Taschenbuch der pflanzlichen Therapie. Haug, Saulgau (1952).

Angaben über die genannten Fertigpräparate sind entnommen aus

– Rote Liste 1994. Editio Cantor, Aulendorf/Württ.
– Präparate-Liste der Naturheilkunde 1994. Sommer, Teningen.
– Wala Heilmittelverzeichnis für Ärzte, 13. Aufl. Wala Heilmittel, Eckwälden/Bad Boll.
– Weleda Arzneimittelverzeichnis 14. Aufl. mit Ergänzungen. Weleda AG, Schwäbisch Gmünd.

Für Angaben über Applikationsformen und Dosierungen kann keine Gewähr übernommen werden. Sie müssen im Einzelfall vom jeweiligen Anwender auf ihre Richtigkeit und ihre aktuelle Anwendbarkeit überprüft werden.

# 14. Literaturhinweise

BRAUN, Hans; FROHNE, Dietrich: Heilpflanzen-Lexikon für Ärzte und Apotheker. Gustav Fischer, Stuttgart (1987).
Alphabetisch nach Pflanzennamen geordnet, kurzes Indikationsverzeichnis am Ende, sehr gutes Sachverzeichnis. Auf knappem Raum eine Fülle von Einzelinformationen (wirksamer Pflanzenteil, wirksame Inhaltsstoffe, Wirkung, Anwendung u. Verordnung, Toxikologie).

FINTELMANN, Volker; MENSSEN, Hans Georg; SIEGERS, Claus-Peter: Phytotherapie Manual. Hippokrates, Stuttgart (1993).
Enthält alle, bis 1993 von der Kommission E verabschiedeten Positivmonographien.

HÄNSEL, Rudolf: Phytopharmaka. Springer, Berlin (1991).
Der Schwerpunkt dieses pharmazeutisch orientierten Buches liegt auf der Wirksamkeit und Wirkungsweise der Einzelstoffe bzw. der Reinsubstanz, weniger auf der Wirkung der Pflanze als Gesamtkomplex. Geordnet nach Indikationsgebieten.

OTT, Anneliese: Haut und Pflanzen. Gustav Fischer, Stuttgart (1991).
Beschrieben sind allergische, mechanische, chemische, phototoxische Hauterscheinungen bei der Anwendung von Pflanzen.

POLETTI, Aldo; SCHILCHER, Heinz; MÜLLER, Alfred: Heilkräftige Pflanzen. Hädecke, Weil der Stadt (1990).

RAUCH, Erich; KRULETZ, Peter: Heilkräuterkuren. Haug, Heidelberg (1986).

ROTHMALER, Werner (Hrsg.): Exkursionsflora von Deutschland. Volk und Wissen, Berlin (1966, 3. Aufl.) und (1988, 7. Aufl.).
Bestimmungsbuch für botanisch Interessierte.

SCHILCHER, Heinz: Phytotherapie in der Kinderheilkunde. Wiss. Verlagsges., Stuttgart (1992).

SCHILCHER, Heinz: Phytotherapie in der Urologie. Hippokrates, Stuttgart (1992).

VOGEL, Günther; GAISBAUER, Markus; WINKLER, Wilhelm: Phytotherapie in der Praxis. Deutscher Ärzte-Verlag, Köln (1990).

WEISS, Rudolf F.: Lehrbuch der Phytotherapie. Hippokrates, Stuttgart (1982 5. Aufl.) und (1991 7. Aufl.).
Umfassendes Gesamtwerk vom Nestor der Phytotherapie († 1992) und Begründer der »Zeitschrift für Phytotherapie«. Geordnet nach Indikationsgebieten.

WIDMAIER, Wolfgang: Pflanzenheilkunde. Biol.-Med. Verlagsges., Schorndorf (1986, Band 1), (1988, Band 2).
Nach Pflanzennamen geordnet; gibt ausführliche Informationen über Botanik, Pharmakologie, medizinische und volkstümliche Anwendungen, Rezepturen, Fertigpräparate und homöopathische Verwendungsmöglichkeiten; mit sehr guten farbigen Zeichnungen und Abb..

ZEITSCHRIFT FÜR PHYTOTHERAPIE, Hippokrates, Stuttgart. Erscheint 2monatlich.

GESELLSCHAFT FÜR PHYTOTHERAPIE e. V. Prof. Dr. Hans D. Reuter, 51147 Köln, Siebengebirgsallee 24.

# 15. Tabellenverzeichnis

Die Tabellen weisen jeweils die Zusammenhänge zwischen den Pflanzen und ihren Wirkungs- (Anwendungs-) Bereichen aus:

# 16. Pflanzenverzeichnis

Fieberklee 40 ff.
Fieberkleeblätter 40
Fingerhut, roter 86 ff.
–, wolliger 86 ff.
Flohsamen 64 ff.
– Indischer 64
Flohsamenkraut 64
Flores Arnicae 100, 101
– Aurantii 45
– Calendulae 187
– Chamomillae 32
– Chamomillae romanae 34
– Convallariae 87
– Farfarae 120
– Graminis 196
– Lamii albi 251
– Malvae 120, 184
– Millefolii 71
– Primulae 126
– Sambuci 108
– Tiliae 109
– Verbasci 122
Foeniculi aqua 53
– extractum 53
– fructus 53
– mel 53
– oleum 53
Foneniculum vulgare 53 ff., 247, 265
Folia Aurantii 45
– Belladonnae 48
– Betulae 155
– Bucco 158
– Crataegi cum floribus 90
– Cynarae 70
– Eucalypti 129
– Farfarae 120
– Gaultheriae procumbentis 198
– Ginkgo bilobae 100
– Hamamelidis 188
– Hederae helicis 132
– Harongae 73
– Juglandis 177
– Malvae 118, 120, 184
– Melissae 36, 223
– Menthae piperitae 34
– Myrti 130
– Myrtilli 55

– Orthosiphonis 149
– Populi 165
– Rosmarini 95
– Salviae 112
– Sennae 58
– Stramonii 139
– Stramonii nitrata 139
– Theae 57
– Uvae ursi 156
– Vitis idaeae 157
Frangulae cortex 63
– extractum fluidum 63
– tinctura 63
Frauenmantel 57 ff., 240, 242, 251
Frauenmantelkraut 57
Fructus Agni casti 246
– Ammi visnagae 101
– Anisi 54
– Anvantii immaturi 45
– Avenae excorticatus 224
– Berberidis 174
– Capsici 197
– Capsici acer 197
– Cardui mariae 66
– Carvi 52
– Crataegi 90
– Cynosbati 117, 160
– Foeniculi 53
– Juniperi 150
– Myrtilli 55
– Papaveris immaturi 56
– Petroselini 153
– Phaseoli sine semine 214
– Sabalis serrulatae 163
– Sennae Alexandrinae 58
– – Tinnevelly 58
Fuchskreuzkraut 242 ff.
Fucus vesiculosus 259 ff.
Fumaria officinalis 72 ff.
Fumariae herba 72

Gänsefingerkraut 244 ff.
Galeopsidis herba 175
Galeopsis segetum 175
Gartenbohne 214
Gaultheria procumbens 198 ff.

285

293

# 17. Präparateverzeichnis